한의학 상담

한의학 상담: 자생력 회복을 위한 치유 상담

This Edition was published by Jipmoondang Publishing Co. in 2016, Seoul, Korea.

한의학 정신건강 시리즈 4

한의학 상담

자생력 회복을 위한 치유 상담

김종우 · 송승연

집문당

김종우 경희대학교 한의과대학 졸업
경희대학교 한의과대학원 석사, 박사
한방신경정신과 전문의
경희대학교 한의과대학 교수
화병연구센터 센터장
현) 강동경희대 한방병원 신경정신과 과장
현) 한방신경정신과학회 회장
현) (사) 명상학회 부회장

저서 홧병, 여성신문사, 1997.
마음의 병 한방으로 다스린다, 여성신문사, 2000.
마음을 치유하는 한의학 정신요법, 학지사, 2006.
증례로 본 정신한의학, 집문당, 2006. (공저)
화병으로부터의 해방, 여성신문사, 2007.
기와 함께하는 15분 명상, 집문당, 2011.
화병 100문 100답, 집문당, 2013. (공저)
스트레스 과학, 한국의학, 2013. (공저)
한의신경정신과학, 집문당, 2016. (공저)

송승연 경희대학교 한의과대학 졸업
경희대학교 한의과대학원 석사
한방신경정신과 전문의

한의학 정신건강 시리즈 4

한의학 상담 자생력 회복을 위한 치유 상담

2016년 9월 30일 1판 1쇄
2018년 11월 1일 1판 2쇄

저 자 | 김종우 · 송승연
발행인 | 임동규
발행처 | 집문당
등 록 | 1971. 3. 23. 제300-2012-69호
주 소 | 03134 서울시 종로구 돈화문로 82 집문당빌딩 5층
영업부 | (02)743-3192~3 팩스(02)742-4657
sale@jipmoon.co.kr
편집부 | (02)743-3096~7 팩스(02)743-0227
edit@jipmoon.co.kr
홈페이지 | www.jipmoon.co.kr

편 집 | 남시중
디자인 | 임용우

ISBN 978-89-303-1729-0
978-89-303-1525-8 (세트)

가격 30,000원

이 도서의 국립중앙도서관 출판시도서목록(CIP)은 e-CIP홈페이지(http://www.nl.go.kr/ecip)와
국가자료공동목록시스템(http://www.nl.go.kr/kolisnet)에서 이용하실 수 있습니다.
(CIP제어번호: CIP2016022747)

일러두기

이 책은 자생력 회복을 위한 한의학 상담이다.

스트레스를 받으며 살아가는 현대인들은 자신이 가지고 있는 몸과 마음의 고통을 치유하고자 전문가를 찾는다. 그러면서 사람들은 전문가의 조언만 들으면 문제가 금방 해결될 것이라는 기대를 한다. 그러나 질병의 극복, 건강의 회복, 웰빙으로 나아가는 데는 우리의 몸과 마음이 가지고 있는 자생력이 필요하다. 그런 자생력을 회복하는 데, 최고의 전문가가 한의사다. 한의학은 우리의 문화에서 출발하고, 한국인을 이해하고, 그러면서 그들이 건강한 삶을 살도록 도와주는 여러 방법을 알고 있기 때문이다. 오랜 기간 축적된 자료가 지금의 현대인에게 적용되는 것이다.

그렇지만, 한의사로부터의 상담은 아직 생소한 면이 있다. 한의원을 방문했을 때 직접 상담을 받았다는 생각을 가지기도 어려웠을 것이다. 그것은 아마 상담과 진료가 분리되어 있는 오늘날의 의료 환경이 만든 문제일 것이다. 한의사에게 기대하는 진료는 침과 약에 국한되어 있을 수도 있다. 한의사 자신도 조금은 그렇게 생각하는 면이 있는 것도 사실이다. 그렇지만, 한의사로부터 조금이라도 시간을 가지고 상담을 받아본다면, 한의사가 시간을 내어 상담하겠다고 마음을 먹는다면, 전혀 다른 결과가 나올 것이다. 이 책 '한의학 상담'을 쓰게 된 이유도 한의사는 한의학이 가지고 있는 인간과 질병에 대한 관점을 환자와 적극적으로 상담할 것을 제시하고, 환자는 자신의 질병을 치료하는 과정에서 한의사와 상담을 나눠 한의학 안에서 자신을 이해하는 것을 목적으로 하였다. 즉 한의사와 환자를 잇는 연결 다리를 만들고자 함이었다.

ㅇ 한의학은?

한의학은 인간에 대한 이해가 충실한 학문 분야이다.

한의학은 한국의 전통의학으로서 한국 사람이 가지고 있는 문화적 상황에 기반을 두고 진료가 진행된다.

한국의 한의학은 사상의학으로의 발달 과정에서 인간에 대한 이해의 폭이 넓다.

한의학의 최종 목표는 자생력 회복과 성숙한 인간으로의 추구인바 이러한 목표는 상담의 목표와 일치한다.

ㅇ 한의학의 진료는?

한의사의 진료 과정은 환자의 고통을 이해하는 과정이다.

한의사의 진료는 인간이 가지고 있는 오감을 통하여 진단하므로 인간에 대한 이해가 뛰어나다.

한의사의 진료는 환자의 변화에 따라 치료 방법이 변화하는 역동성이 있다.

한의사는 수양적 태도로 교육을 받았다. 자신의 몸과 마음을 다스리는 훈련이 한의학 교육 과정의 기본이다. 이러한 수양적 태도가 환자에게 전달되는 것이 상담을 하는 하나의 목표가 된다.

ㅇ 한의사로부터 받는 상담은?

상담은 환자의 문제점에 대한 접근과 환자에 대한 이해로부터 시작한다.

상담은 환자의 장점 발견으로 이어진다. 그리고 그 장점을 환자가 가지고 있는 자생력의 회복에 활용한다.

한의학 상담의 강점은 양생이론에서 비롯된 교육 상담과 예방 상담으로 일상생활 태도에 대한 점검을 받는다.

이 책은 한의학이 지향하는 자생력 회복과 성숙한 인간을 위해 한의사의 의료 행위 가운데 필요한 상담 요소를 체계적으로 정리하여 한의학 진료 현장에서 환자의 질병 극복과 건강 회복, 그리고 자기 조절 능력 함양을 위하여 상담이 진행되도록 돕고자 한다.

이 책을 읽는 한의사는 환자에게 제공할 주제가 무엇인지를 찾아봐야 한다. 한의학은 과거의 먼 학문이 아닌, 바로 현재의 환자에게 적용할 지금 시대에 필요한 의학이다.

이 책을 읽는 환자는 한의사와 많은 이야기를 나누기를 바란다. 그 대화의 과정 중에는 자신의 현재 증상을 호소하고, 또 평소 불편했던 몸과 마음도 이야기하게 되며, 그러다가 자신의 성격이나 환경에 대한 이야기로 이어지기도 한다. 이렇게 이야기를 하다 보면, 치료에 대한 한의학의 통합 해결책이 나오게 된다. 그러한 과정에서 질병을 극복하고, 자생력을 찾고, 건강을 넘어 웰빙을 지향할 수 있게 된다.

앞서 말한 것과 같이 이 책은 한의사와 환자를 연결하는 다리의 역할을 하기 위해 만들어졌다. 환자의 눈높이에서, 그리고 한의학이 제시하는 양생의 관점에서 대화를 나누다 보면, 그동안의 상담과는 다른 '치유'의 힘을 얻을 것이다. 그 치유의 힘은 질병을 극복하고 건강을 회복하고 더 나아가 행복에 이르는 데 이바지할 것이다. 저자는 이번 기회에 그동안 한의학이 현대에 적용하기 어려운 과거의 전통의학으로 생각되는 벽이 허물어지길 바란다.

2016년 8월 31일

강동경희대한방병원 연구실에서 김종우

목차

1. 한의학 상담

한의사에게 상담을 받아 본 사람이라면, 한의사가 참 많은 것을 물어본다고 생각할 수 있다. 한의사의 진료는 환자로부터 정보를 얻고, 이를 전체적 관점에서 분석하고, 이에 대한 해결책을 찾아가는 과정이 복잡하고 통합적이기 때문이다. 한의사는 환자가 가지고 있는 고통뿐 아니라, 그 고통이 오게 된 이유, 그리고 평소에 힘들어하는 증상 등을 물어 보게 된다. 때로는 성격이나 습관, 혹은 행동과 같이 질병과 관련이 없어 보이는 질문을 던지기도 한다. 그렇지만 그런 질문 역시 치료 과정에서 필요한 질문이다. 한의학 상담은 이처럼 그 개인의 모든 정보를 종합하여 전인적 이해를 위한 과정을 밟게 된다.

“나의 몸과 마음을 가장 잘 알아주는 한의사와의 대화”

1-1. 한의사를 찾는 환자들

한방병원이나 한의원을 찾는 환자들의 모습은 다양하다. 특히 전문과목으로 제한되지 않은 한의원에는 가끔 종잡기 어려우리만큼 다양한 환자들이 방문한다. 치료를 위해 방문하는 환자 중에는 이전에 다른 의료 기관을 방문한 이후, 만족스러운 결과를 얻지 못해 한의원을 방문하는 경우도 많다. 왜 환자들은 이 시점에서 한방병원이나 한의원을 찾을까?

이들의 가장 큰 불만 가운데 하나가 병원에서 자신의 고통을 잘 이해하지 못한다는 것이다. 소위 말해 검사 결과가 정상이기 때문에 별다른 방법이 없다는 이야기다. 또 대책이 있다고 하더라도, 나타난 현재의 증상만을 호전시킬 뿐 근본적인 치료는 되지 않는다는 것에 불만을 가지고 온다. 어떤 환자는 벌써 수년째 같은 약을 먹고 있다고 투덜거리기도 한다. 실제로 많은 분들이 기존의 치료에 이미 의존적으로 바뀌어 있다. 그러면서도 이런 의존에서 벗어나고 싶어 한다.

아래의 사례는 실제 한방병원을 찾아 자신이 고통을 호소하면서 상담을 받았던 환자들의 다양한 모습이다.

○ 사례 A: 갑자기 건강에 적신호가 찾아온 50대 남성

50대 초반의 건강하게 지내던 남성이 병원을 찾아왔다. 대기업에서도 근무를 했었고, 또 개인 사업을 하기도 했다. 그런데 요즘들어 사업이 잘 안 되면서 마음이 편하지가 않다. 그런데 이런 것과는 상관없이 몸이 너무 아파서 병원을 찾았다. 전신이 찌릿찌릿 하는 통증과 달아오르는 열이 지속되더니, 이제는 무기력하다. 환자는 오로지 신체의 고통만을 호소한다. 그리고 나에게 다가온 이 정도의 심리적 문제는 누구나 다 겪는 일이라고 이야기를 한다. 한방병원을 찾아오기 전에 여러 병원을 다녀봤다. 주로 우울증으로 설명을 들었고, 지금도 항우울제와 항불안제, 그리고 수면유도제를 복약하고 있다. 호전이 되지 않은 상태에서 열과 통증이 가장 문제라고 호소한다. 자신의 증상을 이해해주지 못하는 것에 대한 불만은 있지만, 이미 치료에 의존적인 상태다. 도대체 나이 50에 어떻게 해야 할까 막막하다는 생각이 든다.

○ 사례 B: 남편 외도의 충격에 빠진 40대 여성

불과 얼마 전의 일이다. 그동안 가사 생활에 충실했던 나에게 이런 일이 벌어질 것이라고는 생각을 해 본 적도 없었다. 남편이 외도를 한 것이다. 그것도 꽤 오랫동안, 지금은 정리했다고 하는데, 믿을 수도 없고… 환자는 가슴이 답답하고, 치밀어 오르고, 마음속에 분함과 억울함이 있는 전형적인 화병 환자로서 병원을 방문하게 되었다. 우선 불편한 신체 증상이 호전되어야 살 것 같다고 이야기를 하지만, 이 문제를 풀기 위해 어떻게 해야 할지, 찾아가 이야기 할 곳이 없어서 방문을 하였다. 화병에 대한 문제는 어디에 가서 상담을 해야 할지 잘 모르겠다고 한다. 부부 상담을 생각을 해 보았지만, 남편은 전혀 협조적이지 않고, 그저 잘못했다고만 하면서 빨리 문제가 해결되어 다시 잘 지냈으면 한다고 한다. 그렇지만, 이 문제가 풀릴 것 같지는 않다. 비록 증상이 가라앉는다고 하여도 억울함과 분함은 해결이 될 수 있을까 하는 걱정이 된다.

○ 사례 C: 학교 공부가 싫은 중학교 2학년 학생

중학교 2학년에 올라오니 공부가 우습게 보인다. 공부를 잘 한다고 돈을 많이 버는 것도 아닌데, 이렇게 아등바등하는 모습이 도리어 우스워 보인다. 공부를 하려면 제대로 해서 1등을 해야 하는데, 그렇게 잘하지 못하여 결국 5, 6등 하려고 아등바등하는 것이… 도리어 지금 조금 더 멋지게 사는 게 낫겠다라는 생각을 하게 되었다. 옷을 잘 입고, 근사하게 보내는 것이 훨씬 나은 것이다. 학생이 병원을 찾은 것은 부모님의 강요에 따른 것이다. 학생은 요즘 부쩍 짜증이 많다. 신경질을 내고 화를 내며, 화가 나며 방에 들어가 말도 하지 않는다. 학생이 병원에 오고 싶어서 온 것은 아니다. 이전에 심리치료를 받기 위해 상담센터와 병원을 찾아보았지만, 다 듣기 싫은 이야기만 했다고 투덜거린다. 부모님의 강요로 오기는 했지만, 달라질 것이 없다는 생각을 이야기한다.

○ 사례 D: 정신과 약물에 의존한 지 30년이 된 여성

오랫동안 양약에 의존해서 살고 있다. 약을 처음 먹은 지는 벌써 30년이 넘었다. 1년 전부터는 입술이 떨리더니, 이제는 전신이 떨리는 증상이 나타났다. 손발은 차지면서 얼굴에 열이 오르곤 한다. 병원에 가서 증상을 물으니, 약물에 대한 반응이라면서 어쩔 수 없이 약을 먹어야 한다는 이야기를 들었다. 점점 증상이 심해지지만, 특별한 대책은 없다고 한다. 다시 과거의 일을 이야기하고 싶지는 않다. 그 기억을 떠올리면 도리어 짜증이 난다. 그렇다고 미래에 대한 이야기를 꺼내는 것도 쉽지 않다. 앞으로 어떻게 지내야 할지 막막하다. 우선 몸이 좋아져야겠지만, 몸이 좋아지더라도 특별히 할 일이 없다. 어떻게 하면 좋을까 하면서 병원을 찾았다. 치료에 대한 목표를 상실하고, 그저 주는 약에 익숙한 상태다.

○ 사례 E: 예민한 성격으로 매사가 힘이 드는 젊은 여성

20대 후반의 젊은 여성으로 주위로부터 성격이 예민하다는 얘기를 자주 듣는다. 처음에는 그러려니 했지만, 요즘은 스스로도 조금 심하다는 생각이 든다고 한다. 걱정이 되면 가슴이 두근거리고, 손발이 차지면서 땀이 나고, 소변도 마렵다. 가장 큰 문제는 이제는 그런 예민성 때문에 매사에 조심하게 되고, 이런 행동이 자신을 더 힘들게 한다는 것이다. 그래서 한방병원에서 신경이 조금 둔해지는 약을 먹으면 어떨지 상담하러 왔다. 신경이 둔해지면 사소한 일에도 조금은 여유가 생길 것 같다는 생각이 든다고 한다. 그동안 신경안정제를 먹어 보기는 하였는데, 계속 먹기에는 부담이 있다고 한다. 상담을 통해 약 없이도 예민한 성격을 바꿀 수 있다면 더 좋을 것이라고 한다. 그리고 마음이 더 튼튼해졌으면 좋겠다고 한다.

○ 사례 F: 오랜 스트레스 후에 무감각해진 중년 여성

요즘 나의 문제는 무감각이다. 도대체 즐거운 것이 하나도 없고, 심지어는 나쁜 것도 없다. 예전 같으면 화가 날 일인데도 화도 나지 않고, 주위로부터는 아무 생각이 없다는 이야기를 듣는다. 얼마 전에는 금전적인 손해를 보았는데도 별로 느낌이 없다고 한다. 그런데 모든 일을 끝내고 집에 들어오면 내가 왜 사는지 서럽다고 한다. 혼자 있는 그 순간에는 도리어 안절부절못하게 되고, 짜증과 열이 난다. 다른 사람 앞에서는 무관심하고, 또 아무렇지도 않게 지내다가 왜 집에서 편안하게 있는데 더 불편한지 걱정이 된다. 이런 불안과 함께 찾아온 것이 무기력이고 귀찮음이다. 그러다 보니 매사에 관심이 없다. 심지어는 그동안 찾아다니던 맛집조차 관심이 없다. 그러다 보니 밖으로 나가는 것도 더 싫어지고, 그저 집안에 박혀 있게 되었다.

○ 사례 G: 출산 후의 산후풍

벌써 3년이 넘었다. 손 마디마디가 다 시리고 아프다. 아이를 낳고서 바로 일을 시작했던 것이 이유인 것 같다. 충분히 쉬지 못했기 때문이고, 또 추운데서 일을 하다 보니 그게 더해져서 이 증상이 생긴 것 같다. 처음 1년 동안은 남편과 시댁에서도 아이 낳으면 으레 그렇다면서 인정해주기도 하였는데, 그 이후로는 괜히 그런다고 핀잔을 준다. 자신도 이제는 나아야 할 때가 되었다고 생각하는데 증상이 지속되고 있다. 지금도 찬바람만 쐬면 전신이 모두 차가워지고 아파서 견딜 수가 없다. 이렇게 시간이 지나면서도 낫지 않은 것 때문에 아이를 낳은 내가 죄인이 된 듯한 느낌이다. 후회스럽다는 생각까지 하면서 아이에게 미안하기도 하다. 이제는 증상도 증상이지만 마음이 괴로워 견딜 수 없다. 과연 이 병은 신체의 병인가? 마음의 병인가?

○ 사례 H: 갱년기 증후군을 앓고 있는 중년 여성

갱년기를 만나면서 내 몸이 내 몸 같지가 않다. 달아오르는 열과 가슴 두근거림은 이제껏 경험하지 못했던 증상들이다. 짜증을 확 내고 나면 곧 이어 바로 후회가 생긴다. 갱년기라서 이렇게 변했나 하는 생각이 든다. 평소 내성적이고 말도 잘 하지 못했는데, 더구나 남편에게는 꼼짝도 못했는데, 요즘은 내 목소리가 더 커진 것 같다. 남편을 포함한 주위에서 "참 많이 변했다"라는 말, 심지어는 "남자가 되어 버렸다"라는 말을 듣는다. 산부인과에 방문해서 호르몬 보충제를 처방받아 먹고는 있다. 열은 좀 줄어들었는데, 아직 마음은 편안하지 않다. 밀려오는 고독감과 불안은 어쩔 수 없다. 정신과에 방문할까도 생각해 보았는데, 특별히 정신과에 갈 이유를 찾지 못해서 우선 한의원을 방문했다. 이렇게 사람이 바뀔 수 있는지 의문이 든다.

○ 사례 I: 암 진단 이후의 불안감으로 벗어나지 못하는 30대 여성

암을 진단받고 며칠 동안은 정신이 멍했다. 그리고 또 며칠 동안은 울기만 했다. 나에게 이런 병이 왔다는 것이 억울하고 분했다. 그렇지만, 치료를 받기로 하고 열심히 치료를 받았다. 무척 힘든 치료였다. 수술, 방사선 요법, 항암 요법 등 제시한 모든 치료를 받았다. 그리고 병원에서도 경과가 좋다는 이야기를 들었다. 그렇지만, 마음 한 구석에 불안이 스멀스멀 밀려온다. 특히 밤에 혼자 있을 때는 그 불안을 견딜 수 없다. 때로는 재발되는 꿈을 꾸기도 한다. 몸 한구석에 통증이 있거나 멍울이 만져지면, 덜컥 겁이 나서 견딜 수 없다. 몸에 대한 신경이 너무 예민해진 것 같다. 예전에는 아픈 것쯤은 쉽게 넘겼는데, 이제는 조금만 이상해도 겁이 나서 견딜 수 없다. 병원에서는 걱정할 필요가 없다고 하는데, 왜 나는 더 불안해지는지 스스로도 잘 모르겠다.

○ 사례 J: 중풍 후유증으로 고생하는 50대 남성

뇌졸중으로 큰 고비를 넘겼다. 병원에 늦게 왔으면 정말 큰일날 뻔했다는 이야기를 들으면서 참 다행이라고 생각하지만, 팔다리가 마음대로 되지 않으니 신경이 쓰인다. 재활의학과에서는 2달 정도면 완벽하게 회복될 것이라고 이야기하지만, 처음 좋아졌던 속도가 점차 늦어지는 것 같아 불안하다. 더구나 주위에서는 운동을 안 한다고 핀잔을 주니 짜증이 더 난다. 나도 빨리 회복하고 싶은데, 뜻대로 되지 않아 몸도 마음도 상처를 받는 것 같다. 간병하는 부인이 고맙다가도 닦달을 할 때는 짜증이 더 심해진다. 정말 좋아지기는 할 건지 걱정도 되고 또 화도 난다.

○ 사례 K: 안면마비 발생 이후 종일 거울만 보는 30대 남성

며칠 전 과로 후 아침에 일어나 식사를 하는데, 음식이 한쪽으로 자꾸만 샜다. 불안해서 인터넷을 검색해보니 안면마비라고 한다. 교직에 있기 때문에, 안면마비가 있으면 일을 할 수가 없어서 불안하고 두려운 상황이다. 양약을 복용하고는 있지만 주위 동료들이 풍을 다스리는 한방치료도 받아야 한다고 추천하여, 그 길로 한의원에 침 치료를 받으러 갔다. 하루라도 빨리 입이 돌아와서 다시 교단에 서야 하는데, 하루하루 눈에 띄게 좋아지는 것 같지 않아서 불안하고 종일 거울만 들여다보게 된다.

○ 사례 L: 건강에는 항상 자신이 있었던 약초마니아 50대 남성

원래 약초에 관심이 많았었다. 그래서 몸에 좋다는 약초는 전국을 돌아다니며 찾아 먹는 편이고, 항상 건강에는 이상이 없다고 자부해왔었다. 그런데 몇 주 전부터 잠이 오지 않고, 머리가 항상 무거운 것을 느꼈고, 아무 것도 하기 싫고 그냥 방에 누워있는 시간이 늘어나고 있다. 처음에는 근래에 먹은 약초가 문제가 있나 하여 복용을 멈추었는데, 피곤한 증상과 불면이 더 심해지는 느낌이 들었다. 이러다가 안 되겠다 싶어서 집 앞 한의원에 나가보았다. 한의사가 젊은 편이라 나보다 약초에 대해서 많이 알까 싶지만, 근처에 다른 한의원이 또 없기에 한번 치료를 받아보려고 한다. 왜 이렇게 건강에 자신이 없어졌는지 내가 다 신기하다. 무엇이 나를 이렇게 변하게 했는지 알고 싶다.

○ 사례 M: 섬유근통 증후군으로 고생하는 40대 후반 여성

40대 초반까지는 바쁜 서류작업이나 잦은 출장도 무리 없이 다닐 만큼 활동적인 사람이었다. 그런데 어느 날부터 몸 이곳저곳이 아프기 시작하더니, 잠이 오지 않고 얼굴에 기미도 점점 늘어갔다. 그래서 집 앞 통증클리닉에 가서 주사를 맞기 시작했다. 처음에는 효과가 확 있었는데, 이후에 주사를 맞는 횟수가 잦아지자, 효과도 덜한 것 같다. 이제는 여러 종류의 진통제를 먹어도 일상생활에 불편할 만큼 통증이 있고, 예민해져서 직장도 그만두었다. 통증클리닉에서는 섬유근통 증후군인 것 같다고 한다. 이제 정신과 약을 먹어보자고 하는데, 그랬다가는 정말 빠져나올 수 없을 것 같아서, 지푸라기라도 잡는 심정으로 난생 처음으로 한의원을 찾았다. 다른 건 바라지 않고 간단한 일상생활만 할 수 있을 정도로 통증이 줄고, 잠을 좀 더 잘 자게 되면 좋겠다.

ㅇ사례 N: 식욕저하와 오심으로 인한 극심한 체중저하와 불면을 호소하는 고등학교 3학년 학생

고등학교 2학년 때부터 공부 때문에 스트레스를 많이 받은 이후로, 점점 식욕이 떨어지고 토하는 일이 잦았다. 원래도 몸이 말랐었는데, 이제는 거의 뼈가 드러날 정도라서 학교도 쉬고 있다. 학교에 가지 않으니 공부 스트레스는 덜하지만, 한편으로는 내 미래가 걱정되기도 한다. 다시 건강해지기 위해 밥을 억지로 먹으면 속이 메스꺼워서 금방 토하고 만다. 또 메스꺼워서 잠도 잘 안 온다. 그래서 혹시나 하고 엄마와 함께 근처 한방병원 응급실에 가서 침을 맞았는데, 한의사 선생님이 꼼꼼하게 나에 대해 물어보고, 배 이곳저곳 눌러보며 진찰을 해줘서 기분이 좋았다. 또 침이 아프긴 했지만 맞고 누워 있는 동안 몸도 나른해져서 몸이 편해진 느낌이 들었다. 언제까지 이렇게 해야 할지는 모르겠지만, 일단은 이렇게 하는 게 내 몸과 마음이 편해서 한동안은 한방병원 응급실을 찾아야 할 것 같다. 잘은 모르겠지만, 몸과 마음이 이런 식으로 연결되어 있는 것 같다.

ㅇ사례 O: 라이프 사이클이 깨져 잠 때문에 괴로운 40대 후반 여성

시어머니의 간병을 하느라 잠을 자지 못한 지가 벌써 2달이 넘었다. 간병을 한 것은 불과 3일 정도였는데, 이후부터는 왠지 잠을 자기 어렵다. 낮 동안 비몽사몽 하다가도 잠을 자려고 누우면 다시 정신이 반짝 맑아진다. 새벽에 겨우 잠이 들고, 또 아침에는 아이들 챙기느라 겨우 깨면 다시는 잠들지 못한다. 이럴 때 어떻게 하는 것이 좋은지, 혹은 낮잠이라도 자는 것이 좋은지 궁금하다. 이렇게 수면 패턴이 바뀌었을 때 어떻게 해야 하는지 걱정이다.

ㅇ사례 P: 교통사고 후에 달라진 인생 때문에 괴로운 40대 여성

그놈의 교통사고가 없었다면 나의 인생이 이렇게 비참하지 않을 것이라고 호소한다. 남편과 아이가 있는 화목한 가정을 이루고 남 부럽지 않은 직장 생활을 하고 있었다. 그날 조금 서둘러 집에 간다는 것이 교통사고로 이어졌다. 이제 갓 고등학생 정도로 보이는 녀석이 타고 있던 오토바이와 부딪친 것이다. 나는 멀쩡하지만 그쪽은 병상에 누워 있다. 마음속 죄책감으로 견딜 수가 없다. 경찰도 나에게 책임이 크지 않다고 이야기하지만, 도저히 상대편을 만날 수도 없고, 나의 생활도 못하겠다. 주위로부터 비난이 매일 들리는 것 같아 견딜 수가 없다. 죄책감과 두려움으로 집 밖으로 나가지도 못하고 있다. 어차피 보험으로 다 처리된다고 하지만, 머릿속에서 이런 생각이 들면 도저히 헤어나지 못하는 내 스스로가 가장 괴롭다.

ㅇ사례 Q: 감기가 걸린 후에 여러 증상으로 고민하는 60대 여성

다른 사람들에게 자신의 이런 이야기를 하면 그들이 이해를 못한다고 하면서, 자신의 고통을 이야기한다. 감기에 걸리면 처음에는 오슬오슬 춥고, 열이 나지만 시간이 지나면 추웠다 더웠다 하다가 결국은 배가 아프고 무엇을 먹지 못한다고 한다. 이런 증상이 짧게는 3일 동안, 길게는 한 달 동안 반복되어 나타나니 감기 처방을 받아도 별로 효과가 없다고 한다. 증상마다 약을 사오다 보니 약이 한 보따리라고 하소연한다. 사람이 아프면 한 가지 증상에서 머물러야지 이렇게 변화가 심하니 어쩌면 좋을지 걱정이다.

ㅇ사례 R: 성생활이 어려운 50대 남성

최근 들어 직장 내에서 승진도 어려워지고, 퇴직이 점점 가까워지며 스트레스를 받고 있다. 아직 자녀들은 학생이어서 부모의 도움이 필요한 상황인데, 가정을 책임지는 것이 점점 무겁게 느껴진다. 아내는 다른 남자들과 비교하는 등, 은연중에 나를 압박하는 것이 느껴지던 중, 성생활마저 점점 어려워짐을 느꼈다. 몸이 피곤해 그런가 하여 한의원을 방문하게 되었다. 원래는 직장 생활이 문제였는데, 이제는 성생활이 더 걱정이다. 회사에서의 무능력이 남자의 기능까지 떨어뜨렸다는 생각이 들어 괴롭다. 이렇게 성력이 떨어지면, 다른 기능도 모두 다 떨어지는가 하는 걱정이 된다. 나이 50이면 어쩔 수 없는가 하는 생각에 한숨이 나온다.

ㅇ사례 S: 감정 기복이 심한 20대 여성

학생 때부터 감수성이 예민하다고 생각하며 살았다. 별다른 이유 없이 우울함에 빠져 있다가, 우울함에서 회복되면 다시 밝고 활기차게 지내며 살고 있었다. 우울할 때는 사람들과 말도 하기 싫다가, 다시 즐거워지면 에너지가 넘치고 잠도 안 자고 활동하게 된다. 주변에서 조울증이냐고 농담 삼아 말하기도 한다. 성인이 되면서는 감정 기복이 심한 것이 사회생활에 불편한 것 같고 어른이 되어 감정조절도 못하는 사람이 되는 것 같아 불편함을 느낀다. 정신과에 갈 정도는 아니라고 생각되어 혹시 한방으로 치료가 가능한지 궁금해 내원하였다. 마음이 때로는 너무 활기차고, 또 시간이 지나면 너무 축 늘어진다.

ㅇ사례 T: 체질이 궁금한 40대 여성

TV에서 사상체질이 나오는데 본인이 무슨 체질인지 궁금해 내원하였다. 어떤 날은 소음인 같기도 하고, 어떤 날은 소양인 같기도 하다. 이렇게 상황마다 체질이 바뀔 수 있는지가 궁금하다. TV의 사상체질 건강코너에서 소개해주는 음식만 골라서 먹기도 했는데 정확한 나의 체질이 알고 싶다. 그리고 부부 사이의 체질을 알아야 성격 차이도 잘 극복할 수 있다는데 남편의 체질도 궁금하다. 한의원에 가면 정확하게 체질을 알 수 있지 않을까 하여 내원하였다.

○ 사례 U: 열심히 꾸준히 살아왔는데 나이 들어 혈압이 잘 조절되지 않는 60대 남성

누구보다도 열심히 살아왔다고 자부한다. 자신에게 주어진 일은 정말 열심히 했다. 그렇게 30여 년을 일하다 보니 그야말로 자수성가한 사람이 되어 잘 살고 있다. 그런데 성격이 급하고, 욱하는 기질이며, 또 지나치게 규율에 엄격한 사람이 된 것 같다. 벌써 10년 전부터 혈압이 높아서 혈압약을 먹고 있는데, 최근에는 뒷목이 뻐근하고 열이 오르고, 눈에 충혈이 잘 된다. 이런 증상들이 다 성격 같아서 병원을 찾아왔다. 내가 자수성가를 하는데 도움을 준 성격이기는 하지만, 한편으로는 이렇게 병을 만들어 버렸다는 생각이 든다. 이놈의 성격을 어떻게 바꿔야 할지 걱정도 된다.

○ 사례 V: 운전대만 잡으면 화가 버럭 나는 40대 남성

평소에도 정의감이 투철하여 다른 사람이 무엇을 잘못하면 그것을 고쳐야 직성이 풀린다. 그중 가장 심하게 드러나는 것이 바로 운전대를 잡았을 때다. 운전 중 다른 운전자가 교통신호를 지키지 않거나, 너무 느릿느릿 운전을 하는 모습을 보면 화가 나서 견딜 수가 없다. 그래서 어떤 때는 그 차를 끝까지 쫓아가서 상대방 운전자에게 실컷 욕을 해야 직성에 풀린다. 가슴에 정의감이 불타오른다고 이야기하지만, 그래도 너무 자주 나타나고 이제는 습관적으로 화가 드러나는 것 같아 상담을 받으러 왔다. 그런데 정작 드라마에서 슬픈 장면이 나오면 나도 모르게 눈물이 나고, 이때만큼은 그 분함이 다 없어지는 것 같다고 한다.

○ 사례 W: 어린 시절 부모의 싸움을 보고 자라면서 지금도 늘 불안에 쌓여 있는 40대 여성

어린 시절 늘 부모님이 싸우는 것을 보고 자랐다. 그리고 그럴 때 마다 무서워서 도망치고 싶었지만 엄마가 걱정되어 도망도 가지 못하고 그 옆에서 늘 지키고 있었다. 결혼하여 지내고 있지만, 늘 남편의 눈치를 보게 된다. 조금이라도 잘못하여 또 싸움이 벌어지면 어떻게 하나 하는 걱정이다. 남편은 너무 예민하다고 하지만, 그래도 늘 걱정이다. 특히 부부싸움을 할 때 자녀들이 있으면 더 신경이 쓰인다. 이제는 걱정할 것 없는 가정을 꾸려 잘 살고 있는데, 어린 시절의 그런 경험이 지금까지 영향을 주는 것이 걱정이고, 이런 기억을 지우고 잘 살 수 있을지 알고 싶다.

○ 사례 X: 자녀에게 화풀이하는 30대 주부

꽤 오래전부터 남편 때문에 화가 많이 나 있다. 그런데 남편이 너무 무서워서 감히 화를 내지도 못한다. 처음에는 남편으로부터 자녀들을 지켜야 한다는 생각에 남편이 화가 나 있으면 자녀들을 대피시켰는데, 시간이 지나면서 내가 애들 때문에 이렇게 억울하고 분한 삶을 그저 참고 지낼 수밖에 없다는 생각이 든다. 요즘은 남편이 화를 내고 나가 버리면, 그 화를 자녀에게 푸는 것 같다. 괜히 잘 하고 있는 자녀를 보고도 화가 나서 견딜 수 없다. 조금이라도 잘못하면 내가 누구 때문에 이렇게 고생을 하고 살고 있는데라는 심정이 울컥 올라와서 화를 도저히 참을 수가 없다.

○ 사례 Y: 하루 종일 무료한 30대 여성

아침에 일어나며 오늘은 무엇을 할지 생각하지만 생각만 많을 뿐 아무 것도 하지 않고 하루를 보내고 있다. 단순하게 아침에 일어나서 산책하고 한 끼를 반늘어 먹어 보라고 하여도 도무지 아무 것도 할 수 없다고 한다. 그러고는 다시 내일은 무얼하지 하고 생각만 반복된다고 한다. 생각도 걱정도 많은데 정작 몸은 꼼짝하지 못하고 있다. 어느새 식욕도 없어지고 살은 자꾸 빠지기만 한다. 왜 생각 속에 갇혀 지내는지 걱정이다. 이런 생활에서 벗어나고는 싶은데 정작 몸은 전혀 말을 듣지 않는다.

○ 사례 Z: 매일 감시당하고 있다고 생각하는 50대 남성

집에 들어올 때면 항상 뒤를 돌아본다고 한다. 집에 들어와서도 문을 꼭꼭 잠가두어야 한다. TV는 켤 수가 없다. TV 속에서 하는 말이 꼭 자신의 얘기를 하는 것 같아서 그냥 조용히 방 안에서 지낼 수밖에 없다. 부스럭거리는 소리라도 나면 온몸이 바짝 긴장되고 견딜 수가 없어서 최근에는 집에 있던 TV마저 버리게 되었다. 모친께서 보는 TV 소리도 견딜 수가 없다고 한다. 이렇게 한번 이런 생각이 든 이후에는 도저히 떨쳐 낼 수가 없어 괴롭다. 나의 무의식에 무슨 문제가 있는 것은 아닌가 생각된다.

A에서 Z까지의 사례를 보았지만, 실제 임상에서는 이것보다도 훨씬 다양하고 복잡한 문제를 가진 환자들을 만나게 된다. 이렇게 힘든 상황에서 '왜, 지금 환자는 이럴 때 한의원 혹은 한방병원을 찾아온 것일까?' 에 대해 알아보는 것이 치료과정의 첫걸음이다.

환자들은 한의원을 방문하면서 우선적으로 자신의 고통이 없어지기를 바란다. 또한 이 병이 왜 왔는지, 그리고 근본적으로 어떻게 해야 이 병에서 벗어날 수 있는지를 알기를 원한다.

한의학 치료에서 가장 먼저 고려할 것은 지금 현재 어떤 고통을 받고 있느냐를 정리해 보는 것이다. 어떤 사람은 신체 증상을 더 많이 호소하고, 또 어떤 사람들은 정신적인 문제를 호소한다. 신체 증상은 정신적인 문제를 일으키고, 정신적인 고통은 신체 증상 역시 악화시킨다. 자신의 고통이 오래되고, 또 여러 증상이 혼재되어 있으며, 증상이 심할 때와 좋을 때가 왔다 갔다 변화가 심하면 정작 자신이 어떤 고통을 받고 있냐를 종합적으로 판단하는 것도 결코 쉽지 않다. 그렇기 때문에 현재 앓고 있는 고통이 무엇이냐를 아는 것이 시작이다. 현재 앓고 있는 고통이 몸에 가깝다면 우선 신체적 증상을 개선하는 것이 필요할 테고, 마음에 가깝다면 자신의 마음을 다스리는 것 역시 중요한 과제이다. 그렇지만 몸과 마음의 증상들이 혼재되고, 또 서로 간에 나쁜 영향을 미치는 악순환이 되고 있는지를 검토하고 이 고리를 끊는 것 역시 필요하다. 그리고 이 고리를 끊는 과정에서 상담이 중요한 역할을 한다.

환자의 고통에 조금 더 깊이 들어가면 인과론적 접근이 필요하다. 어떤 원인에 의해 지금의 고통이 나타났냐는 것이다. 그리고 이 인과론은 현재에 멈추는 것이 아니라 지금 문제를 어떻게 해결해야 앞으로 재발되지 않고, 근본적으로 치료될 수 있는지도 결정하기도 한다. 인과론적인 접근은 과거의 트라우마로 인한 현재의 고통으로 정리되겠지만, 때로는 미래에 대한 걱정이 지금 영향을 미치는 경우도 있다. 그렇기 때문에 인과론은 반드시 순차적 흐름이 아닌 과거 혹은 미래가 현재에 영향을 미치는 것을 의미한다. 이렇듯 인과론적인 측면이 정신적인 고통을 유발할 때 우선은 과거로부터의 문제는 적절하게 수용할 수 있냐의 문제로서, 미래로부터의 문제는 그 문제를 해결해 나가는 방향으로 상담이 진행된다.

환자의 증상과 고통이 외부의 스트레스로부터 유발된 것인지, 혹은 그 사람이 가지고 있는 특성이나 취약성으로 인하여 문제가 되는 것인지에 대한 파악이 필요하다. 똑 같은 상황에서 유독 나만 고통을 받는다는 생각이 들면 혹시 자신의 문제가 아닌지를 알아볼 필요가 있다. 그 사람이 가지고 있는 취약성에 대한 검토가 필요한 것이다. 취약성은 그 사람이 가지고 있는 평소의 증상인 소증(素症)을 알아봐야 하고 또 기질과 성격, 그리고 체질을 알아봐야 한다. 어떻게 보면 가장 근본적인 문제에 접근하는 것이고, 자신의 치유능력을 확인하는 것이다. 반대로 이런 문제가 외부적인 영향에서 비롯되었다면 스트레스 요인이나 환경을 적극적으로 개선하는 노력이 병행되어야 한다.

이처럼, 자신이 가지고 있는 현재의 고통, 고통이 시작된 원인, 그리고 근본적으로 이러한 문제가 나로부터 기인한 것이 아닌가를 의사와 환자가 함께 찾아 가는 것이 한의학 상담의 과정이다. 그리고 근본적으로 상담을 통해 자신이 가지고 있는 에너지의 역량을 키우는 것이 한의학 치유 상담의 기본 목표이다.

1-2. 한의원에서의 진료

한방의료기관인 한의원 혹은 한방병원에는 일반적인 진료 과정이 있다. 이런 진료 과정 중에는 의사와 환자 간에 반복적이고 지속적인 대화가 진행되며, 그 대화 가운데 환자와 의사 간에는 전문적인 상담이 필요한 경우가 있다. 이렇게 상담이 개입되어야 하는 장면에서 어떤 상담이 이뤄지는가에 따라 진료의 방향은 달라진다.

1. 환자와의 첫 만남

간단한 인사로 시작되는 첫 만남에서 환자와 의사 사이에 공감을 만들어 내는 것이 중요하다. 그렇기 때문에 진료에 들어가기에 앞서 환자를 대면하면서 느껴지는 것을 소재로 짧은 대화를 시작한다. 환자가 병원에 와서 자신의 고통을 편안하게 이야기를 풀어갈 수 있도록 분위기를 만들어야 하며, 먼저 병원 방문의 목적을 듣는다.

"걱정이 많아 보이는군요."
"표정이 그렇게 나쁘지는 않아 보이는데 무슨 일로 오셨습니까?"
"어떻게 이렇게 먼 길을 오시게 되었나요?"

ㅇ환자에게 따뜻한 만남이 되어야 한다.

2. 환자의 고통에 대하여 이야기하기

환자의 고통과 그 원인을 꼼꼼하면서 관심을 가지고 청취하는 것은 상담의 기본이다. 특히 한의학 치료에서 기대하는 것이 무엇인지를 알아가는 것은 중요하다. 바로 환자와의 공감을 만들어 가는 작업이 되기 때문이다. 환자가 기대하는 것과 의사 입장에서 제공해줄 수 있는 것을 공유하는 것이다.

"그동안 여러 병원에서 진료를 받아보셨을 텐데… 저희 병원에 어떻게 오시게 되었지요?"
"힘든 증상이나 불편함이 있다면 천천히 말씀하세요. 하나하나가 모두 병의 단서가 될 수도 있습니다."
"그런 문제로 한의원을 많이 찾아오지요. 저희가 많이 보는 사례입니다."

ㅇ환자의 호소를 청취하고 증상에 대하여 해석을 하고 공감한다.

3. 환자에게 필요한 검사를 진행하기

환자와의 상담과 함께 중요한 것이 한의학의 진단 도구를 활용한 검사이다. 검사 결과는 환자의 상태를 판단하는 자료일 뿐 아니라 상담 진행에서 환자와의 공감 강화에 도움을 준다. 과거 한의학 진료가 맥진에 제한되었던 반면 최근 다양한 검사들이 개발되어 활용되는데 이를 활용한 환자와의 공감은 진료에 중요한 과정이 된다.

"한의학에서 환자의 질병을 알아가기 위해 여러 가지 체크를 하게 됩니다."
"검사를 통하여 환자분께서 왜, 그리고 어느 정도 고통받고 있는지를 알 수 있을 것입니다."
"이전의 보고, 듣고, 맥을 보는 것 뿐 아니라 많은 한의학 검사 기계들이 개발되어 활용되고 있습니다."

○ 환자의 증상에 대한 이해의 폭을 넓힌다.

더 알아보기

□ 한의학에서 상담을 위한 검사 - 생기능검사 □

생기능검사는 변환기나 전극 등을 이용하여 심신의 각종 기능을 한의학적 관점에서 평가하고 판단하는 검사를 의미한다. 생체전기에너지 평가(양도락, 전산화팔강), 수양명경 경락기능검사(HRV), 맥진검사, 설질검사, 형질검사, 경피온열검사, 뇌혈류검사, 홍채검사 등이 있다. 이러한 검사들은 기존 한의학적 진찰방법을 객관적으로 측정, 분석할 수 있도록 고안된 것이며 한의학적 평가와 치료 후 결과 판단에 지표가 된다. 또한 서양의학적 검사에서 질병에 해당하지 않으나 신체에서 불편한 증상은 있는 '미병'의 진단이 가능하다.

생기능검사를 통해 한의사는 신체적인 문제뿐 아니라 환자의 긴장, 불안, 우울, 탈진 등 정서적 문제로 인한 신체적 상태를 평가할 수 있으며, 진단과 치료에 효과적으로 응용할 수 있다. 또한 환자 자신도 본인의 상태를 받아들이고 이해할 수 있으며, 치료의 효과를 보다 객관적으로 느낄 수 있는 장점이 있다. 신체 증상을 호소하나 서양 의학적 검사로 이상이 나타나지 않는 환자에게 생기능검사는 기능 저하를 설명해주기 쉬운 도구이다.

한방신경정신과에서 주로 사용하는 수양명경 경락기능검사는 심박변이도에 기반을 두고 심기능을 측정하는 검사이다. 검사 결과를 통해 심박수, 심박변이도, 자율신경계의 활성, 전반적인 에너지의 평가가 가능하다. 스트레스 상황에 노출된 환자는 교감신경의 항진 혹은 부교감신경의 항진, 탈진과 같은 결과를 보인다. 이에 따라 적절한 한의학적 치료를 선택하고, 현재의 질병 단계와 예후를 평가할 수 있다.

이외에도 맥진검사와 경피온열검사는 특히 스트레스를 받고 있는 환자의 상태 평가에 도움이 될 수 있다. 맥진검사는 환자의 맥상과 맥을 통한 전반적인 기력을 평가할 수 있다. 경피온열검사는 자각하는 열감 혹은 냉감을 시각적으로 평가할 수 있으며 치료 후 호전도를 판단할 수 있다.

▫ 한의학에서 상담을 위한 검사 - 심리검사 ▫

한의학 상담을 위한 심리검사로는 환자의 기본 성격을 알아보는 기질 및 성격검사(TCI: Temperament and Character Inventory)와 불편한 정신과적 증상을 평가할 수 있는 간이정신진단검사(SCL-90-R: Symptom Checklist-90-R)가 있다.

TCI는 기질 및 성격검사로 개인이 타고난 기질과 자라면서 발달하는 성격에 대해 알아보는 검사로 내 성격의 건강한 면과 건강하지 않은 면은 물론, 타고난 기질에 대해서도 생각해볼 수 있는 도구이다. 상담 면에서는 스스로에 대한 이해를 높이며 상담에 필요한 자원으로 활용가능하다. 또한 체질과의 연관성도 보여 체질과 관련한 상담에서도 응용할 요소가 있다.

SCL-90-R은 간이정신진단검사로 9개의 증상 척도와 3개의 타당성 척도로 구성된 자기보고식 설문지이다. 환자의 정신과적 증상을 9개의 차원으로 평가할 수 있으며 치료의 효과 및 증상 평가를 위해 사용할 수 있는 설문검사이다. SCL-90-R은 다양한 증상을 한 설문지 내에서 알 수 있으며, 이를 통해 추가적인 설문검사나 상담을 시행할 수 있다.

이외에도 상담에 응용할 수 있는 설문검사는 다양하다. 임상의로서 경험을 축적하면서 환자의 증상과 상황에 맞는 설문검사를 응용할 수 있으며, 적절한 검사는 환자와의 상담에서 필요한 지표와 도구로 쓰일 수 있다. 정기적인 설문검사는 객관적인 지표로 환자가 자각하는 심리증상 평가가 가능하며, 치료의 만족도 및 효과를 높일 수 있다. 또한 한의학에 특화되어 제작된 화병척도를 비롯해 다양한 증상평가도구들이 개발되어 있다.

4. 환자에게 검사의 결과를 설명하기

검사 시행 후에 나온 자료를 가지고 환자와 공감을 만들어가는 과정은 진료를 시작 단계에서 중요하다. 결과의 설명은 환자가 충분히 이해하고 공감할 수 있어야 하며, 진료를 진행하면서 어떤 변화를 기대할 수 있다는 점을 설명해야 한다.

"예측했던 대로 결과가 나왔네요. 그렇다면 치료 방향은 더 명확해졌습니다."

"제가 처음에 생각했던 결과와는 차이가 있네요. 조금 더 자세하게 여쭤봐야 할 것 같네요."

"현재 나와 있는 지표가 앞으로 변화하도록 치료가 진행될 것입니다. 진료를 하면서 중간에 재검사를 할 수도 있습니다. 진료가 잘 진행되는지 확인할 수 있을 것입니다."

ㅇ환자의 증상에 대한 이해의 폭을 넓히고 환자와 공감한다.

5. 치료의 선택과 환자의 동의

초진과 검사 결과를 검토한 이후에는 앞으로 진행될 치료에 대한 설명을 하고, 이에 대한 환자가 동의하는 과정이 진행된다. 이때 환자의 동의를 얻는 과정에서 환자가 치료에 적극 참여할 동기부여가 중요하다. 의사가 제공해주는 치료 방법과 치료에 도움이 될 환자의 생활 지침들이 상담의 주제가 된다.

"저희는 환자의 증상을 완화시키기 위해 한약과 침 치료를 진행할 것 입니다. 그 외에 필요에 따라 상담이 진행될 수도 있습니다."

"환자분께서 저와 많은 대화를 나눠야겠네요. 속에 쌓아놓는 것이 많으면 치료가 어려울 수도 있죠."

"환자분께서는 오전 시간에 1시간 정도는 걸으셔야 하는데 가능할까요?"

ㅇ환자와 전인적 만남을 가짐으로써 치료적 동맹을 맺는다.

6. 치료 받는 동안의 환자

한의학의 치료 가운데 침 치료는 어느 정도의 고통과 시간이 필요한 치료이기 때문에, 치료 시간 동안 환자가 어떤 마음과 자세를 가지냐는 중요하다. 명상이나 정신 치료 같은 경우는 환자의 적극적인 참여가 중요하기 때문에 진료를 수행하기 전에 이에 대한 설명이 필요하다.

"침을 맞는 동안 충분하게 이완되어야 합니다. 침이 이완 효과가 있기는 하지만, 침 맞는 동안 불편함이 있으면 말씀을 해주십시오. 한숨 주무실 수 있다면 더욱 좋겠네요."

"지금부터의 치료는 환자분의 자발적인 노력이 많이 필요합니다. 제가 설명을 드리면 따라 해 주시고, 혹 궁금한 점이 있다면 바로 말씀해 주세요."

"처음에 예상했던 치료 성과가 아직 잘 나타나지 않네요. 다른 치료 방법을 같이 써야 할 것 같습니다. 새로운 치료법은 환자분의 협조가 필요합니다."

ㅇ치료적 동맹을 통해 환자가 치료에 적극적으로 참여하도록 한다.

7. 전문 상담에 대한 선택

한의학의 기본 진료 이외에 한의학 상담이 전문적으로 필요한 경우라면 상담의 필요성과 방법, 효과 등에 대한 설명을 하고 환자에게 동의를 구하고 선택을 하도록 한다. 화병과 같은 특정 질환을 대상으로 하는 상담이나 상담과 같이 진행했을 때 효과적인 감정자유기법(Emotional Freedom Techniques, EFT)이나 마음챙김에 기반한 스트레스 감소 프로그램(Mindffulness Based Stress Reduction Program, MBSR)에 대하여 설명하고 치료를 선택할지를 결정한다.

"자생력 회복을 위한 한의학 전문 상담이 필요한 것 같습니다. 주 1회 매번 30분, 10회 정도의 상담을 하는 것이 좋을 것 같습니다."

"이번에 시행하려는 EFT는 상담과 같이 진행을 합니다. 상담을 통해 본인의 과거 힘들었던 이야기를 꺼내야 할 것 같습니다."

"명상 치료를 하려고 하는데 같이 할 수 있을까요. 어렵게 생각할 필요는 없습니다. 단지 환자분이 조금 더 적극적으로 참여해 주셔야 합니다."

ㅇ필요시 목표를 가지고 전문적인 상담을 진행한다.

더 알아보기

[전문 상담] 명상과 감정자유기법(Emotional Freedom Techniques, EFT)

상담을 진행하며 필요한 경우 상담과 함께 다른 치료법을 병행하면 더욱 효과적인 경우가 있다. 명상과 EFT는 한의학적 이론과 연관성이 있으며 치료의 방향성이 유사하여 한의사가 시행하기 용이하며, 한의학적 상담에서 병행하였을 때 치료 효과를 높일 수 있다.

명상은 다양한 기법이 있으나 환자에게 적용할 때는 주로 마음챙김 명상을 시행하며, 호흡과 신체감각에 집중하며 안정, 이완효과를 가지고 스트레스 완화 효과, 인지 개선, 불안 및 우울 감소 효과가 있다. 지금 이 순간에 초점을 맞추며 내적 갈등과 정신적인 문제를 내려놓고, 스트레스 및 정신적 원인으로 발생하는 신체 증상의 해소를 가져온다. 현재에 집중하고 충실하는 연습을 통해 과거의 분한 생각에 사로잡히거나, 미래에 관한 끊임없는 불안에서 벗어나도록 도와준다. 통증과 같은 신체 증상이 있는 경우에도 응용할 수 있으며, 이러한 경우에는 환자가 통증의 발생과 소실을 알아차림으로써 질병에 얽매이거나 위축되는 것을 줄여줄 수 있다.

마음챙김명상 외에 환자에게 자애심과 연민을 불러일으키는 자애명상도 응용할 수 있다. 자애명상은 불교의 자비심에 바탕을 둔 명상법으로 본인을 포함하여 타인에게로 자애와 연민, 자비를 불러일으키는 명상이다. 이 명상은 궁극적으로 용서와 자비심으로 이어지게 하여 환자가 가지고 있는 분노나 억울함을 줄여주고 정서적 안정을 찾아 대인관계 및 일상생활에서 겪는 어려움을 덜어준다.

이러한 명상들을 시행한 환자들의 경우 화병, 불안, 분노 등 정신과적 증상이 호전되는 경험을 하며, 일상에서 명상을 반복하며 점차 스트레스에 대한 역치가 높아지고 대인관계가 개선되는 등 다양한 변화를 보여준다.[1]

EFT는 감정자유기법으로 한의학적 경락경혈이론에 기반을 둔 심리치료 결합 치료법이다. 침이 없는 침술이라고도 표현하는데, 경락의 기시혈과 종지혈을 가볍게 두드리며 심리치료에 근거하여 확언을 말하는 과정이 복합되어 있다. 확언과 두드리는 행위를 통해 사소한 심리적 불편함부터 개인의 마음속 깊은 상처까지 접근할 수 있어, 즉각적인 증상과 심리적 불편함의 경감을 체험할 수 있다. EFT는 환자가 필요에 따라 자가 시행이 가능한 치료법으로 한의사의 치료 이후에도 가정 혹은 직장에서 환자가 추가 시행하며 효과를 지속시키고 증대시킬 수 있다.

화병환자에게 EFT를 시행한 연구에서 EFT는 전통적인 이완훈련인 점진적 근육이완법에 비해 전반적으로 화병 환자의 증상을 경감시켰으며, 치료가 종료된 이후에도 자가 훈련을 통해 효과가 보다 길게 유지되거나 강화되는 장점을 보였다. 이는 화병환자에게 EFT가 자가조절치료로서의 의미가 있으며 치료 효과를 증대하는 역할을 함을 시사한다.[2]

1 Hwang EY et al. Effects of a Brief Qigong-based Stress Reduction Program(BQSRP) in a distressed Korean population: a randomized trial. BMC Complement Altern Med. 2013.

2 Suh JW et al. Anxiety and Anger Symptoms in Hwabyung Patients Improved More following 4 Weeks of the Emotional Freedom Technique Program Compared to the Progressive Muscle Relaxation Program: A Randomized Controlled Trial. Evid Based Complement Alternat Med. 2015.

8. 체질에 대한 상담

한의 진료에서 체질을 알아가는 과정은 치료 방향 결정에 중요하다. 체질에 대한 상담은 치료의 방향을 설정할 뿐만 아니라 그 사람의 일상생활의 지도에도 중요하다. 그렇지만 체질을 판단하는 것 뿐 아니라 체질에 대한 상담을 진행하면서 그 사람의 성격이나 기질. 그리고 본성에 대하여 상담을 진행함으로써 자신에 대한 깨달음에 이르도록 도와 줄 수 있다.

"체질에 대한 관심이 많으시군요. 그렇다면 상담을 진행하면서 체질을 찾는 작업도 같이 진행합시다."
"체질을 알기 위해 여러 질문을 하게 됩니다. 평소 자신의 모습을 솔직하게 이야기 해주시기 바랍니다."
"체질을 알아가면서 자신의 모습을 발견할 수가 있습니다."

ㅇ환자에 대한 이해의 폭을 넓히고, 특성 및 취약성을 확인한다.

9. 재진 후 환자의 경과에 대하여 상담하기

치료가 진행되면서 치료에 대한 환자의 생각을 듣고, 또 경과에 대한 설명과 앞으로의 방향을 설명하게 된다. 특히 진료를 진행하면서 환자가 생각하는 목표와 한의원에서 제공하는 것을 조정하는 작업은 진료 지속에 중요한 작업이다. 필요한 경우 재검사를 진행하여 치료가 어느 정도 진행되었는지에 대한 이해를 돕는다.

"처음 예상 했던 대로 치료가 진행되고 있군요. 어떠신가요? 제 생각과는 다른지요?"
"이제 절반 정도 온 것 같습니다. 이전 검사를 다시 한 번 해보고, 경과가 어느 정도 인지를 확인해 보는 것이 어떨까요?"
"아직도 해결되지 않은 점이 있겠지요? 아직도 불편한 증상은 무엇인가요?"

ㅇ치료에 대한 평가와 이해를 통해 환자에게 더욱 다가간다.

10. 치료에 만족하지 못한 장면에서의 상담

진료를 진행하면서 환자의 기대와 진료의 성과가 서로 동의되지 못하는 장면을 만나기도 하고, 때로는 치료의 방법이나 방향을 바꿔야 하는 경우도 있고, 또 진료를 더 지속해야 효과를 볼 수 있는 경우도 있다. 특히 진료를 지속할 때 환자가 진료에 지속적으로 협조할 공감을 만들어 가는 것이 필요하다.

"상담을 조금 더 깊이 진행해 보도록 합시다. 아무래도 아직 저에게 하지 않은 말씀이 있으신 것 같네요. 힘든 점을 충분히 표현해 주시는 것이 치료에 도움이 됩니다."

"치료의 효과가 나기까지는 시간이 더 걸릴 것입니다. 다만, 치료 방향을 조금 바꿔서 효과를 보기 위한 치료 방법을 하나 추가해 보겠습니다."

"생각과는 달리 효과가 있지는 않네요. 다른 방법을 선택해 보겠습니다."

○ 환자에게 다른 방법의 치료를 제시하고 이에 대하여 환자와 공감한다.

11. 치료의 지속을 위한 상담

진료를 진행함에 치료의 방법이나 방향을 바꿔서 지속적인 진료가 수행되어야 하는 경우가 있다. 이런 경우에는 환자에게 충분한 동의 과정을 거쳐야 하며, 처음 진료가 결정될 때와 마찬가지로 진료의 방향과 목적에 대한 설명을 해야 한다.

"이제 1단계 치료가 끝났네요. 이제부터는 몸을 보하는 목적으로 진료가 진행될 것입니다. 대략 2주 정도의 추가 치료가 필요합니다."

"진료의 방법을 바꿀 필요가 있네요. 이제 치료를 끝낼 때까지는 1달 정도의 기간이 남았습니다."

"새로운 치료는 마무리 치료입니다. 이 과정이 끝나면 치료는 종료가 될 것입니다."

○ 동기부여를 통해 환자가 치료를 지속할 수 있도록 도와준다.

12. 치료의 종결을 위한 상담

진료를 종결할 때는 진료를 시작할 때와 같이 공감을 얻는 것이 중요하다. 환자 입장에서는 진료 종결에 대한 불안이 있기 때문에, 향후 환자의 상태, 그리고 재발되었을 때 언제든 재방문할 수 있음을 설명하고, 재발 후에 치료 과정도 설명한다. 그리고 한의 진료를 끝마치면서 치료의 과정, 환자의 협조 등을 통하여 치료에서의 환자 역할에 대한 고마움을 표시하고, 이후 생활에서 지켜야 할 지침을 설명한다.

"치료에 적극 협조해 주셔서 고맙습니다. 이렇게 치료를 종결하게 된 것도 환자의 힘이 큽니다."

"치료 과정에서 환자분은 중요한 역할을 하셨습니다. 지금과 같은 생활을 이어간다면 재발 없이 잘 지내실 수 있을 것입니다."

"지내시다 증상이 생기면 미루지 마시고 언제든지 병원을 다시 방문해 주세요. 재발되는 경우의 치료는 이전처럼 그렇게 길지는 않으니 걱정 마시고요."

ㅇ일상에서 가져야 할 마음과 행동 수칙을 설명한다.

13. 타 의료기관에 의뢰를 위한 상담

치료를 진행하다보면 추가적인 치료나 협진을 위해, 혹은 환자의 요구에 따라 타 의료기관에 의뢰를 해야 하는 경우가 있다. 이 경우에 타 의료기관에서 진료가 잘 수행될 수 있도록 현재까지의 치료 목적과 경과를 충분히 설명하고, 진료가 중단되지 않도록 해야 한다. 필요에 따라서는 타 의료기관에 대한 정보를 제공해 주어 서로의 치료에 대하여 비교 설명을 해 주어야 한다.

> "지금 상태에서는 다른 곳에서 우선 진료를 받아야 할 것 같습니다. 일단 그곳에서의 진료에 적극적으로 임하시고, 진료가 종결된 이후 다시 방문해 주십시오."
>
> "그곳에서의 진료는 저희 치료와는 매우 다를 수 있습니다. 하지만, 환자를 위해 그곳이 먼저인 것 같아 의뢰를 하는 것입니다."
>
> "그곳에서의 진료와 저의 치료를 병행하는 것이 좋을 듯합니다. 치료를 받은 이후 다시 방문해 주기 바랍니다."

ㅇ다른 치료에 대한 불안을 안정시키고, 치료에 적극 임할 수 있도록 돕는다.

1-3. 한의학 상담

환자들과 의료인의 첫 만남은 당연히 대화로 시작한다. 특히 한의사는 대개, 진료에서의 정보를 검사 도구를 통해서 얻기보다는 환자로부터 직접 얻기 때문에 상담의 중요성은 어느 의료인에 비하여 크다.

요즘같이 자신이 불편한 증상을 모두 이야기를 하는 환경에서는 환자의 이야기를 잘 듣는 것이 치료에서 가장 중요한 관건이 된다. 그런데 이렇게 자신의 이야기를 충분히 할 수 있는 시간이 있음에도 현대의 여러 장비들은 이런 대화를 막고 있는 것이 현실이다. 비록 환자와 대화를 하기는 하지만, 이것은 단순 대화이지 눈과 관심은 검사 결과를 알려주는 책상 앞의 모니터에 가 있는 경우가 많다.

한의학 역시 점차 여러 기기들을 활용하고 있지만, 이 기기로 부터 나온 결과가 환자의 증상이나 고통과 일대일로 설명되는 것이 아니고 별도의 해석이 필요하기 때문에 실제 환자의 고통과 증상을 검사의 결과와 연계시키기 위해서도 상담이 필요하게 된다.

○ 환자는 자신의 고통에 대하여 의학적으로 평가받고자 한다.

환자가 자신의 고통을 의학적으로 평가받는 것은 의료 현장에서 가장 중요한 일이다. 그런데 실제 병원을 찾는 환자들 가운데는 이미 자신의 병이 무엇인지를 알고 가는 경우가 많다. 의학 지식이 이미 상식이 된 시대 상황에서 자신의 병명을 아는 것은 이제 그렇게 중요한 과제가 아니다. 환자들은 이제 병명보다는 자신의 상태가 어느 방향으로 가는지, 즉 좋아지는지, 도리어 악화되는지, 이 병이 다른 질환으로 발전하지는 않는지, 어느 정도의 시간이 걸리는지에 대한 임상의사의 판단과 설명을 원한다. 그런데 여기서 또 하나 중요한 것은 바로 2차적 의견(second opinion)이다. 즉 다른 견해를 듣고자 하는 것이다. 병이 의학적 판단에 따라서 그대로 치료하고 생활 수칙을 실천했을 때 예정대로 호전이 된다면 문제될 것이 없지만, 예상을 벗어나거나 표준적인 병의 경과를 벗어나면 '다른 견해'를 듣고 싶어한다. 의료 선진국에서조차 보완대체의학에 사람들이 몰리는 이유도 이와 같다. 표준적인 진료를 하더라도 모든 환자가 똑같이 반응하지 않고, 현대의학적 치료인 약물이나 수술과 같은 방법이 아니라 자연스러운 치료를 원할 때 다른 견해를 바라는 것이다. 한의학에서의 설명은 표준적인 서양의학의 견해와는 다른 설명을 해 줄 수 있다. 그러나 한국의 한의사들은 대학에서 표준적인 서양의학을 이미 학습하고, 병원 장면에서 많은 실습을 경험하였기 때문에 양자에 대한 비교를 해 줄 수 있는 강점이 있다. 그렇기 때문에 한의사는 환자의 증상과 고통에 대하여 환자가 이해할 수 있는 설명을 하고, 이 설명은 상담을 통해 전달된다.

ㅇ 한의사는 의료인으로서 환자의 고통에 대하여 한의학적인 설명을 하게 된다.

같은 고통, 증상, 질병이라고 하여도 다른 관점에서 보면 다른 고통, 증상, 질병이 된다. 독감으로 병원을 찾은 환자에게 대개 항생제 처방이 나갈 때, 한의원에서는 때로 항생제와는 전혀 관련이 없어 보이는 이뇨 작용을 하는 약을 쓰기도 한다. 이는 치료에 다른 관점을 가지고 있다는 것이다. 특히 정신적인 문제가 관여되는 질병에 있어서는 더욱 그러하다. 질병의 양상을 토대로 진단하고 치료하는 정신의학의 관점과 병의 유발요인을 중요하게 생각하고 진단하는 한의학 간에는 명백한 차이가 있다. 정신과에서 우울증으로 진단을 받는 환자가 한의원에서 화병으로 진단 받는 경우, 어느 편이 옳은지는 별개의 문제다. 정신과에서는 약물의 화학적 작용을 통해 뇌의 신경전달물질을 조정함으로써 치료를 하고, 한의원에서는 환자의 증상 특징을 고려하여 이를 조정하는 한약을 선택하게 된다. 이처럼 같은 병이라도 한의사는 다른 설명과 함께 다른 접근을 하게 된다.

표 1-1. 사례 B: 외도의 충격에 빠진 40대 여성

환자는 장기간 남편으로부터 스트레스를 받은 이후 처음에는 화가 치밀어 올랐지만, 오랜 시간이 지나면서 이제는 포기하면서 살고 있다. 최근에 자녀 문제로 크게 다툰 후부터 예전에 당한 설움이 북받쳐 오르면서 가슴이 답답하고, 열이 치밀어 오르고, 짜증이 나서 견딜 수가 없다.

정신과의사의 견해	한의사의 견해
환자의 임상양상이 우울하고, 무력하며, 식욕도 없다. 수면을 잘 취하지 못하는 양상을 보여 우울증으로 진단한다.	환자가 가지고 있는 억울함과 분함으로 인하여 현재 열이 나는 양상이 있다. 무력감은 있지만, 가슴 답답함이 현저하게 있어 화병으로 진단한다.
항우울제가 기본이 되기는 하지만, 항불안제와 수면유도제를 선택의 범위에 넣고, 부부상담을 통해 문제해결을 시도한다.	열이 있고 답답함이 있기 때문에 우선적으로 기를 풀어주는 한약과 침 치료를 시행하며, 열을 조절하고 마음의 안정을 통해 증상을 극복할 수 있는 기공 훈련을 시도한다.

환자에게 한의학 상담이 필요한 이유는 한의학적 치료를 받기 위해서 뿐만 아니라, 환자의 증상과 질병에 대한 다른 견해를 듣고, 또 치료에서 다른 대체적 · 보완적 진료를 선택하기 위해서라고 할 수 있다. 특히 한의학이 환자 중심적 · 고통 중심적 의학의 특성이 있기 때문에 정신의학이나, 의학적으로 설명되지 않는 증후군(Medically

Unexplained Symptoms: MUS), 혹은 통증 질환에 강점이 있으며, 이 경우에 상담은 치료에서 중요하다. 특히 한의 상담은 치료와 직결된다. 한의학, 특히 전통 한의학에서는 과학적 도구를 사용하지 않은 상태에서 환자의 정보를 얻기 위한 노력의 일환으로 상담을 진행하게 된다. 그렇기 때문에 상담을 통해 얻은 정보는 바로 치료에 연결된다.

○ 한의학 상담은 환자의 자생력을 키우기 위해 진행된다.

그동안의 치료에서 약물에 의존하였던 사람들은 흔히 약으로부터의 해방을 위해 한의원을 찾는 경우가 있다. 또 질병에는 아직 걸리지 않았지만 매번 반복되는 미약한 증상 때문에 고생하다가 오기도 한다. 습관적으로 감기에 걸리고, 반복적으로 속이 불편하고, 또 화가 잘 조절되지 않는 등이 흔한 사례이다. 포괄적으로 정리하면 내가 스스로 증상이나 질병에 대한 저항력을 키울 수 있고, 반복되고 지긋지긋한 상태에서 벗어나고자하는 것이다. 자생력으로 질병을 이겨나가고자 하는 경우다. 한의학의 기본 원리라고 할 수 있는 자생력 회복을 위해 주로 한약이 활용되고는 있지만, 이러한 능력이 일상에서 지속적으로 적용되기 위해서는 상담이 필요하다. 자생력을 키우고, 이를 유지하기 위해서는 자신의 취약한 기실이나 성격과 제실을 섬섬하고, 양생을 위한 생활 습관을 만들어 가는 것이 중요한데, 한의사와의 상담을 통해 차근차근 접근할 필요가 있다.

1-4. 한의학 상담의 문제점

환자가 한의사를 만났을 때 벌어지는 상황을 검토해 보면, 상담이 잘 이뤄지는지, 혹은 문제점은 무엇인지 알 수 있다.

한의사가 환자를 첫 대면할 때 가장 먼저 묻는 질문은 어디가 불편해서 왔는지에 대한 질문이다. 이 질문은 환자의 고통에 대한 질문임과 동시에 환자가 무슨 목적으로 병원을 방문했는지를 묻는 이중적인 질문이다. 환자가 한의사가 원하는 대답을 명확하게 했을 때는 의외로 진료가 짧아진다. 특히 치료 방법을 환자가 선택하는 경우, "침을 맞고 싶어서 왔습니다", 혹은 "한약을 먹고 싶어서 왔습니다"와 같은 경우 이에 맞는 치료를 설정하면 된다.

그렇지만 환자가 자신도 어떤 치료를 받아야 할지 모를 때, 또한 이미 표준적인 치료를 받으면서 다른 견해와 다른 치료를 제공받고자 방문할 때는 상담 시간은 자연스럽게 길어진다. 더구나 환자가 자신의 증상과 고통을 계속해서 풀어 놓는다면, 그 가운데서 치료의 단서를 찾고자 하는 한의사의 상담 시간은 점점 더 길어지게 되고, 때로는 방향을 잃을 수도 있다.

서울 소재 두 대학의 심리학과 학생과 한의학과 학생의 인식 차이를 비교한 흥미로운 연구가 있었다.

심리학과 학생과 한의과 학생의 인식의 차이

살인 사건이 발생하여 경찰관이 현장에 왔다. 경찰관은 현장에서 증거가 될 만한 것들을 수집하여 리스트를 작성하였다. 경찰관은 무엇이 증거가 될지 몰라, 우선 보이는 것은 무엇이든 적었다. 심지어는 죽은 사람이 입고 있는 옷의 색깔까지 적었다. 이렇게 적다보니 50개의 항목이 나왔다. 이 50개의 항목을 심리학과와 한의학과 학생에게 "단서가 될 만한 것을 모두 골라보세요"라고 물어 보았다. 그 결과 심리학과 학생은 20여개의 항목을 고른 반면, 한의학과 학생은 무려 40여 개의 항목을 단서가 될 수 있는 항목으로 선정하였다. 심리학과 학생이 전혀 단서로 보일 것 같지도 않은 내용을 한의학과 학생은 단서가 될 수 있다고 생각하였다.

이러한 결과는 한의학을 교육받는 학생들의 특성, 즉 단서 하나하나를 가급적 서로 연결시키고자하는 태도가 강하다는 것으로, 사소한 것까지 챙겨서 통합적으로 이해하고자 하는 접근 방식을 한의학 교육에서 제공하였기 때문으로 추정된다.

개업한 한의사를 대상으로 한 조사로서 임상장면의 한의사에게 상담을 어떻게 진행하고 있는지를 묻는 내용이다.

표 1-2. 임상장면에서 보이는 한의사의 상담

초진 시 환자와의 상담 시간은 몇 분입니까?	일반적으로 20분 이상, 환자에 따라 1시간
초진 시 환자와의 상담 내용은 어떤 것인가요?	증상, 증상의 특징, 평소의 건강 상태, 발병 원인, 성격(체질), 가족의 질병과 체질 등
재진 시 환자와의 상담 시간은 몇 분입니까?	일반적으로 5분, 상담이 필요한 경우 20분
재진 시 환자와의 상담 내용은 어떤 것인가요?	치료 후의 반응과 변화
귀하께서는 진료와는 별도의 상담을 진행하고 계십니까?(예/아니오)	대부분 아니오
별도의 상담을 진행하신다면 무슨 목적을 가지고 진행하십니까?	환자의 체질을 알기 위해
몇 분 정도의 시간으로 진행하십니까?	20분 이상
상담을 진행함에 있어서 목표와 순서를 가지고 있습니까?	대부분 예, 체질 진단 프로세스
몇 회기 (몇 번) 정도의 상담을 진행하십니까?	체질 탐색을 위해 1회기/반응이 예측과 다르면 회기가 늘어남

임상장면에서 한의사의 상담의 실태를 조사한 내용을 보면 한의사의 상담이 매우 제한적으로 활용되고 있음을 알 수 있다. 한의사들은 환자에게 많은 대화 시간을 가지고 있음에도 상담이 체계적이지 않음을 알 수 있다. 상담의 목적은 치료 처방이나 방법의 선택에 국한되는 경우가 많았다. 특히 초진 상담 시간은 매우 길었는데, 특히 한약을 치료 방법으로 선택하는 경우 시간이 늘어나게 된다. 한약을 선택할 때는 환자의 증상과 함께 환자의 현재 특성, 그리고 평소에 가지고 있는 증상이나 질병, 체질적인 특성 등이 종합적으로 질문되었고 이를 치료 처방과 연결시키는 작업이 진행되었다.

대략 30분 정도의 시간이 걸리는 초진 상담 시간 동안 어떤 약물을 선택할 것인가가 결정되면, 다른 상담은 별로 중요하게 다뤄지지 않는다. 또한 상담을 위한 별도의 시간을 채택한 경우는 매우 제한적이다. 재진 때도 약에 대한 반응을 주로 물어보며, 초진 때 얻었던 정보인 환자의 성격이나 평소의 증상 등에 대하여는 다시 묻지 않는 것이 일반적이다. 또한 일상생활에서의 지침도 환자에게 명확하게 전달되지 않는 경우가 많았다.

물론 이러한 상담적 방법이 모든 한의사에게서 일어나는 경우는 아니다. 각 전공 분야마다 상담 내용에 차이가 있을 수 있지만, 약물과 침치료를 위주로 하는 한의원의 임상현장에서 많이 벌어지는 일이다.

위에서의 한의학 교육과 한의사의 임상 내용을 기반으로 하여 한의원 현장에서 벌어지는 상담의 문제점을 정리하면 다음과 같다.

ㅇ 지나치게 많은 정보가 습득된다.

상담에서 어떤 주제를 선택하고자 할 때 지나치게 많은, 그리고 정리되지 않은 정보는 바람직하지 않다. 일반적으로 한의사는 환자가 가지고 있는 고통에서 치료의 방향을 추출해내기 때문에 환자의 호소를 많이 듣는다. 또 벌어지는 여러 현상을 연역적으로 해석하는 특성상 정보를 선별하기에 앞서서 대개 환자의 호소를 듣는 편이다. 그렇지만 정보가 인과적으로 정리되지 않으면 많은 정보의 양에 비하여 효과적으로 상담의 주제를 추출하기가 어렵다. 또한 지나치게 많은 정보에 비해서 실제로 임상에 활용하는 정보는 매우 제한적이다.

ㅇ 프로세스를 가지고 있지 않은 상담이 진행된다.

환자의 고통에 충실한 치료를 진행하면서 고통을 따라가다 보면 "어디가 불편하세요?", "지난주에 비하여 변한 것은 무엇인가요? 좋은 점은? 나쁜 점은?" 등을 묻게 되고, 이를 쫓아가는 경향이다. 상담을 진행하면서 변화하고자 하는 인지의 변화, 행동의 전환 등은 한 번의 깨달음으로 해결되는 것이 아니기 때문에 별도의 전략과 순서가 필요하다.

ㅇ 별도의 상담 시간을 두지 않고, 진료 시간에 묻혀 버리는 상담이 많다.

별도의 상담 시간을 두지 않으면, 환자와의 상담에서 얻을 정보는 매우 제한적이다. 대부분 약물이나 침 치료의 반응을 확인하는 것에 국한하게 된다. 그렇지만, 별도의 상담 도구와 시간을 두고 있다면, 비록 짧은 시간일지라도 환자에게 도움이 될 상담을 충분히 진행할 수 있다. 의학 상담에서 15분의 시간만 확보를 한다면 충분한 상담 치료가 가능하다.

ㅇ 환자에게 권하는 교육 지침이 환자의 눈높이에 맞지 않는다.

한의학에서 권하는 가치가 현재의 환자 상황에 맞는지에 대한 검토가 필요하다. 웰빙을 지향하는 경우에도 한의학이 너무 어렵게 다가오는 경우가 있다. 이러한 경우는 명상이나 기공을 환자에게 훈련시켰을 때 뚜렷하게 나타난다. 환자가 원하는 경우는 편안한 이완상태이지만, 한의사는 그 이상을 원하기도 하고, 이 반대의 경우도 있게 된다. 한의학에서 설정한 이상적인 인간상의 구현이 도리어 환자에게 거부감을 줄 수도 있다.

이러한 문제점은 상담에 대한 정의가 명확하게 정의되지 않은 가운데서 나오는 현상이다.

그럼에도 한의원 현장에서 환자의 정보를 수집하고, 이를 치료의 프로세스와 연결시키는 작업이 한의학 진료의 관점이기 때문에 한의사가 가지고 있는 기본적인 학문적 특성에 상담에 대한 내용이 추가된다면 이러한 문제는 해결될 것이고, 실제 임상 장면에서도 도움이 될 것이다

1-5. 한의학 상담의 장점

임상 장면에서 한의학 상담에 문제점이 있기는 하지만, 환자들은 한의원에서 자신이 하고 싶은 이야기를 편안하게 할 수 있다고 이야기한다. 위에서 문제점이라고 지적하고는 있지만, 도리어 이런 것이 강점이 될 수가 있다. 환자와 많은 시간을 함께하는 것, 환자의 증상과 고통에 지속적인 관심을 가지는 것, 환자의 증상만이 아닌 성격이나 환경을 종합하여 보는 것 등이 모두 좋은 상담적 태도라고 할 수 있다.

더 읽을거리

[논문] 김광일, 곽상곤. 문화에 적합한 정신과 진료: 한 의료기관에 대한 현지 조사. 신경정신의학. 1992.

이 연구는 어느 정신과의원에서 환자를 보는 장면을 관찰하여 제시한 연구인데, 환자가 다른 정신과의원에 비해 이곳에서 진료를 편안하게 받는 모습을 관찰할 수 있다. 일반적이지 않은 정신과 의사의 진료에 대해 본 연구에서는 한국 문화에 기반을 둔 정신치료의 특징이라고 명명하였다.

연구결과로 보면, 이 정신과 의사의 진료행동의 특징으로는 신체접촉, 간단하고 소박한 대화, 환자들이 사용하는 쉬운 단어의 사용, 직관적인 접근, 소탈한 자세가 있다. 어려운 용어나 심리상담이 아닌 간단하고 직설적인 단어, 체질과 관련된 쉬운 설명들이 환자들에게 이해를 돕고 치료받는 과정에서 발생하는 증상들과 변화를 받아들이고 이해하는데 도움을 주고 있다.

- 이 정신과 의료기관의 진료 모습은 흡사 한의원에서의 진료와 유사하다. 한의원에서의 진료는 기본적으로 한국 문화에 기반을 둔 치료라는 점에서 그 공통점이 있다.

기존의 양방 정신과 치료나 상담치료는 서구 이론에 기반을 둔 경우가 대다수이다. 그러나 서구사회와 동아시아의 문화에 차이가 있고, 사람들의 사고와 정서 역시 다른 부분이 있다. 한의학은 동양적 이론에서 발달하여 한국 및 아시아 문화와 공유하는 부분이 많다. 우리의 언어에서도 '기가 막힌다', '간이 작다'와 같이 한의학 이론과 관련 있는 말이 흔히 쓰이는 것이 단적인 예이다. 이러한 장점은 진료실에서도 증상 위주로 쉽게 상담이 가능하고 낯설지 않은 단어들로 환자와 상담이 가능케 한다.

한의사가 임상에서 접하는 상담의 장점은 다음과 같다.

○ 일상에서 활용되는 단어, 문화에 기반을 둔 한의학 용어가 활용되어 환자가 이해하기 쉽다.

기 · 혈 · 담 · 어혈 등의 용어들은 의학 용어임과 동시에 일상에서 보편적으로 활용되는 말이다. 한의원에서 가장 많이 사용되고 있는 용어인 '기'는 한국만이 아닌 동아시아 국가 국민의 공통적인 용어이다. '기가 막힌다', '기가 차다', '기가 부족하다', '기가 위로 올라가 있다'는 설명은 환자들도 쉽게 이해할 수 있는 내용들이다. 한의학 진료 현장에서 이러한 설명은 치료와 바로 연결이 되기 때문에 환자가 자신의 질병에 대한 이해가 쉬워진다. 물론 이러한 설명에 지나치게 의존하다보면, 현대 관점에서 납득하기 어려운 설명으로 이어지는 경우가 있고, 이럴 때 한의사-환자와의 상호 신뢰가 깨어질 수 있음은 주의할 필요가 있다.

"기가 막히면, 그런 기운이 가슴에 모이고, 또 모인 기운은 흩어지지 않아서 열이 나게 됩니다. 열은 위로 올라가는 성질이 있어서 이렇게 치받는 증상이 나타나는 것입니다. 바로 화병이 나타나는 이유입니다."

○ 양생적인 방법을 통해 건강을 지키기 위한 여러 방법을 제시한다.

한의학에 대한 특징 가운데 예방의학적 장점이 있다. 한의학에서는 질병을 예방하고 건강을 증진하기 위해 일상생활 가운데 해야 할 일들에 대한 정보를 많이 가지고 있다. 『동의보감』에는 손을 얼굴에 가까이 하면 장수한다고 설명하면서, 얼굴 마사지 방법이 자세하게 소개되어 있다. 실제 임상 장면에서 이러한 내용을 환자에게 설명하고, 이를 환자가 실천할 수 있도록 돕는 것은 의료 행위 가운데 매우 중요한 요소이다. 다만 이런 내용들이 어떤 목적으로, 어느 정도의 시간에 어떻게 하는 것이 좋은지에 대한 내용은 현재에 맞게 매뉴얼 작업이 되어 환자에게 제시할 필요는 있다. 의사는 조금 시간을 내어 자세하게 설명해주는 자세가 필요하다.

"눈의 건강을 위해서는 눈 주위를 양손가락으로 가볍게 눌러주면서 눈의 안쪽에서 바깥쪽으로 밀어줍니다. 이렇게 가벼운 마사지는 눈 주위의 기와 혈액의 순환을 도와주어 눈의 피로를 줄여줍니다. 눈이 침침할 때 30번씩 해 보십시오."

ㅇ환자의 자생능력(생명력)을 키우는 내용이 치료의 중요한 목적이다.

질병을 치료하는 과정은 질병의 상태에서 벗어나서 건강을 회복하는 것으로, 그 역할은 의학이라는 외부적인 힘과 함께 인체가 가지고 있는 기본 치유력을 통한 회복이 적절하게 균형을 유지하도록 하는 것이다. 한의사는 진료에서 질병의 인자를 없애는 요소와 함께 인체 고유의 자연치유력을 회복하도록 돕는다. 의사와 환자 간에 자연치유력에 대한 공감이 형성되면, 환자의 자발적 노력을 촉진시킬 수도 있다. 한의학에서는 상담과 함께 그 능력을 키우는데 도움이 되는 한약과 같은 다른 방법이 있기 때문에 상담과 병행하여 제공될 수 있다.

"이제 스스로 건강을 회복시킬 단계까지 올라간 것 같습니다. 이제부터는 저와 함께 환자분이 가지고 있는 자연치유력을 끌어올리는 방향으로 진료를 시행하겠습니다. 매일 1시간 정도를 걸으시고 15분 정도의 명상은 할 수 있겠죠?"

ㅇ환자의 개별적 특성(체질)을 같이 이해한다.

한의학을 맞춤형 의학이라고 설명을 하기도 한다. 질병의 특징뿐 아니라 환자의 개별적 특성을 고려한 치료를 한다는 것이다. 상담에서도 개인의 특성을 고려하는 것은 중요한 문제이다. 환경의 변화에 따라 다른 행동을 하고, 또 다른 고통을 받는 것은 그 개인의 특성과 매우 밀접한 관련이 있기 때문이다. 너무 참아서 병이 되는 사람이 있는 반면, 바로바로 반응하여 화를 부르는 경우도 있다. 상담을 진행하면서 환자의 특성을 찾아가는 작업은 질병을 극복할 때 그 특성을 활용하는 측면도 있고, 더 나아가 그 사람을 질병에서 벗어나 건강하고 성숙된 사람으로 만들어 가는 과정이기도 하다. 체질의학의 접근방식에 따라 그 사람의 생활 수칙을 이야기할 수도 있고, 그 사람이 피해야 할 강령을 상담의 주제로 삼을 수도 있다.

"남편과 이렇게 자주 부닥치는 이유는 바로 서로 간의 체질 차이 때문입니다. 남편은 무조건 일이 빨리 처리되기를 바랍니다. 그런데 부인은 정확한 것을 최우선으로 일을 꼼꼼히 처리하기 때문에 일을 할 때마다 다툼이 벌어지는 것입니다. 서로의 체질을 이해하는 것이 우선 필요합니다."

ㅇ한의사들은 상담 과정에서 환자와 많은 접촉을 하게 된다.

전통 한의학에서는 환자를 진단할 때 별다른 도구를 가지고 있지 않기 때문에, 눈으로 보고(望診), 귀고 듣고(聞診), 물어서 정보를 얻고(問診), 그리고 환자에 직접적으로 접촉을 하여(切診) 정보를 얻는다. 특히 환자와의 신체적인 접촉은 서양의학에서는 일정부분 피하는 진단 행위이기도 한데, 한의학에서는 오히려 맥을 잡는 맥진이나, 복부의 상태를 점검하는 복진, 등과 허리 부위의 경혈점을 점검하는 배수진, 그리고 신체의 경결점을 찾아보는 압진 등이 진료과정 중에 자연스럽게 시행된다. 중요한 점은 이러한 신체 접촉을 통해 얻은 정보가 환자의 고통을 절실하게 이해하는 도구이면서 진료에 직접 적용될 뿐만 아니라, 환자와의 관계 설정에 중요한 가교 역할을 한다는 점이다. 침을 놓을 때 활용하는 경혈점 중의 하나인 아시혈(阿是穴)도 '아! 맞다. 바로 이 자리.'라는 의미가 있듯이 환자와의 공감을 크게 키우는 데 기여하게 된다.

"가슴 정중앙 부위는 전중이라는 혈자리입니다. 이곳은 감정의 기운이 몰리는 곳입니다. 그런데 화병 환자는 이곳에 억울함과 분함이 모여서 어떤 경우에는 멍울이 생기기도 합니다. 지금 누를 때 심한 통증이 있다면 바로 감정적으로 편안하지 않다는 것을 의미합니다."

○ 상담과 함께 치료하면 도움이 되는 한의학 치료가 있다.

한의학의 치료가 주로 한약과 침 치료로 진행되기 때문에 상담으로 치료를 진행하는 과정에 약물이나 침 치료가 어떤 영향을 미치는지, 어떤 방식으로 진행하는 것이 좋을지에 대한 검토가 필요하다. 한약물이나 침치료 역시 환자의 고통을 근거로 선택하였기 때문에, 상담 치료와는 상보적인 접근 방식을 모색할 필요가 있다. 환자의 증상에 대해 상담할 때는, 한약물이나 침이 역동적으로 작용할 수 있도록 도와주어야 한다. 그렇기 때문에 상담을 진행하면서 약물의 변화에 따라 상담의 진행에 방해가 되지 않도록 하여야 하며, 특히 체질과 관련된 상담을 할 때는 약물 선정에 더욱 신중해야 하고 체질의 변수가 많다면 체질 약물 활용은 미루는 것이 좋다.

"제가 이번에 드릴 약은 보약입니다. 인지 기능 개선을 위해 활용하는 약입니다. 환자분도 이제 불안에서 벗어났기 때문에 조금은 적극적으로 지내실 수 있습니다. 이 약이 문제와 부닥쳤을 때 자신감을 더 가질 수 있도록 도와줄 것입니다."

1-6. 한의학 상담의 목표

한의학 상담은 환자가 가지고 있는 고통과 함께 환자의 특성 및 환경을 종합적으로 검토하는 작업이다. 그리고 이 상담 작업을 통하여 환자가 가지고 있는 고통과 질병에 대한 이해뿐만 아니라, 이 상담에 기반을 둔 치료, 그리고 일상생활에서의 문제점 도출 및 교정, 더 나아가 건강하고 행복한 삶을 살아가도록 돕는다.

ㅇ 환자의 고통과 질병에 대한 이해한다.

병원이나 상담센터를 찾는 환자들은 자신의 고통과 질병에 대한 이해를 구하게 된다. 그래서 자신의 몸뿐만 아니라 마음을 알아주는 사람에게 큰 감사를 느끼게 된다. 의사의 정확한 진단, 상담사의 고통에 대한 심리적 공감, 때로는 종교인의 따뜻한 위로 모두를 원하게 된다. 물론 위로를 받는다고 치료가 되는 것은 아니다. 심리적 공감이나 이해만으로 문제가 해결되는 것도 아니다. 몸만 나으면 될 것 같지만, 환자의 고통은 몸의 치료만으로 해결되는 것 또한 아니다. 몸과 마음, 그리고 영적 고통이 모두 이해되고 치료되어야 온전한 치료가 되는 것이다. 그동안 이 요소들은 각기 다른 치료 과정을 밟아 왔고, 어느 한 곳에서의 치료로는 나사가 하나쯤 빠진 것 같은 느낌을 지울 수 없다. 통합적 진료가 요망되는 것도 바로 이러한 까닭이다. 한의학 임상 현장에서 한의사들은 한의학 진단 툴로 환자의 고통과 질병에 대한 진단을 한다. 그리고 그 양상은 환자의 고통을 하나씩 알아가는 과정에서 나오기 때문에 환자와의 공감을 이루게 된다. 더구나 동양학의 인문적 강점은 환자에게 진심어린 위로를 전할 수 있게 된다. 이렇게 몸과 마음, 그리고 영적인 입장에서 환자의 고통과 질병을 이해하는 것이 첫 번째 목표이다.

ㅇ 환자의 특성을 이해한다.

사람의 특성을 이해하기 위한 여러 검사들이 있고, 상담방법이 있으며, 때로는 집단으로 하는 워크숍이 있다. 이 작업은 일반인에게 널리 쓰이는데, 실제 질병을 앓으면서 고통받는 이들에게 더욱 필요한 것이다. 환자의 고통과 질병이 어느 한 요인만으로 발생된 것이 아니고, 또 그 요인들이 복잡하게 연결이 되어 있기 때문에, 그리고 그 요인의 중심에 그 사람의 성향과 성격, 체질이 관련되어 있기 때문에 더욱 그러하다. 사람은 질병이 있으면 심리적으로 약해진다. 심리적으로 약해지면, 그 사람의 특성이 더욱 뚜렷하게 관찰된다. 자신의 특성이 고통으로 인하여 더 어그러지게 나타나는데, 이때가 어쩌면 자신의 모습을 찾아갈 수 있는 좋은 기회이기도 하다. 한의학에서 제공되는 체질은 그런 자신의 모습을 관찰하고, 고통에서 벗어나는 방법을 적용함으로써 자신에 대한 이해를 더욱 높일 수 있는 장점이 있다. 한의학 임상 현장에서 한의사들은 환자의 특성을 이해하기 위해 그 사람의 성격과 성향, 그리고 평소 가지고 있는 증상이나 양상, 그리고 스트레스를 받았을 때 나타나는 반응적 특성, 앓고 있는 질병에서 나타나고 있는 고통의 양상을 종합하여 치료 처방을 선정하게 된다. 이 과정이 결국 환자의 특성을 체질이라는 얼개를 통해 이해하는 것이고, 이러한 환자 특성의 이해는 두 번째 목표가 된다.

ㅇ상담과 한의학 치료를 연결한다.

환자와의 상담을 1시간 가까이 진행한 이후 나온 결론이 단지 어떤 약 하나에 국한된다면 1시간 상담의 의미는 그만큼 적을 것이다. 물론 상담을 진행하면서 환자와의 관계성을 만들어 나가고, 공감하고, 또 심리적 위로는 줄 수 있을 것이다. 그렇지만 상담이 그 단계에서 머무르기에는 너무나 소중한 작업을 진행을 한 이후 성과가 제한적이다. 이러한 장면은 상담이 심리적 문제에 국한되었을 때 의료 현장에서 벌어지는 현상 중 하나다. 또 신체 문제를 상담하면서 상담 따로, 치료 따로되는 것을 늘 주의해야 한다. 한의학에서 진행되는 상담은 그런 의미에서 진료와 직접 연결되는 강점이 있다. 상담을 통해 진료 방법, 처방 등이 결정되기 때문이다. 한의학 임상 현장에서 한의사들 역시 가장 우선 고려하는 것은 어떤 치료 방법을 활용할 것인가를 결정하는 것이고, 그 가운데 가장 대표적인 것이 한약과 침 치료의 선정이다. 그렇지만 정신치료를 진행하지 않고 한약과 침 치료로 한정하여 치료를 진행한다고 하더라도 상담을 통해 그 방향이 정해졌다면, 향후 진료를 진행하는 과정에서도 상담의 의미는 매우 크다. 상담을 진료에 직접 연결시키고, 이후의 피드백에서도 상담을 적극 활용하는 것이 세 번째 목표가 된다.

ㅇ환자의 생활 스타일에 대한 이해와 교정을 도모한다.

상담을 진행하여 환자의 고통과 질병이 그 사람이 살아온 삶의 역정에서 비롯되었음을 알 수 있다. 물론 커다란 트라우마로 인해 만들어진 것일 수도 있지만, 기실 대부분은 소소한 스트레스가 쌓여서, 또 그러한 삶에 익숙해져서, 그리고 어느 시점부터 자신의 인생이 자신이 걸어가야 할, 자신에 맞는 여정에서 벗어나기 시작하면서 문제가 발생한 것이다. 그러한 삶은 한의학에서 제공되는 조화와 균형, 그리고 자연에 맞춘 생활에서 벗어남을 의미한다. 그러한 생활은 그 사람의 특성, 그리고 환경과의 부조화, 그리고 자신이 견딜 수 있는 역치를 넘은 생활에서 비롯된 것으로 이러한 것들을 종합적으로 점검받아야 한다. 한의학 임상 현장에서 한의사들은 한의학의 전통적 건강법인 양생을 주제로 환자와 상담을 진행하게 된다. 그 양생에서 제공되는 내용 대부분이 환자의 생활 스타일에 대한 문제를 찾아내고, 자신에게 맞는 생활 스타일을 찾아 가는 작업이다. 한의학 상담을 통하여 자신의 특성을 이해하고, 자연과의 관계성을 깨닫고, 또 이를 통해 자신의 삶을 다듬고, 그리고 이런 것이 구체적으로 실행될 수 있도록 돕는 것이 네 번째 목표가 된다.

○ 건강하고 행복한 삶을 살아가기 위한 목표를 설정한다.

한의학에서는 '이상상적인 인간의 모습'을 설정하고 있다. 이것은 한의학의 특성이기도 하다. 특히 한의학은 오랜 기간 동양학의 인간관을 공유했기 때문에 이에 이상적인 인간상과 이러한 인간이 되기 위한 의학적 방법이 기술되어 있다. 동양학은 여러 종교를 포괄적으로 포함하여 유교·불교·도교의 내용을 기반으로 건강한 인간이 모습을 그리고 있다. 그렇기 때문에 상담을 진행하면서 이상적인 목표 설정을 할 수도 있다. 마음을 바로 하는 정심(正心), 마음을 담담하게 가지면서 비우는 염담허무(恬淡虛無), 마음을 비움으로써 자연스럽게 도와 만나는 허심합도(虛心合道)와 같은 것이 목표가 될 수 있다. 그리고 그 실천을 위해 구체적인 양생법이 모색된다. 한의학 임상 현장에서 한의사들은 양생법을 설명하면서 이를 실현하기 위한 목표를 설정하기도 한다. 실제로 이러한 목표 설정 작업은 질병을 극복하는 데 중요한 시작점이 된다. 이렇게 목표 설정을 돕는 것이 다섯 번째 목표가 된다.

○ 환자의 자생력 회복에 기여한다.

한의학 상담의 최종적인 목표는 질병의 치료 과정에서 환자가 가지고 있는 질병의 자기 치유력을 확인하는 것이고, 또 이를 활용하는 것이다. 한의원을 처음 찾는 환자에게는 당장의 고통에서 벗어나는 것이 목적일 수 있겠지만, 고통에서 벗어났다고 하더라도 치료가 완료된 것은 아니다. 질병은 언제든지 다시 재발할 수 있을 뿐만 아니라, 도리어 다른 질환으로 전변될 수도 있다. 그렇기 때문에 질병에 대한 이해와 함께 그 고통을 스스로 인지할 수 있고 또 자신이 다스릴 수 있는 역량을 키우는 것이 중요하다. 한의학 상담을 진행하면서 환자는 자신의 질병을 스스로 극복할 수 있는 자신감을 가지게 된다. 그것은 질병을 치료하는 과정에서 경험할 수 있기 때문이다. 그 자신감을 갖기까지 자신이 할 수 있는 것이 무엇인지를 알아가고, 실제 그런 능력이 커가는 것을 확인할 수 있도록 돕는다. 이것이 한의학 상담의 최종적인 목표이다.

2. 의료 상담

의료 현장에서 환자와 한의사가 처음 만나서 하는 것이 바로 '상담'이다. 그것은 늘 해왔던 작업이고, 또 익숙한 작업이다. 그래서인지 그 가치를 모르고 넘어가기도 한다. 한의사 입장에서 상담 내용을 검토하다 보면, 내가 그동안 꽤 열심히 상담을 했구나하는 생각이 들기도 하고, 어느 경우에는 상담의 효능을 간과하지 않았는가 하는 반성이 생기기도 한다. 또 한가지 검토해야할 것은 상담을 전문으로 하는 분야와 의료 상담과의 차이를 검토하고 의료 현장에서 필요한 상담이 무엇인지를 알아야 한다.

**"의료 상담은 환자의 고통을 공감하면서
치료 과정을 함께 함으로써 환자 스스로
자신의 고통을 해결할 수 있도록 힘을 주는 것이다"**

2-1. 상담의 정의

상담은 일상에서 매우 흔하게 일어나는 일이다. 초등학교 시절부터 시작된 학교 장면에서의 상담부터 시작하여 결혼, 법률, 부동산, 자동차 등 수없이 많은 분야에서 상담이 진행되고 있다. 의료 현장에서도 상담은 진료의 처음이자 끝이라고 할 수 있다. 환자를 처음 대면하면서부터 진단에서 치료, 그리고 치료 종결 장면에서도 상담은 끝없이 진행된다. 의료인 가운데 한의사는 의료적 상담과 함께 한의학이 추구하는 가치 실현을 위한 노력으로 상담을 진행한다.

상담은 '도움을 필요로 하는 사람(내담자)이 전문적 훈련을 받은 사람(상담자)과의 대면 관계에서 생활과제의 해결과 사고 행동 및 감정 측면의 인간적 성장을 위해 노력하는 학습과정이다'로 정의된다.[1]

이러한 정의를 의료 현장에서 적용하면, 도움을 필요로 하는 사람은 환자이고, 전문적 훈련을 받은 사람은 의료인이다. 의료 현장은 대면 상태에서 이뤄지고, 과제의 해결은 의학적 문제점을 상담을 통해 충분히 도출해내도록 하여 치료에 도움을 줌으로써 진료를 원활하게 수행하는 것이다. 성장을 위한 노력은 질병을 극복하고 건강을 회복하기 위한 방법의 제시이다. 그리고 학습과정은 환자로 하여금 이렇게 얻은 정보와 지혜를 자신의 삶 속에서 실현할 수 있도록 도와주는 것이다.

상담에 대해 추가적으로 정의할 것 가운데 상담자는 내담자와 상담활동의 공동주체라는 측면이 있다. 즉 상담은 상담자의 일방적인 교육이나 지시에 따르는 내담자가 아닌 공동주체로서 주체적으로 학습에 참여해야 하는 것이다. 의료 현장에서도 이러한 정의는 그대로 적용된다. 의료인이 환자에게 제공하는 정보는 명확한 가이드라고 할 수 있지만 환자가 이를 실행으로 옮기고 효과라는 결과가 나오기까지는 별도의 노력이 필요하다. 그리고 이러한 노력에 해당되는 상담의 효과는 매우 큰 차이를 보인다. 또 의료인과 환자 사이에는 상호 역동적인 측면이 있는데, 의료인이 환자에게 영향을 미치는 것뿐 아니라 환자 역시 의료인에게 영향을 미치게 된다. 그렇기 때문에 상담을 진행함에 있어서 그 역할을 명확하게 하고 목적에 부합한 치료 행위가 뒤따라야 한다.

상담을 통하여 상담자가 내담자에게 구체적으로 도움을 주는 것은 첫째, 내담자가 호소하는 심리적 문제의 해결이나 증상의 완화, 둘째 내담자의 심리 사회적 적응을 돕는

1 이장호. 상담심리학. 박영사. 2005.

적응 능력과 기술의 향상, 셋째 내담자의 심리적 성장과 성숙이다.[2] 의료 현장 역시 이러한 내용은 다를 바 없다. 환자가 호소하는 증상 완화를 기반으로 하여 이 증상을 유발한 심리적 문제의 해결을 도모하는데, 환자의 심리적 문제에 따라 변화하는 증상은 의료 현장에서 매번 접하는 문제로 심리적 상처를 보듬는 일이 매우 중요하다. 질병을 극복하고 일상에서의 적응 문제는 재활의학 분야를 기본으로 하여 모든 임상 현장에서 적용되는데, 이 적응 과정을 누구보다도 매번 경험하는 의료인이 환자의 눈높이에 맞춰 설명하고, 환자가 이를 실천할 수 있도록 상담을 진행해야 한다. 그리고 환자가 질병을 극복하는 과정에서 질병이 걸리기 이전보다 더 나은 육체적 · 심리적 건강을 만들어 가는 작업 역시 상담을 통해 이뤄지는데, 질병을 극복하는 과정이 육체적 · 심리적 성장으로 이르도록 한다.

상담이 원활하게 이뤄질 구성 요소를 나눠 보면, 다음과 같다.

1. 도움을 요청하는 '내담자(환자)'

내담자는 스스로 해결할 수 없는 신체적 · 정신적 문제와 장애를 가지고 도움을 요청하는 사람으로서 의료현장에서는 환자에 해당한다. 내담자는 매우 다양한 문제를 가지고 상담을 받기를 원하면서 자신의 문제를 호소한다. 그렇지만 도움을 요청함과 동시에 문제 해결에도 직접적인 당사자가 된다. 결국 내담자와 상담자는 문제 해결의 공동 주체이다.

2. 도움을 주는 '상담자(의료인)'

상담자는 내담자에게 실질적인 도움을 줄 수 있는 전문적인 지식과 능력을 갖춘 전문가로서 의료현장에서는 환자에게 도움을 주는 의료인을 말한다. 이들은 전문가로서 상담자의 호소를 이해하고 공감하며, 문제 해결을 위한 가이드 역할을 할 뿐만 아니라, 상담자가 실제적 변화를 이루도록 도와주어야 한다. 상담자는 전문적인 지식과 능력이 있어야 함은 물론 윤리적 지침을 따르면서 스스로도 인격적 성숙을 이뤄나가야 한다. 상담자의 정서적 안정성, 낙천성, 자기효능감은 치료에 영향을 미치고, 필요한 자질로 공감능력, 신뢰성, 진솔성, 설득력이 필요하다.

2 권석만. 현대 심리치료와 상담이론. 학지사. 2012.

3. '안전한 환경'을 제공하는가?

내담자와 상담자는 얼굴과 얼굴이 맞닿는 만남으로 시작된다. 이는 상담자가 내담자에게 상담을 편안하게 할 환경이 제공되어야 함을 말한다. 의료인이라면 병원이라는 장소가 그러한 환경을 제공하는지를 검토할 필요가 있다. 병원이라는 장소에 환자가 들어갔을 때 말문이 막히거나, 기가 죽는다거나, 자신의 고통을 충분히 표현할 수 없다면 상담에 적합하다고 할 수 없다. 또한 독립된 공간에서 내담자가 자신의 문제를 털어 놓을 수 있는 '안전한' 환경이 필요하다.

4. '충분한 시간'이 제공되는가?

안전한 환경이 제공되면 내담자는 자신의 이야기를 솔직하고 편안하게 하는데, 상담자는 내담자가 자신의 이야기를 충분히 할 분위기와 함께 충분한 시간을 제공해야 한다. 즉 내담자가 자신의 이야기를 할 수 있도록 상담자가 어떤 노력을 할 수 있는지를 검토해야 한다. 환경과 함께 주어진 시간, 그리고 자신의 고통을 충분히 들어줄 상담자의 자세와 마음이 요구되는데, 의료 현장에서 이를 반영하기 위한 방법을 모색해야 한다.

5. '비밀'이 유지되는가?

내담자는 상담을 통해 자신의 이야기를 하게 된다. 자신의 과거 이야기와 함께 가지고 있는 질병 외의 특성, 즉 감정이나 성격 등에 대하여도 이야기를 하는데, 내담자의 이런 이야기가 철저하게 비밀이 유지되어야 한다. 물론 비밀 유지가 전제되어야 내담자는 자신의 이야기를 솔직하게 할 수 있다. 이는 의료 현장에서의 원칙과도 같은데, 다만 심리적이면서 개인사적 이야기가 많음에 주의해야 한다.

6. '심리적 문제'를 다루는가?

상담 현장에서의 1차적 목표인 심리적 문제를 의료 현장에서는 다루지 않는 경우가 많으며, 애써 이를 무시하는 경우도 있음에 유의해야 한다. 특히 심리적 문제와 현재의 질병 간에 인과론적인 관계가 있는지에 주의해야 한다. 현재의 심리적 갈등과 함께 연관된 과거의 문제, 그리고 기질과 성격에 대하여도 상담을 한다. 의료 현장에서는 이러한 문제들이 환자의 고통과 질병과 어떤 연관성이 있는지 검토해야 한다.

7. '학습'을 통한 성장에 도움을 주는가?

상담의 결과는 결국 내담자가 자신의 사고, 감정, 행동을 바람직한 방향으로 수정하고, 이를 실행에 옮기는 것이다. 이러한 과정에서 상담자는 내담자가 주도적으로 결정하고 실행할 수 있도록 도와주어야 한다. 또 상담자는 의료 현장에서 하는 조언이 환자의 실행으로 이어지도록 관심과 주의를 기울인다.

이러한 상담의 정의와 요소들은 실제 환자를 접하는 의료인에게 매 순간 반복되는 과정이다. 특히 임상 장면에서는 가장 중요한 업무인 진료 수행에서 짧은 시간일지라도 상담의 진행이 필요하다. 그러므로 의료 현장에서의 상담은 부족한 여건 가운데 상담의 요소를 얼마나 충실하게 담을 수 있냐가 과제이다.

더 읽을거리

[책] 상담심리학. 이장호. 박영사. 2011.

상담은 '도움을 필요로 하는 사람(내담자)이 전문적 훈련을 받은 사람(상담자)과의 대면 관계에서 생활과제의 해결과 사고 행동 및 감정 측면의 인간적 성장을 위해 노력하는 학습과정이다'로 명확하게 정의하였다. 이 책에서 제시한 정의를 단어 중심으로 하나씩 검토해 보면 다음과 같은 요소로 나눠 볼 수 있다.

- 상담에는 세 가지 구성요소가 있는데, 내담자, 상담자, 그리고 대면관계이다. 결국 상담은 서로 간에 얼굴을 맞대고 하는 대화이다.
- 상담에서는 학습을 통해 변화를 일으켜야 한다.
- 이러한 변화는 구체적이어야 하며, 사고, 행동이 이전보다 성장, 발전해야 한다.
- 그리고 이 발전은 여러 번의 면접을 통한 과정을 통하여 이루어진다.

한의학 상담도 이러한 상담의 정의를 기반으로 하여 한의학 임상 장면에서 구현하는 것이다. 한의사와 환자의 대면 관계를 통한 만남, 그리고 상담을 통해 환자에게 명확하게 치유에 이르는 과정을 인도하는 것이다.

2-2. 상담의 종류

의료행위가 시작되는 순간부터 상담은 시작되었다.

그렇지만 의료적으로 필요하여 진행한 상담이 정신적인 문제를 다루기 시작한 것은 시간이 한참 지나서였다. 정신적인 문제를 다루는 것이 질병 치료에 의미가 있다는 것을 확인한 이후라고 볼 수 있는데, 결국은 정신이라는 것을 의료에서 받아들이는 시점에 의료 현장에서의 상담이 본격적으로 시작이 되었다고 할 수 있다. 정신적인 문제가 질병을 일으키는 원인, 혹은 질병의 상태에 영향을 주는 측면, 또한 그 사람의 기질이나 성격 등의 개별적 특징이 질병에 영향을 미치는 것이 확인이 되면서 의료현장에서의 상담은 중요한 위치를 차지하게 되었다.

물론 의학이 전문적인 분야로 나눠지면서, 특히 정신의학이라는 분야가 하나의 전문 영역으로 자리 잡으면서, 정신과 육체의 관계를 새로운 각도에서 바라보면서 상담의 역할이 줄어든 측면이 있다. 또 정신의학 분야에서 정신치료와 약물치료가 개별적 발전의 양태를 띠면서 상담이 정신치료에 한정되어 활용되는 측면이 있기는 하나. 그렇지만 많은 정보를 종합해야 하고, 또 이런 정보를 환자와 공유를 해야 하며, 환자가 이를 받아들여 일상에서 자신의 생각, 감정, 행동 등을 수정해야 하는 등 환자의 노력이 치료에 미치는 영향이 크다는 것이 인정되면서 상담은 중요한 위치에 있게 된다.

상담이 임상의학의 영역에서 활용되면서 다양한 모습으로 변화, 진화되고 있다. 임상의학 영역 가운데 상담이 가장 활발하게 진행되는 분야는 역시 정신적인 문제를 다루는 영역인데 이에 대하여 여러 가지 상담 방법이 제시되어 있다.

1. 정신분석 치료

정신치료가 처음 시행된 것은 정신에 대해 별도로 인식을 하면서부터이다. 이전까지 인간의 정신세계에 대한 이해는 철학적이거나 종교적인 관점에서 관심을 가졌었고, 정신적인 문제를 다루는 것을 터부(taboo)시 하였다. 물론 이러한 터부시는 정신적인 문제, 정신적인 증상에 대한 이해가 되지 못했기 때문이고, 이러한 문제와 증상을 해석하는 가설이 존재하지 않았기 때문이다. 정신치료가 보는 가설은 우선 무의식이라는 개념, 과거의 트라우마에 대한 개념, 그리고 이 과거의 트라우마가 현재에 영향을 미친다는 점, 트라우마가 현재에 영향을 미치는 연결을 분석하여 이를 의식화하는 과정 등의 가설이 설정되면서 정신치료의 첫 번째 주류가 완성되었다. 이러한 가설은 인간이란 무엇인가 하는 철학적 주제와 맞닿아서 다양한 학설이 나왔다고 볼 수 있다.

이런 상담을 정신분석적 상담이라고 하는데 정신분석적 치료의 목표는 무의식의 갈등을 의식상태로 전환시켜서 개인의 성격구조를 재구성하는 데 있다. 무의식적 내면세계의 의식화 작업이며, 그 치료적 목표는 적응적이고 문제해결적인 자아 기능을 강화하는 데 있다. 이때 치료자는 내담자에게 자신의 문제에 대한 통찰을 얻도록 함으로써 내담자가 보다 자신을 이해하고 자신에 대하여 솔직해지도록 도와준다.

정신분석 상담은 인간의 발달과정과 심리기제, 정신의 구조에 대해 체계적으로 정리하고 관련된 이론을 구축하고, 발달과정과 이로 인한 인간의 행동에 대한 이해를 도와줌으로써 성격심리학의 근간이 되었다. 내담자는 정신분석상담을 통해 본인의 발달과정과 무의식의 갈등을 이해할 수 있고, 트라우마를 수용하게 되며 궁극적으로는 자아 성장을 이루는 것이 정신분석상담의 강점이다. 그러나 정신분석상담은 장시간의 상담을 요하며, 성적인 욕망과 좌절에 집중하고 남성위주의 사고방식이라는 점에서 한계가 있다.

정신분석상담에서 환자들이 보여주는 마비나 신체증상들은 한의학의 관점에서 바라보면 보다 쉽게 받아들일 수 있다. 심신일여(心身一如)의 원칙으로 심리적 충격이 기의 이상운행으로 이어지고, 그로 인해 발생하는 신체증상은 환자의 신경증과 유사하다. 전통 한의학에서 기증, 울결 등으로 설명하던 증상에 대해 서구 정신의학에서는 어떻게 이해하는지에 대해 통합적인 시각을 제시할 수 있을 것이다. 또한 한의원에 오는 환자들의 경우에도 이러한 발달과정에서의 트라우마가 존재할 수 있으며, 상담에서 정신분석상담 이론을 접목하여 치료 효과를 높일 수 있다. 변증론치와 같은 현상학적 해석에 정신분석에서 제시하는 인과론적인 해석이 추가되면 환자의 고통에 대한 이해의 폭이 넓어지게 된다.

2. 인지행동 치료

첫 번째로 중요하게 여겼던 무의식적 트라우마에 대한 해석은 점차, 사람들이 자신의 이야기를 밖으로 쉽게 표출하면서 분석 이외에 그 사람의 특성에 대한 문제가 제기되었다. 점차 다양한 뇌 기능이 밝혀지면서 인지에 대한 문제가 제기되었고, 인지의 재구성으로 만들어진 인지의 왜곡에 대한 접근이 정신 치료에 중요한 가설이 되었다. 그리고 이 인지적 오류는 결국, 행동의 수정으로 연결되었을 때 최종적인 효과가 있을 수 있다는 점에서 인지—행동으로 연결되는 인지행동 치료가 확립되었다. 또한 인지의 교정과 행동의 수정은 논리적 방법을 바탕으로 진행되면서 과학적 접근도 용이하게 되었다.

그런 영향으로 상담 치료는 이전보다 단기적으로, 그리고 계획이 가능한 치료 방법으로 발전하였다.

인지적 접근은 인간의 사고가 정서 및 행동을 중개하거나 선도한다는 전제에서 출발하였다. 치료의 과제는 잘못된 사고 과정을 재구성하는 것이다. 인지적 치료는 심리적 장애와 심리적 교정의 초점을 내담자의 인지과정이나 사고방식에 두고 있다. 상담자는 내담자가 이전 경험을 통해 만든 역기능적 사고와 이를 통해 나타나는 부정적인 사고, 부정적 정서, 부적응적 사고를 발견하여 바로잡도록 돕고, 생활 경험을 보다 현실적으로 소화하는 대안적 안목 및 태도를 학습하도록 돕는다.

행동수정 상담은 실험적 연구에서 밝혀진 학습원리를 심리치료에 응용하는 것으로 치료 목표는 학습된 구체적인 부적응행동을 소거시키고, 보다 효과적이고 바람직한 행동을 새롭게 학습하도록 하는 것이다. 상담자는 적극적이고 지시적인 역할을 하는 경우가 많기 때문에 상담자와 내담자 간의 상호신뢰적인 인간관계가 치료의 기초가 된다. 이 방법은 구체적인 부적응 행동을 수정하는 데는 효과적이다. 그렇기 때문에 통찰이 중요하지 않은 불안증이나 중독 같은 경우에 유효하게 활용된다. 그렇지만, 대인관계나 사회적 적응과 같은 광범위한 문제에 적용하기에는 어려움이 있다. 또한 자기실현의 추구에는 더욱 어렵다.

인지 행동적 치료의 이론과 방법은 한의학 상담에서도 긴요하게 응용된다. 비합리적 신념은 부적응적인 정서와 행동으로 나타나고, 신체반응으로도 나타나며 질병으로 이환되는데 환자들이 호소하는 신체증상의 이면에는 왜곡된 인지나 역기능적 사고가 존재할 가능성이 높다는 점을 진료에 참고하는 것이다. 스트레스성 질환에만 국한된 것이 아니라 만성질환, 갑작스러운 사고 등 다양한 증상과 질병은 환자에게 자체적으로 해석되며 왜곡된 인지가 발생한다. 인지 행동적 접근과 행동수정기법은 한의학 상담에서 오신(五神)과 같은 정신 구조와 심의지사려지(心意志思慮智)와 같은 인지과정과 함께 융합된다. 심의지사려지는 대상을 인지한 순간부터 장기기억과 신념으로 갈무리되는 과정까지를 한의학적 용어로 표현한 것이다. 이러한 인지과정은 혼신의백지(魂神意魄志)를 통해 장부와 연결이 되고 질병의 발생과 이어지게 된다. 인지 행동적 치료 기법은 인지와 기억이 오장과 연결되는 과정에서 발생하는 문제의 해결에 작용된다.

3. 인간중심 치료

상담을 함에 인간 자체에 대한 관심으로 상담을 정의한 접근이 있는데 이른바 인간중심 상담이다. 로저스에 의해 창시된 치료법으로 인간에게는 스스로 자신의 길을 발견하고 성장해 나갈 잠재능력이 있다는 철학에서 출발하였다. 따라서 치료에서의 상담자 역할은 내담자가 자신의 문제해결능력을 스스로 되찾고 인간적으로 성숙하도록 도와주는 것이다. 상담자는 상호 신뢰적인 분위기를 조성하여 내담자가 거리낌 없이 자기를 공개하도록 함으로써 자신의 내면세계를 이해하고 자신의 문제를 파악하도록 돕는다. 이런 상황에서 자신의 외부 환경에 대한 잘못된 지각을 수정하고, 현실과 자신의 자아개념을 조화시키고, 궁극적으로 자신이 본래 가지고 있는 선한 마음을 통해 자기실현에 이르도록 돕는다. 치료의 제한점은 상담자가 치료의 기본철학을 이해하고 생활화할 수 있어야 한다는 점이다. 따라서 어떤 치료보다도 상담자의 인격과 소양이 중요시된다.

인간 중심적 상담이 표명하는 인간 스스로의 잠재력은 한의학에서 설명하는 정기(精氣)와 비교된다. 한의학에서 정기의 존재는 스스로 질병을 낫게 하고, 질병을 예방하기도 한다. 인간중심 상담의 인간이 수용과 긍정을 통해 자연스럽게 성장할 수 있다는 개념은 『도덕경』의 무위자연과도 연관이 있어 한의학 상담에서 양생의 개념과도 이어진다.

인지행동치료가 지시적인 경향인 것에 비해 인간 중심적 상담은 비지시적 경향으로 환자 중심적 의학인 한의학과 유사성이 있다. 한의사가 질병을 직접 없애는 것이 아니라 균형 조절과 양생을 통해 질병을 극복하는 데에 도움을 주는 것처럼 인간중심적 상담 역시 환자의 긍정적 정신과 수용이 환자의 자아 일치를 돕고 잠재력의 발견과 실현으로 이어지게 된다.

4. 마음챙김에 기반한 치료

정신 치료에서 인지적 오류에 대한 점검은 인간이 잘못된 인지라는 것을 강조하여 나타나는 여러 증상에 대한 병질적 접근이 진행되는 것에 대한 다른 의견이 제시되고 있다. 이런 다른 견해가 있는 정신 치료에서는 '인간이 갖고 있는 고통'을 인간의 보편적 현상으로 보며, 이에 대한 저항이 도리어 정신적인 문제를 일으키고, 도리어 이에 대한 수용이 근본적인 치료에 도움이 된다는 가설을 갖게 되었다. 이 가설은 동양학, 특히 불교에서 파생된 명상이라는 정신 수양 방법과 연계되어 새로운 치료법으로 정립이 되고 있다. 또 이런 가설이 성립되는 과정에서 인간이 가진 근본적인 본성이 문제 해결에 기여한다는 측면의 긍정적 인간, 본성의 실현에 대한 문제가 제기되었다.

마음챙김명상이나 자애명상과 같은 명상들이 정신치료에서 효과를 보였다는 연구들이 발표되고 있다. 이러한 명상들은 사람이 겪는 고통에서 한 걸음 물러나 스스로를 인지하도록 하며 이해하고 받아들이며 수용으로 극복하는 과정을 돕는다. 마음챙김명상은 현재 느끼는 신체감각, 자연스러운 생각의 발생과 소멸을 바라보게 하여 환자들로 하여금 고통에 얽매이지 않고 벗어날 수 있도록 도와준다. 자애명상은 여기에서 더 나아가 인간이 가지고 있는 자비로운 마음을 키워 본인과 주변을 향해 자애심을 키워나가도록 한다.

이러한 명상은 신체질환에서도 효과를 보이며 통증과 자율신경계반응을 조절하는 데에 효과적이다. 한의학 상담에서 치료 도구 중 한 방법으로 응용하고 기본적인 의료적 치료 이후에도 환자가 스스로 명상을 수행함으로써 치료효과를 높일 수 있다. 그러나 익숙해지기까지 일정시간 소요된다는 점과 함께 초현실적인 사고로 빠질 수 있다는 약점이 있다.

명상에서 느끼며 조절하는 호흡과 자연스러운 신체의 반응, 감각들은 한의학 상담과 치료에서도 접목이 가능하다. 호흡과 신체감각은 기와 밀접한 연관이 있으며, 이를 관찰하는 과정에서 환자는 스스로의 기와 신체반응을 인지하고 조절할 수 있다. 자율신경계의 이상, 지나친 상기나 울체로 인한 증상들이 명상을 통해 호전되고, 이는 명상이 기의 원활한 운행과 안정을 가져오는 것으로 이해할 수 있다.

상담의 종류는 위에서 설명한 네 가지 외에도 다양하고 전문화되어 있다. 여러 상담 방법이 있기는 하지만, 한편으로는 심리치료에서의 통합 운동도 진행되고 있다. 여러 상담 기법은 시간적으로 변화 발전하고 있지만, 하나의 상담 기법이 사라지고 새로운 기법이 만들어 진 것이 아니고, 여전히 과거의 상담 기법이 고스란히 새로운 기법에 녹아 있다. 이러한 상담 기법 가운데 상담자는 자신이 처한 환경과 능력, 그리고 상담을 받으러 온 내담자에 따라 적절하게 응용, 적용하게 된다. 한의학 상담 역시 이러한 여러 상담들을 한의학 의료 현장에 접목하여 활용하는 것이다.

위의 여러 가지 상담의 관점에서 한의학 상담은 '인간중심적' 상담과 근접해 있다. 우선 한의학에서는 인간에게 자기 치유의 잠재력이 있다고 설정하고 있으며, 궁극적으로 자기실현과 성숙을 목적으로 한다는 데에서도 일치되는 견해이다. 특히 주목할 점은 상담자의 자기 성숙과 자기 수행이다. 한의학에서 제시하는 여러 방법은 우선 첫 출발에 치료자가 어떤 자세를 가지는 것이 중요한지에 대해 언급하고 있다. 이른바 대의(大醫), 즉 큰 의사는 병을 치료할 때 정신을 안정시키고 뜻하거나 구하는 바 없이 먼저 대자대비의 측은지심을 가져야 한다는 것처럼, 이를 위해 노력함을 강조하였다(凡大醫治病, 必當安神定志, 無欲無求, 先發大慈惻隱之心, 誓願普救含靈之苦. [大醫精誠, 『千金要方』]).

한의학 상담은 또한 인지적 접근과 행동적 접근이 존재한다. 인지적 접근은 내담자의 왜곡된 인지나 비합리적 사고에 대해 동양학의 관점으로 접근하여 내담자가 깨달음을 얻어가는 과정을 의미한다. 내담자는 상담자와 함께 동양학에서 제시하는 인간관과 세계관, 개념들을 다루고 이러한 과정을 통해 생각의 변화, 관점의 변화를 겪는다. 이러한 과정은 내담자의 내적 성장과 함께 자아의 일치를 이룬다. 행동적 접근은 행동수정 상담처럼 일방적인 지시로 이루어지는 것이 아니라, 한의학의 양생관에 따라 내담자가 자신의 생활을 되돌아보고 건강을 위해 양생법을 따르는 것을 의미한다. 한의학에선 지속적으로 건강을 위한 양생법을 다루었고, 양생법에는 식사와 수면 같은 신체리듬에서 무욕, 심리적 안정과 같은 정신까지 다양하게 다룬다. 이러한 양생법을 따르는 과정에서 내담자는 자신의 질병과 생활 속에서의 잘못된 점을 깨닫고 인지적 변화를 거쳐 행동수정이 일어나게 된다.

한의학 임상 장면에서 실제 가장 많이 활용되는 것은 마음챙김 기법이다. 그것은 마음챙김 기법의 출발점이 동양종교에서 비롯되었고, 그 실행에서 명상을 주 치료 방법으로 택하는데, 이는 한의학의 기본 원리와 접근 방식과도 같다. 마음챙김의 방법은 환자가 자기 감각 능력을 키우고, 이를 통해 자신의 고통을 객관적으로 평가할 뿐만 아니라 그 고통에 대한 조절 능력 또한 함양하게 된다. 이러한 능력은 결국 한의학에서 추구하는 자생력과도 직접 관련이 있으며, 한의학의 여러 다른 치료와 통합하여 적용하면 효과를 높일 수 있다.

더 읽을거리

[책] 현대 심리치료와 상담이론. 권석만. 학지사. 2012.

상담을 통한 치료에는 매우 다양한 방법이 있다. 400여 개의 기법들이 있다고도 한다. 그러나 심리치료의 다양한 치료적 접근들이 차이점보다는 공통점이 훨씬 더 많다고 한다. 다양한 심리치료의 기법을 익히는 것과 함께 그들이 가지고 있는 공통요인을 찾고 통합하여 환자에게 적합한 모델을 치료사 스스로 만들어 내야 한다. 그러한 모델로서 통합적 상담이 제시된다.

- 다양한 심리치료 모델
  정신분석 치료/분석적 심리치료/아들러 심리치료/행동치료/합리적 정서행동치료/인지치료/인간중심치료/실존적 심리치료/게슈탈트 치료/현실 치료/가족 치료/동양 심리치료/자아초월 심리치료
- 이런 심리 치료 모델 가운데 주목할 점은 동양 심리치료가 최근 주목을 받는 점이다. 동양 심리치료는 동양학과 동양 종교에서 탄탄한 이론적 배경을 제공받으며, 이러한 전통적 상담 방법이 각 문화와 접목하여 마음챙김에 기반한 심리치료, 일본의 모리타와 나이칸 치료, 한국의 온 마음 상담이나 동사섭 등으로 발전하고 있다.

◒ 한의학 상담은 동양학과 한의학에 기반을 둔 상담으로 다양한 심리치료의 모델을 참조하여 통합적 상담을 추구한다.

2-3. 의료 상담

의료 상담은 의료 현장에서 진행되는 상담이다. 의료 현장에서 진단의 방법으로 도구를 활용하면서 상담의 역할이 줄어들고는 있지만, 여전히 상담은 진료를 진행하는 가장 처음의 만남부터 진료 종결의 작별까지 진료의 처음과 끝을 담당한다. 즉 상담은 첫 장면에서 환자로 하여금 안전한 장소에 와서 자신의 고통을 이야기 할 수 있다는 믿음을 가지게 하고, 또 진료실을 나가면서 질병의 극복을 위해 자신이 어떤 노력을 할 것인지를 다짐하게 한다.

의료 상담의 중요성으로 인하여 '임상 의사를 위한 상담'이라는 주제가 다뤄지는데, 21세기 의학의 새로운 모델에서 신체-정신 모두에 초점 두기를 하기 때문에 상담이 의학에서 더욱 중요하게 다뤄지는 점을 강조한다. 즉 신체적 문제로 의사를 만나는 경우에도 신체적 문제가 다양한 정신적 문제와 얽히게 되면서 신체 증상 개선에 정신적 접근이 필요하다는 설명이다. 더구나 의료 현실에서는 제한된 시간에 상담을 진행할 수밖에 없기 때문에 짧은 상담이 이루어진다. 짧은 시간에도 '질문'-'과제 보고하기'-'환자의 변화능력 촉진'-'환자 가족과의 부수적 상담'-'변화 과정의 포맷'-'충고하기'로 진행할 것을 권한다. 의료 현장에서 상담의 주제로 가장 많은 것은 치료에 대한 전반적인 이해를 높이는 것이고, 특히 효과적으로 환자가 진료에 참여하여 약물 등의 치료에 협조하는 것을 강화시키는 것이다. 한편으로는 임상 장면이 이전의 의사-환자 간의 관계가 지시자-수행자의 입장에서 벗어나 치료에 같이 참여하는 관계로 바뀌면서 생기는 여러 갈등을 해소하는 문제가 고려되고 있다.

그러므로 의료 상담에서 일반 상담에 비하여 고려할 것은 환자에게 적합한 질문을 던지고, 충고와 격려를 하며, 환자가 수행할 과제를 제시하고, 또 이것이 환자에게 적합하게 적용되고 실행되는지를 확인해야 하며, 환자 스스로 극복하기 어려운 문제를 풀어갈 때는 가족과의 상담을 진행하는 등 주위에서 얻을 자원을 적극 활용하는 것이다. 또한 약물치료와 같은 필수적인 치료가 원활하게 진행될 수 있도록 상담이 그 역할을 해야 한다.

의료 상담의 과정은 진료실에서 의사가 환자를 만나서 질병을 풀어나가는 과정과 동일하다고 볼 수 있다. 진료 장면을 그대로 적용하면서 상담에서 다뤄야 할 주제를 반영하는 것이 중요하다.

상담은 환자에게 어떤 설명을 하느냐보다, 어떤 질문을 던지느냐가 중요하다. 답은 환자로부터 나오기 때문이다. 상담자는 환자에게서 답이 우러나오도록 질문을 던져야 하는데, 어떤 질문을 던질 것인가가 상담 성패의 열쇠라고도 할 수 있다. 의료 상담과정에서 자주 하는 질문을 중심으로 의료 상담을 풀어보았다.

Q1. "이렇게 아픈 증상이 있는데 오늘에서야 여기를 오셨네요. 저희 병원을 찾게 된 까닭을 알 수 있을까요?"

"그동안 어떤 치료를 받으셨나요? 저희는 한약과 침을 통해 치료를 하게 됩니다."

의사는 환자의 방문 시 환자가 원하는 바를 명확히 해야 한다. 특히 여러 다른 병원이 아닌 바로 자신의 앞에 환자가 '왜' 그리고 '어떻게' 왔는지를 확인해야 한다. 환자가 원하는 것이 무엇인지를 의료적인 측면 이외의 측면도 고려하여 알아야 한다.

물론 의료 상담에서는 의학적 방법을 통해 진단을 명확하게 하고 제공되는 치료 방법이 환자에게 어떻게 적용될 것이고, 어떤 결과를 얻을지를 설명함으로써 치료의 필요성에 대한 인식을 돕는다.

Q2. "어디가 불편해서 왔나요? 가지고 있는 증상을 천천히 말씀해 주세요."

"여기 저기 아프면서 병이 낫지 않으니까 점점 더 불안해지셨겠네요?"

환자의 고통을 충분히 들어 주어야 한다. 특히 정서적 표현을 적극적으로 유발하고 이에 공감할 수 있어야 하며 공감을 통해 의사-환자 간 치료적 동맹을 설정해야 한다. 환자가 치료에 적극 참여하기 위해서는 치료적 동맹을 잘 만들어야 한다.

Q3. "고생하고 있는 이 증상은 지난번에 받은 스트레스와 연관이 있겠네요."

"잘 지내시다가, 기분 나쁜 일 이후 하룻밤 잘 주무시지 못하더니 증상이 악화가 된 거네요?"

가지고 있는 고통에 대하여 자신에게도 문제가 있음에 대한 통찰을 시도해 본다. 증상이나 질병의 악화가 어쩔 수 없는 일이고, 또 환경이나 다른 사람 탓으로 평가하는 것에서 벗어나서 자신에게 어떤 일이 있었고, 혹여 자신의 성격이나 행동 때문에 악화된 것이 아닌지를 점검하여 병에 대하여 스스로 통찰할 수 있도록 돕는다.

Q4. "어디가 어떻게 아픈지를 관찰해 볼 수 있을까요?"

"이렇게 아프고 나니까 마음에는 변화가 없나요? 혹 일상생활도 바뀐 것도 있지 않나요?"

자기관찰은 자신의 내면적 세계(의도, 감정, 인지, 행동)과 드러난 증상을 적극 탐색함으로써 자신을 성찰하는 능력을 키우고, 환경과의 관계 설정에도 기여한다. 자신의 고통뿐 아니라 고통과 연관된 감정이나 생각의 변화, 그리고 행동에서 바뀐 것이 무엇인지를 알아봄으로써 병에 대한 종합적 인식을 하도록 하는데, 이러한 자기 관찰은 고통에 효과적으로 대처할 방법을 제시해 준다.

Q5. "지난번에 30분 정도의 산책을 하셨는데 어땠나요? 이제 어떤 노력을 해야 할까요? 하루에 3층 정도의 계단을 올라가 봅시다. 조금은 무리이겠지만 이것을 하실 수 있으면 치료는 더 빨라집니다."

환자가 적응에 도움이 될 행동, 사고, 신념을 습득하도록 하고 새로운 행동을 실천하여 긍정적인 결과를 얻게 되면 문제해결에 대한 자신감과 자기효능감을 갖게 되어 성공적인 치료로 이어진다. 변화는 환자의 상황에 맞춰 서서히 진행하면서도 조금씩 강도를 높여서 이를 달성할 수 있도록 돕는다.

Q6. "이번 치료를 하면서 따님이 많이 도와주시네요. 혹시 따님이 보시기에 어머님은 어떠신 것 같아요? 아직 힘들어 하시지요? 그래도 하루에 10분이라도 이렇게 어머님과 이야기를 나누는 게 어머니에게는 큰 낙인가 봅니다. 지난번에 비하여 많이 밝아지셨어요."

의료 상담을 진행하면서 환자 스스로 병을 극복하는데 어려움이 있을 때 가족과의 상담은 중요하다. 가족은 새로운 정보를 제공해줄 뿐만 아니라 병을 극복하는데 있어서 환자의 자원이 된다. 이렇게 자신이 갖고 있는 자원이 무엇인지를 확인하고 또 그러한 자원을 통해 얻을 수 있는 것을 찾고, 이를 적극 활용하는 것이 필요하다.

Q7. "약은 꾸준하게 드시니까 어떠세요? 조금 불편하더라도 증상이 완전히 없어질 때까지는 드셔야 합니다."
"침이 들어갈 때는 살짝 아프지만, 침 맞고 누워있으면서 편안함을 느끼시죠? 고통은 짧지만, 안정되는 것은 오래갑니다."

의료 현장에서는 주로 약물 치료에 대한 순응도를 높이기 위해 상담이 진행된다. 이렇게 표준적인 치료에 순응도를 높이는 것이 의료 상담의 1차적 목표다. 비록 고통이 따르는 치료라고 하더라도 그 고통 이후에 치료 효과를 확인하도록 함으로써 진료를 꾸준히 받도록 격려해주고 환자가 진료에 적극 참여하도록 한다.

Q8. "진료가 끝나지만, 이제부터는 지금까지 말씀드린 내용을 꼭 지켜주셔야 합니다."
"그리고, 다시 불편해지면 늦지 않게 오십시오. 설령 재발이 된다고 하여도 치료는 이전보다는 빨리 끝납니다. 이미 치료 방법을 알고 있잖아요."

의료상담은 문제점을 해결하고 일상에서 자신의 삶을 지속적이고 안정적으로 실천할 수 있을 때 상담이 종료되는데, 진료 이후에 일상생활에서의 수칙을 확인하고, 이를 실천하도록 격려한다. 그리고 진료 이후에 문제가 발생되었을 때, 이곳이 언제든지 다시 찾을 수 있는 안전기지임을 확인시켜준다.

위와 같이 의료 상담에서 반복되는 질문의 예를 통해 의료 상담의 중요성을 알 수 있다. 의료 상담이 필요한 이유를 정리하면 다음과 같다.

- 세계보건기구에서의 건강에 대한 정의에서 보듯이 의료는 신체적 · 정신적 · 영적 · 사회적 측면을 포괄적으로 접근해야 한다.
- 건강증진과 질병예방에 관심을 가져야 한다.
- 질병의 진단에는 상호작용과 함께 공병되는 질환도 포괄적으로 검토해야 한다.
- 질병의 원인이 기질적 원인만이 아니라 환경과 대인관계로부터 비롯된 것이 있는지 주의를 기울여야 한다.
- 환자가 고통과 질병의 의미를 깨닫도록 하고 질병의 극복과정에 적극 참여하도록 해야 한다.
- 환자의 자기 치유력을 극대화해야 한다.
- 환자의 자원을 확인하고 적극 활용해야 한다.
- 환자는 자기 치유력 극대화를 위해 자신의 생활을 점검하고, 자신의 감정, 사고, 행동을 변화시키도록 해야 한다.

또한, 다른 의료인에 비하여 한의사의 진료 과정은 환자가 치료에 적극적이고 주체적으로 참여해야 원활하게 진행된다는 특징이 있다. 침 치료와 같은 방법은 환자의 고통을 동반하고, 한약 역시 복약 시에 순응도를 높이기 위한 별도의 노력이 필요하다.

더 읽을거리

[책] 임상 의사를 위한 아주 쉬운 상담 기법. Marian R. Stuart 저. 부산가정의학연구회. 한국의학. 2005.

- 임상 장면은 늘 시간에 쫓긴다고 한다. 그리고 또 의료 현장에서는 상담보다는 정확한 진단과 투약에 집중해야 하는 관계로 상담은 늘 다음 차순으로 밀리기 쉽다. 그렇지만 이 책의 원 제목 *The Fifteen Minute Hour*처럼 매번 만나는 환자에게 효과적으로 15분 정도의 시간을 할애할 수 있다면 의료의 질은 향상될 수 있다.
- 의학도 이제는 신체—정신 모두에 초점을 두는 시기를 만났다. 환자들은 스트레스로 인한 반응으로 질병에 노출되고, 의료인은 이를 해결하기 위해 상담능력을 함양해야 한다. 치료적 상담에는 원리와 전략이 필요하고, 또 이를 구조화해야 한다. 15분이라는 시간은 짧기는 하지만, 기법을 학습하고 일정을 잡는다면 매우 유용한 상담을 진행할 수 있다.

- 약물과 침치료를 주로 하는 한의학 임상장면에서 환자가 치료에 충실히 따르는 것, 그리고 진료를 지속할 수 있는 순응도가 치료에 결정적인 영향을 미친다. 그렇기 때문에 비록 짧은 시간이더라도 적극적으로 상담을 진행하여야 한다.
- 이 책에서 제시된 것처럼, 환자가 다른 의료기관(병원, 의원, 한의원 등)이 아닌 나에게 온 이유를 알아가는 것이 중요하다. 환자가 '왜 지금, 그리고 여기에 와 있는가?'를 알아가는 것이 상담의 첫 시작이다.

[책] 진료의 질을 높이는 외래에서의 한마디. 김풍택. 이퍼블릭. 2009.

매순간 만나는 환자에게 한마디를 한다면 어떤 말을 할까? 그런 말 한마디가 진료의 질을 높인다는 책이다.

인사에 관련된, 문진에서의, 검사-진찰 중의, 치료-진료 방침에 관계되는, 생활지도에서의, 자신에게의 한마디가 소개되어 있다. 환자가 고통을 호소할 때 "증상은 하느님이 주는 선물입니다"와 같은 이야기를 하기도 한다.

- 상담을 진행함에 따뜻한 한마디를 건네는 것이 우선 필요하다. 마음이 담긴 한마디로부터 상담은 시작된다.

2-4. 동양학을 기반으로 하는 의료 상담

상담이 심리학에 기반을 두고 발전하여 실행되어 왔기 때문에 동양적 상담 모형은 생소할 수 있다. 그렇지만 상담의 역사적 흐름에서 새로운 모델로 등장한 마음챙김에 기반 한 상담이나 본성적 상담이 소개되면서 상담이 동양학에서 추구하는 방향과 유사함을 알 수 있다. 그렇기 때문에 최근에는 아예 동양적 상담 모형이 소개되기도 한다.

동양적 상담 모형은 동양학의 기본적 원칙에 따라 상담이 진행됨을 말하는 것이다. 동양학에서의 상담은 기본적으로 고전에서 상담의 지식을 추출하기[3]로부터 시작된다. 동양의 고전은 유학, 불교, 도교 등의 풍부한 지혜가 담겨 있으며, 이 지혜들은 일상에서 받아들이기 쉬운 '삶'을 다루고 있다. 다만, 이 지혜들이 과거의 언어로 표기되어 있어 실제 임상에서 적용하기 위해서는 온고지신(溫故知新)의 정신이 있어야 한다.

우리나라에서 진행되는 동양학의 상담적 접근은 우리 문화에서 낯설지 않고, 간결하게 표현된 문장들 속에 심오한 깊이가 있다는 점에서 강점이 있다. 내담자에게 화두와 같은 간단한 문장이나 단어를 제시함으로써 왜곡된 인지나 사고에 접근할 수 있고, 삶의 방향성을 함께 논의할 수 있다. 그러나 상담자가 일방적으로 가르치려 하거나, 내담자가 동의하지 않는다면 고리타분하거나 일상생활과 동떨어진 상담이 될 수도 있다.

동양학을 기반으로 한 심리치료가 상담으로 적용되는 근거는 다음과 같이 요약될 수 있다.

- 동양에는 인간이 겪는 심리적 고통과 갈등을 이해하고 해결하는 심오한 철학과 종교가 있다.
- 동양의 심리치료는 자기 치료 또는 자기 수련을 중시하며 심리적 문제의 해결뿐만 아니라 자아초월을 추구하는 특성이 있다. 이는 내담자뿐 아니라 상담자 본인에게도 도움이 되는 기법으로의 강점이 있다.
- 서양에서는 동양의 여러 심리치료 방법 가운데 명상, 그 가운데 마음챙김에 관심이 있으며 이를 바탕으로 마음챙김에 기반한 스트레스 감소 프로그램(MBSR), 변증법적 행동치료(Dialectical Behavioral Therapy, DBT), 마음챙김 기반 인지치료(Mindfulness Based Cognitive Therapy, MBCT), 수용전념치료(Acceptance

3 박성희. 고전에서 상담 지식 추출하기. 학지사. 2008.

Commitment Therapy, ACT) 등 다양한 심리치료 방법을 제시하고 있다.

- 일본에서는 일본 문화와 동양학을 접목한 상담 기법으로 불교와 선(禪)을 기반으로 하여 나이칸(內觀)요법과 모리타 요법이 있다.
- 한국에서 상담으로 활용할 수 있는 동양학은 크게 유교, 불교, 도교로 나누어 생각할 수 있다. 세 가지 학문은 우리의 역사와 문화 속에서 그 가치가 이어져 내려와 낯설지 않으면서 현재에도 생활의 저변에 자리 잡고 있다.
- 한국 전통의 자연관, 인간관이 있고, 이것을 바탕으로 다양한 상담 방법들이 모색되고 있다.
- 한의학은 동양학 가운데 인간의 고통과 질병을 다루는 분야로 동양학에서 제시하는 인간상의 구현에 의료적 접근을 한다.

더 읽을거리

[책] 동양상담학. 박성희. 학지사. 2007.

동양학에 기반을 둔 상담으로 일반적인 유, 불, 선의 상담 이외에 한국의 문화와 관련된 상담, 일본의 문화에 기반을 둔 상담 등을 시리즈로 소개하고 있다.

- 기본적으로 고전에서 상담 지식 추출하기에서 시작하여,
- 동양학에 해당하는 불교, 유학, 장자의 상담을 다루고,
- 한국 문화와 관련한 신사임당, 연암, 다산과의 상담과 함께, 한국문화와 상담을 소개하고, 한국 문화에 기반을 둔 동사섭 상담을 소개하였고,
- 일분 문화에 기반을 둔 나이칸 상담, 모리타 상담 등이 시리즈로 소개되었다.

동양학을 기반으로 하는 상담은 그 확장성이 매우 넓다. 종교와 철학 등 인문적 접근이 그 시작이기 때문이다. 한의 임상 장면에서의 상담도 기본적으로 이러한 동양학에 기반을 둔 상담을 채용하게 되는데, 이는 한의학 역시 동양학에 기반을 두기 때문이다.

[책] 본성실현상담. 이형득. 학지사. 2003.

동양의 종교와 사상은 지적인 사고나 감성적인 지각까지 초월한 '직관'에 의하여 현실을 직접 경험하는 데 주된 관심을 둔다. 이는 서구의 합리적 · 분석적 접근과는 다른 형태의 직관적 · 종합적 접근으로 현실과의 괴리를 메울 수 있으며, 특히 한국인의 특성을 고려한다면 이에 대한 접근을 포함한 통합적 접근이 요망된다.

이 책에서는 인간의 본성을 불교 · 도교 · 유교 · 기독교, 그리고 한국 전통사상의 측면에서 다루었다.

◒ 한의학 상담에서 설명하는 인간의 자연 치유력은 인간의 본성을 충분히 발휘하는 것으로부터 치료의 시작을 삼는다. 그리고 인간의 본성을 이해하는 데 동양학은 매우 소중한 자산이다.

1. 유학

유학은 인과 예를 기반으로 하는 철학에서 시작해 점차 사회 전체의 규범으로 확장하였고 현대까지 우리 사회의 기반을 이루고 있다. 『논어』와 『맹자』, 『대학』과 『중용』에는 사람과 사회에 대한 이해, 삶과 행동의 기준이 되는 가치, 개인의 성장과 수양에 대한 내용들이 담겨 있다. 오랜 시간이 지나 사회는 변하였지만 이러한 내용들은 현대 사회에서도 여전히 의미가 있다. 이는 우리 사회가 유학의 영향을 많이 받은 이유도 있지만, 유학의 가치들이 다양한 사람이 가지고 있는 공통적인 부분과 정서 및 행동의 기반과도 연관성이 있음을 시사한다. 그로 인해 현대에 들어 유학 사상은 고전과 인문학에 국한된 것이 아니라 정치, 사회, 심리 등 다양한 분야에서 해석되고 있다.

유학의 핵심 개념은 사람이 본능적인 존재에서 전인적이고 성숙된 군자의 길로 나아가게 하는 것이다. 그러한 과정에서 추구하는 가치들은 수신(修身), 중용(中庸), 인의예지(仁義禮智) 등이 있는데, 이는 사람으로 하여금 개인의 성장뿐 아니라 갈등상황에서 본인과 타인을 이해하고 성장할 수 있도록 한다.

유학은 현실세계에서 살아가는 방법을 제시하였는데, 『논어』나 『맹자』에 나오는 내용들을 일상생활에서의 사례에 적용하여 사례 중심적 상담이 진행되는 것을 볼 수 있다. 이러한 이론들은 현대사회에서도 의미가 있으며 상담 장면에서 환자들에게 화두가 되어 인지와 감정, 그리고 행동의 변화를 가져오게 한다.

유학 가운데 구체적으로 『논어』에서는 '인(仁)'을 자신에 대한 진실성을 바탕으로 다른 사람을 사랑하고, 이 사랑의 바탕 위에서 남을 믿고 존중하고 공감하고 배려하고 베푸는 따뜻한 마음과 행동으로, '예(禮)'를 세상에 태어날 때 다듬어지지 않은 충동과 욕구로 가득한 개인을 인간답게 성장시키고 사회의 일원으로 참여할 수 있는 역량을 키워주는 힘으로 설명을 하면서, 인간은 사회 공동체 속에 담겨 있는 다양한 덕목을 소화하고 이에 적극 참여함으로써 인간답게 성장하며, 다른 사람들과 자연스럽게 어우러질 수 있다고 설명하였다. 『논어』는 특히 가족에 대한 개입과 사회적 관계에 대한 개입에 있어서 인 · 의 · 예 · 지를 상담의 주제로 삼으며, 상담자가 갖춰야 할 인격과 상담자가 성장하면서 갖춰야 할 덕목을 정리하여 상담자 자신의 성숙에도 관여한다.[4]

유학을 기반으로 하는 심리학은 인간에 대한 이해의 조망을 포괄적으로 수용하는 관점에 서서 연구 문제를 끌어내고자 하는 새로운 시도로 인간 존재를 다분히 긍정적인 시각에서 고찰하는 태도라는 것을 추론할 수 있다. 그러므로 인간이 가지고 있는 도덕성 회복을 심리치료의 가장 큰 목표로 설정을 하였다. 즉 사람은 도덕성을 통해 사람을 포함한 천지 만물과 직분을 나누어 사회생활을 할 수 있으며, 이것이 인간 존재의 특이성으로 이를 구현하는 것이 심리치료의 목표가 된다.[5] 또한 공자의 세계관은 오늘날 첨단 과학이 함축하는 세계관과 흡사하면서도 과학적 세계관과 기술 문명이 만족시켜 줄 수 없는 도덕적 가치를 『논어』를 통해 채울 수 있으며, 현대인으로 하여금 한국 사회에 적응하고 그 속에서 성장, 발전하는 데 필요한 원리와 방법을 제공하는 상담적 가치가 있다.

한의학의 역사를 살펴볼 때, 매우 흥미롭게도 전문의와 같은 역할을 한 의사의 존재가 있었다. 바로 유의(儒醫)와 심의(心醫)이다. 유의는 유학을 기반으로 한 의사를 지칭하는 것으로 도덕과 수양을 중요한 진료 수단으로 활용했던 사람으로서 사상의학의 창시자인 이제마가 그런 인물이라고 할 수 있다. 심의는 마음을 다루는 의사로서, 오늘날의 정신과 전문의라고 할 수도 있다. 한의학 서적에서는 심(心) 즉 마음을 다루는 내용들은 자신의 감정을 다스리는 것뿐 아니라, 어떤 마음 자세를 가져야 하는지, 그리고 이상적인 인간상에 대한 내용들이 설명되어 있는데, 『활인심방』의 저자 퇴계 이황이 그런 인물이다.[6]

Q1. 화가 날 때 화를 내는 것이 옳을까요? 아니면 무조건 참아야 할까요?

Q2. 마음이 왔다 갔다 한다고 하시는데, 마음을 어디에 두어야 할까요?

⊙ 중용(中庸). 중화(中和)

喜怒哀樂之未發, 謂之中; 發而皆中節, 謂之和. 中也者, 天下之大本也; 和也者, 天下之達道也.

4 박성희. 논어와상담. 학지사. 2007.

5 조긍호. 이상적인 인간형론. 지식산업사. 2006.

6 김기. 공자 마음의 병을 치유하다. 북성재. 2012.

희노애락이 발현되지 않은 상태를 중이라 하고, 발현되어 절도에 맞는 것을 화라고 한다. 중이라는 것은 천하의 큰 근본이고, 화라는 것은 천하의 통용되는 도이다.

중용은 어느 한 곳으로 치우치지 않고, 넘치지도 부족하지도 않은 상태를 의미한다. 중용이 행동하는 측면에서 중도의 도를 택하는 것이라면, 내면에서는 중화의 개념이 있다. 중화의 중은 희로애락이 발현되지 않은 상태를 의미하며, 화는 희로애락이 절도에 맞음을 의미한다.

상담을 진행하면서 감정을 다스리는 법에 대한 논의를 많이 하는데, 공자는 중화의 덕을 닦을 것을 권하였다. 이는 한의학에서 설명하는 음양의 조화와도 연관이 된다.

'중'의 덕을 닦는 길은 일이 없을 때 마음을 고요히 쉬게 하는 것이고, '화'의 덕을 닦는 길은 사물을 만나 감정이 일어날 때, 정신을 바짝 차려 감정이 상황에 알맞게 나오도록 조절하는 것이다. 이러한 중용과 중화의 원칙은 실생활에서도 적용되지만 정신의학적으로는 자아의 대극을 통합하는 과정으로 볼 수 있다. 자아가 양 극단으로 치우치고 억압되지 않으며 적절한 지점에서 통합을 이루는 과정을 중화라고 볼 수 있다.[7]

- 한의학 상담에서도 감정의 변동으로부터, 그리고 행동 패턴의 치우침으로부터 벗어나는 방법으로 중용과 중화를 설명하는데, 이 개념은 한의학 이론 가운데 가장 많이 적용되는 음양 오행의 균형과 조화와 직접 연관된다.

Q3. 원래 사람들은 착한가요? 너무 나쁜 사람들이 많은 것 같은데요. 어떻게 생각하세요?

Q4. 남편이 너무 밉지요. 혹 남편의 본심 가운데 착한 모습을 보일 때가 있나요? 한번 찾아봅시다.

⊙ 인의예지(仁義禮智), 사단(四端): 측은지심(惻隱之心), 수오지심(羞惡之心), 사양지심(辭讓之心), 시비지심(是非之心)

孟子曰, 人皆有不忍人之心. … 所以謂人皆有不忍人之心者, 今人乍見孺子將入於井, 皆有怵惕惻隱之心, 非所以內交於孺子之父母也, 非所以要譽於鄕黨朋友也, 非惡其聲而然也. 由是觀之, 無惻隱之心, 非人也, 無羞惡之心, 非人也, 無辭讓之心, 非人也, 無是非之心, 非人也. 惻隱之心, 仁之端也, 羞惡之心, 義之端也, 辭讓之心, 禮之端也, 是非之心, 智之端也.

맹자가 이르기를, 인간은 모두 다른 사람의 불행과 고통을 그대로 보아 넘기지 못

---

7 최일범. 유학의 심성론과 심리학—중용과 분석심리학을 중심으로. 경북대학교퇴계연구소. 2015.

하는 마음 즉, 불인인지심(不忍人之心)을 가지고 있다. … 사람들이 모두 불인인지심이 있다고 말하는 까닭은 지금 사람들이 갑자기 어린아이가 장차 우물로 들어가려는 것을 보고는 모두 두려워하고 측은해하는 마음을 가지게 되는데 이는 어린아이의 부모와 교분을 맺으려 해서도 아니고 향당과 붕우들에게 명예를 구해서도 아니며 악명을 혐오해서 그런 것도 아니기 때문이다. 이로 말미암아 본다면 측은해 하는 마음(측은지심)이 없으면 사람이 아니고, 부끄러워하고 미워하는 마음(수오지심)이 없으면 사람이 아니며, 사양하는 마음(사양지심)이 없으면 사람이 아니고, 옳고 그름을 따지는 마음(시비지심)이 없으면 사람이 아니다. 측은지심은 인(仁)의 단서요, 수오지심은 의(義)의 단서요, 사양지심은 예(禮)의 단서요, 시비지심은 지(知)의 단서이다.

사단은 맹자가 사람은 누구나 '불인인지심(不忍人之心)'이 있다고 하는 주장에서 시작된다. 불인인지심은 남의 불행과 고통을 차마 보아 넘기지 못하는 마음, 혹은 차마 남에게 잔인하게 하지 못하는 마음으로 사람의 근원적 본성이 선하다는 뜻이다. 이러한 인간의 선한 본성을 설명하기 위해 4가지의 단초를 제시하였다. 4가지의 단초는 측은하게 여기는 마음(측은지심), 잘못을 부끄럽게 여기고 옳지 않은 것을 미워하는 마음(수오지심), 사양하는 마음(사양지심), 옳고 그른 것을 가리는 마음(시비지심)을 의미한다. 이러한 사단은 누구나 가지고 있어 보충하고 확장시켜 인 · 의 · 예 · 지로 네 가지 덕으로 나타나게 된다. 사단은 환경과 인간관계 속에서 나타나게 되고, 인간의 사회성을 보여주는 것으로, 유교에서는 누구나 키워나가 성숙한 인격체가 될 수 있다고 본다.[8]

맹자는 사단과 인 · 의 · 예 · 지를 통해 사람의 성선설을 주장하였으며, 누구나 가지고 있는 단초를 키워나가 성숙한 군자로 나아가야 한다고 하였다. 이러한 유학의 인간관은 현대인에게도 사람의 본성에 대해 어떻게 생각하여야 하는지 실마리를 남겨준다. 스스로의 마음속에서 사단과 인 · 의 · 예 · 지를 찾아 확충해 나아갈 수 있으며, 다른 사람에게서 느껴지는 사단을 통해 인간성을 회복할 수 있다.

- 한의학 상담에서 인간의 본성을 확인하는 작업은 그 사람이 가지고 있는 자원을 찾아가는 단서가 된다. 인간 본연의 모습을 내담자 스스로 또는 보호자로 하여금 인식할 수 있도록 도와줌으로써 병을 극복할 때의 자신의 힘을 확인하게 해준다.

Q5. 흔히 목표를 가지고 살아야 한다고 하는데, 어떤 삶을 사는 것이 바람직한 모습일까요?

8 방해란. 유교의 정신건강개념: 정신분석과 인간중심상담을 중심으로. 가톨릭대학교. 2000.

Q6. 도대체 어떤 모습이 가장 좋은 걸까요? 혹시 군자에 대하여 들어보신 적이 있나요?

⊙ 군자(君子)

子曰: 君子不重則不威, 學則不固. 主忠信, 無友不如己者, 過則勿憚改.

군자는 진중하지 않으면 위엄이 없고, 학문을 해도 공고하지 않다. 충성과 신의를 주로 하고, 자기만 못한 자를 벗하지 말며, 과오가 생기면 서슴없이 고쳐라

子曰: 君子和而不同, 小人同而不和.

군자는 서로의 생각을 조절하여 화합을 이루기는 하지만 이익을 얻기 위하여 주관을 버리고 상대방에게 뇌동하지는 않으며, 소인은 이익을 얻기 위하여 주관을 버리고 상대방에게 뇌동하기는 하지만 서로의 생각을 조절하여 화합을 이루지는 못한다.

子曰: 君子泰而不驕, 小人驕而不泰.

군자는 태연하면서도 교만하지 않고, 소인은 교만하면서도 태연하지 못하다.

『논어』와 『맹자』에서는 군자와 대인이라는 이상적인 인간성을 보여주고 있다. 공자의 군자는 소인과 대비되어 도덕적이고 성숙한 사람을 의미한다. 공자는 군자를 스스로를 위해 공부하며, 덕을 앞세우고, 스스로에게서 잘못을 찾고, 사람들을 돕고 화합하는 사람으로 표현한다. 『맹자』에 나오는 대인의 개념은 공자의 군자와 비슷하지만, 본성을 실현하기 위해 노력하고 인 · 의 · 예 · 지를 발현하는 사람으로 도덕적 인격자로 그려진다. 공자는 사람의 본성을 다스리고 조절해야하는 것으로 생각했고, 맹자는 본성을 기반으로 인 · 의 · 예 · 지를 키워나가야 한다고 본 점에서 차이가 있지만, 군자와 대인은 현대인이 지향해야하는 성숙한 인간에 대한 모델을 보여주고 있다.

『논어』에서 군자로 나아가는 방법을 수신과 수양이라고 하였다. 스스로 지속적으로 노력하여 도달할 수 있는 지점으로 본 것이다. 공자는 본성은 차이가 없으나 습관에 따라 달라진다는 성근습원(性近習遠)이란 말을 통해 인간에 대해 생각하는 바를 보여주었다. 이러한 내용은 성격심리학과 기질 및 성격 검사(Temperament and Character Inventory, TCI) 와도 접점이 있다. 타고 나는 기질에서 어떻게 자라면 성숙한 성격을 동반하는지, 어떤 방식을 통해 성숙한 성격을 기를 수 있는지에 대한 답을 찾을 수 있다. 자신을 생각하고 올바르게 바로잡으며 노력하는 것이 그 답이 될 것이다.

• 한의학 상담에서 이상적인 인간의 모습으로 군자를 설정하고, 이에 대한 이야기를 나누는 것은 환자로 하여금 지향점을 설정함에 매우 중요하다. 한의학에서도 군자

와 대비될 수 있는 인간성으로 진인(眞人)을 언급하였다. 비록 당장은 아니라고 하여도 스스로 구현할 수 있는 모습을 설정하는 것은 자신의 행동과 생각을 다시금 돌아보는 데 도움이 된다.

Q7. 요즘 위축되어서 아무것도 할 수 없다고 하시는데, 이런 상황에서 어떻게 하는 것이 좋을까요? 정말 어쩔 수 없다고 생각하시나요?

Q8. 한번 심호흡을 크게 하고, 마음을 잡을 수 있을까요? 어렵다고 생각하지 마시고, 한번 해 보는 건 어때요?

⊙ 호연지기(浩然之氣)

"敢問何謂浩然之氣?" 曰, "難言也. 其爲氣也, 至大至剛, 以直養而無害, 則塞於天地之間. 其爲氣也, 配義與道, 無是, 餒也. 是集義所生者, 非義襲而取之也. 行有不慊於心, 則餒矣.(『맹자 · 공손추 상2』)

공손추가 물었다. "호연지기(浩然之氣)란 무엇입니까?" 맹자가 대답했다. "말하기 어렵다. 그 기는 지극히 크고 지극히 강한데, 올곧게 기르고 상하게 하지 않는다면 천지 사이를 채울 것이다. 그 기는 의(義)와 도(道)에 합치되는 것으로 만약 그렇지 않으면 위축되고 만다. 이는 의가 쌓여 생겨나는 것이지 의가 어쩌다 달라붙어 생기는 것이 아니다. 행동하면서 마음에 흡족하지 않은 점이 있다면 이 기운은 위축된다."

맹자는 마음은 의를 따르고 좋아하는 것이 본성이며 천명이라고 하였다.

호연지기에 대해 의와 도에 합치되는 것으로 의가 쌓여 생긴다고 말하며, 호연지기를 기르겠다는 의지를 가지고 길러나가면 천지를 가득 채운다고 하였다.

호연지기는 떳떳함에서 오는 용기이며, 내면에서부터 '의'를 지키고 행동으로 나타내어 생기는 것이라 생각할 수 있다. 맹자는 육체에 본성이 있는 것처럼 마음에도 본성이 있어 의를 따르고 좋아한다고 하며, 이를 천명이라고 하였다. 마음이 원하는 '의'를 반복적으로 따르며 스스로의 내면, 가지고 있는 사단에서 우러나오는 바른 사고와 마음을 행동으로 옮기는 과정이 반복되어야 성숙해지고 호연지기가 마음과 몸 밖으로까지 나타난다.

호연지기는 외부에 흔들리지 않고 자신의 마음에 따라 행동할 수 있는 도덕적 용기이며 내면의 굳건한 마음을 의미한다. 외부의 다양한 상황에 의해 갈피를 못 잡고 방황할 때 호연지기는 올바른 선택과 행동을 도와줄 수 있다.

• 한의학 상담에서 호연지기를 다룸에서 기(氣)를 설명하는 것에 주목할 필요가 있다. 특히 기는 호흡을 통해 명확하게 확인할 수 있는 바, 심호흡을 하고, 자신이 용기를 가지고 문제를 풀어갈 수 있는 기운을 확인하는 것은 호연지기를 몸으로 느끼게 하는 한 가지 방법이다.

Q9. 요즘 매사에 재미가 없다고 하시는데, 이렇게 재미없으면서 어떻게 남은 인생을 살아야죠? 무엇인가에 푹 빠져 본 경험이 있나요? 그런 경험에 대하여 한번 이야기 해 보죠.

Q10. 무엇이 사람을 행복하게 하는 것 같아요? 공부하는게 딱 질색이라고 하셨는데 요즘도 그러시나요? 그 속에서 재미를 찾을 수는 없을까요?

⊙ 배움과 즐거움

學而時習之, 不亦說乎.

무언가를 배우고 때맞추어 그것을 학습한다면 역시 기쁘지 않겠느냐?

知之者, 不如好之者, 好之者, 不如樂之者.

어떤 사실을 아는 사람은 그것을 좋아하는 사람만 못하고, 좋아하는 사람은 즐기는 사람만 못하다.

『논어』의 첫 구절은 「학이편」으로 "배우고 때때로 그것을 익히면 기쁘지 아니하겠는가!"로 시작한다. 논어에서 배움을 그만큼 중요시했음을 알 수 있다. 천명을 따르는 과정의 첫 단계가 배움이다. 나이를 막론하고 사람은 배우는 것에서 즐거움을 찾고, 배운 것을 익히는 것을 통해 성숙해지고 본성을 실현시켜 성숙하고 완성된 삶을 꾸릴 수 있다. 또한 『논어 · 옹야편』에서는 아는 사람은 좋아하는 사람을 따를 수 없고, 좋아하는 사람은 즐기는 사람을 따를 수 없다고 하여 배우고 아는 것에서 멈추지 말고 좋아하고 즐기는 단계까지 가도록 독려하였다.

이러한 『논어』의 구절들은 우리가 삶을 어떻게 채워 나가야 하는지를 알려준다. 학습과 그를 통한 즐거움은 인간의 삶을 풍부하게 채우기 때문이다. 이는 심리학에서 말하는 몰입과도 연관된다. 무언가에 푹 빠져서 흔히 말하는 삼매경에 접어들면 시간가는 줄 모르고 즐길 수 있다. 이런 시간은 스트레스를 줄여주면서, 생산성을 높여준다. 지속적으로 배우고 이를 익히는 과정에서 겪는 몰입이 삶을 즐거움으로 채우는 방법이다.

• 한의학 상담에서는 어느 곳에 마음을 두고 그 가운데 기쁨을 느끼는 것을 '알아차림'으로 설명을 한다. 지금 이 순간 머무를 수 있는 것은 유학뿐 아니라 불교의 위빠

사나에서도 추구하는 가치로서 동양학에서는 공통적으로 마음 수련을 하는 데 활용되는 개념이다.

Q11. 요즘은 마음을 어디에 두고 계시죠? 매사를 부정적으로 느끼시는 것 같은데 마음 둘 것이 없나요?

Q12. 다 마음먹기 아닐까요?

⊙ 마음 두기

心不在焉, 視而不見, 聽而不聞, 食而不知其味.

마음에 있지 않으면 보아도 보이지 않으며, 들어도 들리지 않고, 먹어도 그 맛을 알지 못한다.

주변에서 발생하는 사건들은 감각을 통하여 들어오지만 모든 정보가 처리되는 것은 아니고 인지하는 순간 알아차리게 된다. 사람들은 흔히 본인의 기억이 완벽하다고 생각하지만 실제 우리가 생각하는 기억은 감각들이 인지과정을 거쳐 저장된 형태로 왜곡과 모순이 존재한다. 한의학에서 혼과 백으로 알아차리지만 의를 통해 조정되고 생각하는 것과 같다.

'마음먹기에 달렸다'라는 말은 고리타분하고 식상하게 들리기 마련이다. 하지만 실제 상황에서 정보를 선택적으로 처리하고 인지과정을 거쳐 재조합되는 것을 알아차린다면, 본인이 겪은 사건도 새롭게 생각할 기회가 된다. 인지하는 과정에서 마음을 두는 곳에 따라 같은 사건도 다르게 기억될 수 있기 때문이다. 이를 위해 긍정적으로 사고하는 연습을 하며 스트레스 상황에서도 부정적으로 향하는 마음을 긍정적인 방향으로 옮기려는 노력이 필요하다.

- 한의학 상담에서 '마음 둠'은 인지의 여섯 단계 중 첫 단계인 심(心)의 기능으로 설명하고 있다. 인지는 이렇게 마음을 두는 것에서 시작하여 기억과 추론, 그리고 개념화의 과정을 밟는데 그 첫 출발은 바로 '마음 둠'이다.

더 읽을거리

[책] 활인심방. 이황 저. 이윤희 역. 예문서원. 2006.

퇴계 이황은 중국의 양생서를 필사하여 『활인심방』을 저술하였다. 『활인심방』은 건강관리와 질병예방을 위한 양생법들이 간결하게 저술되어 있다. 그중 '중화탕'은 퇴계 이황이 건강한 정신과 마음을 위해 가져야 할 덕목들을 한약에 비유하여 처방전처럼 작성한 것이다. 마음에 거짓을 없애고 좋은 일을 실천하며 자신의 마음을 속이지 말며, 시기하거나 샘내거나 분노하지 말고 욕심을 적게하며 만족하고 겸소하며 유순하도록 하는 등 30가지의 마음을 다스리는 내용이 들어 있다. 중화탕의 내용은 유학의 기반에서 정신건강의 원칙과 심리치료를 할 때 방향을 어떻게 바라보는지를 알 수 있다.

중화탕(中和湯)

사무사(思無邪): 나쁜 일을 생각하지 않는다./행호사(行好事): 좋은 일을 행한다./막기심(莫欺心): 마음을 속이지 않는다./행방편(行方便): 편리한 방법을 행한다./수본분(守本分): 본분을 지킨다./막질투(莫嫉妬): 질투를 하지 않는다./제교사(除狡詐): 간사한 꾀로 속이는 마음을 없앤다./무성실(務誠實): 성실을 힘쓴다./순천도(順天道): 하늘의 도를 따른다./지명한(知命限): 운명의 한계를 안다./청심(淸心): 마음을 깨끗이 한다./과욕(寡慾): 욕심을 적게 한다./인내(忍耐): 참고 견딘다./유순(柔順): 부드럽고 온순해야 한다./겸화(謙和): 겸손하고 온화해야 한다./지족(知足): 만족을 안다./염근(廉謹): 청렴하고 조심한다./존인(存仁): 인자한 마음을 가진다./절검(節儉):절약하고 검소해야 한다./처중(處中): 중도에 처한다./계살(戒殺): 살생을 경계한다./계노(戒怒): 노함을 경계한다./계포(戒暴): 포악을 경계한다./계탐(戒貪): 탐욕을 경계한다./신독(愼篤): 삼가하고 돈독해야 한다./지기(知機): 기미를 알아차린다./보애(保愛): 보호하고 사랑한다./염퇴(恬退): 명예욕을 없앤다./수정(守靜): 조용함을 지킨다./음즐(陰騭): 모르게 남을 도운다.

『활인심방』에는 자신의 건강을 지키기 위해 스스로 노력하는 여러 방법, 특히 마음을 다스리는 방법이 여럿 소개되어 있다. 이런 책 내용으로 보아 이황은 유의(儒醫)이면서, 또 심의(心醫)라고 할 수 있다.

[책] 이기적 논어읽기. 김명근. 개마고원. 2015.

유학은 『논어』를 '욕망을 다스려 군자에 이르는 법'을 담은 책으로 본다. 반면 욕망 문제를 다루는 학문인 심리학은 어떤 욕망이든 함부로 억누르면 결국 더 일그러진 형태로 터져 나온다고 본다. 이 책은 『논어』에 대한 기존 해석을 전복하며 심리학이라는 싱싱한 관점으로 『논어』를 다시 읽어낸다.

• 이 책의 가치는 『논어』를 통해 현대인들에게 욕망과 도덕의 갈등을 해결할 실마리를 건네는 데 있다. 기존 독법에 익숙한 독자들 역시 논어의 선문답 속에서 알듯 모를 듯했던 공자의 진심이 심리학의 렌즈를 통해 의외로 선명하게 드러날 수 있음을 발견할 것이다. 이 책은 즐겁게 욕망하며 즐겁게 도덕하는 삶의 안내서다.

이 책의 저자는 한의사로서 '한의사가 쓴 『논어』 읽기'라는 점이 특이하다. 고전을 읽을 때 현재 자신이 하고 있는 학문 분야의 관점에서 논어를 재해석하다보면 의외로 임상과 연관되어 그 고전을 받아들을 수 있게 된다.

2. 불교

불교는 삼국시대에 전파되어 고려시대까지 종교와 문화로 삶의 기반이 되었고, 현재도 우리 문화의 한 기둥을 이루고 있다. 불교는 문화나 생활을 넘어서 정서의 심층적인 부분까지 깊이 뿌리내리고 있다.

불교는 시대에 따라서 교리가 변하고 다양하게 분화되는 모습을 보였으나 핵심적인 교리와 사상은 유지되었다. 석가모니의 설법은 중생의 고통을 덜어주기 위함이었다. 중생의 고통을 이해하고 해결하기 위한 행동이 불교의 교리를 이루었다. 초기 경전에서부터 인간의 존재를 '고(苦)'로 생각하여 탄생부터 죽음까지 모든 것을 괴로움이라 보았는데, 여기서 고는 결국은 무상한 것으로 영원하지 않은 것을 가리킨다. 이러한 석가모니의 깨달음은 고(苦)·집(集)·멸(滅)·도(道)의 네 가지 진리인 사성제(四聖諦)와 열반의 세계로 나아가기 위해 수행해야하는 팔정도(八正道)로 요약된다. 이러한 교리는 무아(無我)사상으로 이어진다. 『금강경』의 주요 요지이기도 한 '일체법무아(一切法無我)'는 일체의 존재는 모두 연기의 존재이며 실체가 없다고 것을 설명하는 것으로 이러한 무아사상은 공(空)으로 이어지며 무소유, 무집착으로 이어진다.

연기설은 모든 현상들이 개별적으로 발생하고 사라지는 것이 아니라 원인과 결과로 서로가 연결되어 존재하는 것이라고 하였다. 전체가 하나로 연결되어 있기 때문에 현상들은 불가분 관련이 있고 독립적으로 존재하지 않는다. 그런 까닭에 절대적으로 독립되어 있고 변하지 않는 것은 없음을 시사한다. 이러한 불교의 가르침은 인간이 현재 고통받는 현상에서 괴로움에 매몰되지 않고 마음을 온전하게 유지할 수 있게 한다.

또 다른 불교의 핵심적인 사상은 자비(慈悲)이다. 자비는 사랑하는 마음과 불쌍히 여기는 마음으로 집착과 탐욕에서 벗어나 베푸는 사랑과 연민의 마음이다. 자비는 수행의 완성을 위하여 닦아야 할 가장 기본적인 덕목으로 고뇌하는 중생을 구제하고 인도하는 방법이다. 이러한 자비는 친한 이의 고통을 벗겨주는 것에서 점차 확대하여 다른 이에게도 닿도록 하여 모든 중생에게까지 미치게 한다. 자비심을 기르는 과정은 분노와 같은 부정적 감정을 줄이고 스스로의 행복을 높여준다. 이러한 자비는 자비명상이나 동사섭상담과 같은 심리치료로도 발전하여 응용되고 있다.

위의 내용을 종합할 때 불교의 사상은 인간의 삶에 대해 새로운 시각을 제시한다. 물질적인 것에서 벗어나 스스로의 존재도 부정하는 불교의 교리는 인간이 살아가며 겪는 갈등과 고통이 실체가 없고 변하는 영원하지 않은 것들로 규정된다. 이러한 시각은 현재의 고통을 받아들이고 흘러가도록 하는 데에 도움이 된다. 명상에 기반한 스트레스 감소 프로그램의 개발자인 Kabat-Zinn은 *Full Catastrophe Living*이라는 책을 통해 고통을 극복하는 심리적 접근으로 불교의 지혜를 담아내었다. 또한 불교는 유학사상이 다루지 않는 죽음을 다루며 연기설과 윤회에 대해 언급하였다. 이러한 세계관은 우리가 단순한 현재의 생으로 끝나지 않는 삶에서 어떻게 살아가고 생각해야 할지에 대한 화두를 던져준다.

한의학 서적 중 불교에 대해 비판적인 관점의 책들이 있다. 이는 그 동기가 유교적인 국가관에서 출발하였기 때문으로 보인다. 또한 불교는 현실적인 것과 거리를 두는 측면이 있는데 현실적인 의학적 접근은 이를 경계하고 있음을 알 수 있다. 그렇지만 불교는 한의학에서 비교적 소홀하게 다루는 정신세계에 대한 동양학적 접근을 제시하고 있기 때문에 한의학 상담에서 부족한 점을 보완해 줄 수 있다.

Q1. 왜 이런 일이 환자분께 생긴 걸까요? 한번 차근차근 알아봅시다.

Q2. 억울하고 분함은 어디서 온 걸까요? 상대방의 입장에서 보면 어떨까요? 과연 나만 억울하고 분한 걸까요?

⊙ 연기설(緣起說)

이것이 있기 때문에 저것이 있고(此有故彼有)

이것이 태어남으로써 저것이 태어난다(此生故彼生).

이것이 없기 때문에 저것도 없고(此無故彼無)

이것이 사라짐으로써 저것이 사라진다(此滅故彼滅). 『중아함경』

연기설은 모든 현상들이 개별적으로 발생하고 사라지는 것이 아니라 원인과 결과로 서로가 연결되어 존재함을 일러준다. 전체가 하나로 연결되어 있기 때문에 모든 존재와 현상들은 불가분으로 관련이 있고 독립적으로 존재하지 않는다. 그런 까닭에 절대적으로 독립되어 있고 변하지 않는 것은 없음을 시사하기도 한다.

연기설을 통해 개인은 우주 속에서 서로 밀접하게 연관되어 무상(無常)하고 변화하는 존재로서의 인간을 이해하게 하며, 이렇게 변화하는 인간에게 '이것이 있음으로써 저것이 있다'는 것을 받아들일 수 있다. 누구나 죽음을 맞이하는 유한한 존재이기에 연기설은 삶에 대한 새로운 시각을 제공한다.

연기설은 내담자가 스스로의 자아를 고정되고 독립된 것이라고 생각하는 것에서 벗어나 연기와 인과에 의해 존재하고, 개별적인 자아가 존재하지 않는 '무아'임을 깨닫게 한다. 이러한 관점은 내담자 스스로 품고 있던 '자아'를 내려놓게 하며, 대인관계 및 사회에서 대립하지 않고, 불편한 감정을 가지지 않고 함께 어울릴 수 있도록 도와준다. 또한 지금의 정신적 갈등과 고통이 독립적이고 지속되는 것이 아니라 변할 수 있다는 사실의 인식만으로도 내담자는 현재에 집중할 수 있고 안정을 찾을 수 있다.[9]

- 한의학 상담을 진행함에 있어서 지금 가지고 있는 고통의 원인을 찾아가게 된다. 현재의 고통을 시간 축으로 넓혀서 알아보면, 이러한 고통의 근본적인 원인들을 추론해 나갈 수 있다. 그리고 이러한 원인은 누구의 잘못으로 여기기보다는 사람들 간의 관계 속에서 파생되는 것임을 인지함으로써 고통에서 벗어나도록 도와준다.

Q3. 다른 사람들은 다 행복해 보이나요? 본인만 불행하다고 생각하시나요? 대기실에 계시면서 여러 환자들을 보셨는데, 다 어떻게 보이시나요?

Q4. 고통에서 벗어날 방법은 무엇일까요? 통증이 갑자기 없어진 경험이 있지는 않나요?

⊙ 사성제(四聖諦): 고(苦) · 집(集) · 멸(滅) · 도(道)

사성제는 불교의 기본이 되는 교리 중 하나이며, 고(苦) · 집(集) · 멸(滅) · 도(道) 4단계로 구성되어 있다.

고는 생로병사와 우울하고 부정적인 감정, 증오하는 대상과 만나는 고통, 좋아하는 것과 헤어져야하는 고통, 원하는 바를 이루지 못하는 고통을 의미한다. 불교에서는 '일체개고(一體皆苦)'라고 표현하여 살아가는 모든 과정이 고통이라고 표현한다.

9 조혜진. 연기법의 중도사상에 기초한 상담모형의 탐색. 동국대학교. 2001.

집은 고통의 원인에 대한 것으로 '갈애(渴愛)'로 대표된다. 갈애는 원하는 바가 충족되지 않은 불만족스러운 상태를 일컬음이다. 갈애는 신체적 · 정신적 · 사회적 측면에서 나타날 수 있으며 해소될 경우 고통이 고통으로 느껴지지 않는다.

멸은 고통과 고통의 원인이 소멸되는 경험을 의미한다. 전통적인 불교에서는 명상이나 수행을 통해 초월하고 열반에 이르는 경지를 의미하기도 하며 일반적으로는 번뇌가 사라진 상태를 의미한다.

도는 괴로움을 소멸시켜 열반에 이르는 방법으로 팔정도를 의미한다. 팔정도에는 바른 말, 바른 행위, 바른 생활, 바른 정진, 바른 알아차림, 바른 삼매, 바르게 바라봄, 바른 사유가 속한다. 이는 일상에서 실천하며 수행하는 법으로 현실적인 고통을 소멸하는 방법이다.[10]

사성제가 의미하는바 사람은 누구나 고통을 가지고 있다는 점이다. 현대 정신의학에서는 발달과정에서 발달과업이 적절히 이루어지지 않았을 때가 문제라고 보지만 불교에서는 누구나 삶의 과정 중에 고통을 겪는 것으로 보는 관점의 차이가 있다.[11] 그러나 내담자가 자신이 겪고 있는 고통이 누구나 다른 형식으로라도 겪는 고통이며 당연한 것이라 받아들이는 과정은 객관화를 가능하게 한다. 이러한 생각은 이차적으로 생기는 심리적 고통을 줄여주기 때문에 고통에 대한 수용이 고통을 줄이는 해결책이 된다. 연기법과 사성제로 판단하는 과정은 내담자로 하여금 괴로움이 발생하는 과정과 이유, 줄이는 방법을 깨닫도록 도와준다.

- 한의학 상담에서는 고통을 받아들이는 방법에 대하여 설명한다. 통증이 있는 사람에게 누가 그 통증을 만들었는지를 물어보면, 그 통증이 스스로 만들어졌음을 알게 된다. 즉 누군가가 만든 것이 아닌 내 스스로 느끼는 것이라는 것이다. 이럴 때 통증을 수용할 능력을 키운다면 통증으로부터의 고통은 줄여나갈 수 있다.

Q5. 생각이 너무 많으신 것 같네요. 혹시 생각을 버릴 수 있나요? 괴롭다는 생각만이라도 한번 버려볼 수는 없을까요?

Q6. 마음을 비울 수 있을까요? 나를 버릴 수 있을까요?

⊙ 오온(五蘊): 색(色) · 수(受) · 상(想) · 행(行) · 식(識)

오온은 일체 현실 세계를 다섯 가지로 나눈 것으로 물질적인 요소이며 육체를 의

10 김형록. 고집멸도의 상담 및 심리치료적 이해. 한국선학. 2010.

11 이창재. 사성제에 대한 정신분석적 해석. 불교평론. 2009.

미하는 색과 정신적인 요소인 수 · 상 · 행 · 식으로 구성되어 있다.

① 色: 빛과 모양을 가진 물질을 의미하며, 인간에게는 육체
② 受: 감수 작용
③ 想: 개념 또는 표상으로 대상을 식별하고, 그 대상들에 이름을 부여하는 작용
④ 行: 형성하는 힘으로 인간의 의지 작용
⑤ 識: 분별, 의식 및 그 작용

오온은 현상적인 존재로서 우리가 자기라고 생각하는 것들이 실제 존재하는 것이 아니라 오온으로 이루어진 현상이다. 오온은 그 순간 현상적인 존재들이 모여 이루어진 것으로 불변하는 나란 존재는 없다. 불교에서는 이를 통해 오온은 아(我)가 아니며 모두 공(空)이라고 본다.

⊙ 오온개공(五蘊皆空)의 실천 수행: 나를 버리는 작업

① 이 몸을 보고, '나'라는 것을 타파한다.
② '내 것이다'라는 물질적인 소유욕을 버린다.
③ '내가 옳다'라는 나의 생각에 대한 고집, 고정관념, 선입견을 버린다.

오온은 자아, 자기라고 생각하는 존재에 대해 다른 시각을 제시한다. 불변하는 나라는 존재는 없고, 현상적인 존재들의 조합으로 현재의 내가 있다. 오온과 오온개공의 실천 수행은 '나'라는 존재에 갇혀 괴로움을 지속적으로 느끼는 내담자가 선입견에서 벗어날 수 있으며, 고통을 불변하는 것이 아닌 일시적인 현상으로 느끼도록 하며 고통을 초월하도록 도와준다.

- 한의학 서적에서는 불교적 접근을 통해 마음을 다스리는 방법들을 제시하고 있다. 한의학 상담에서 다루는 '허심합도(虛心合道)'가 그 가운데 하나이다. 마음을 비우는 것은 단지 마음을 없애는 것이 아니라, 마음을 비운 상태에서 자연스럽게 도와 연결이 됨을 설명하는 것으로서 없음에 대한 깨달음을 통해 인간이 가진 근본적인 에너지가 자연스럽게 충전됨을 느끼게 된다.

Q7. 어떻게 해야 괴로움에서 벗어날 수 있을까요? 우선 당장할 수 있는 것이 무엇인지 찾아봅시다.

Q8. 작심하고 규칙적으로 일어날 수 있을까요? 우선은 그렇게 해 보고, 어떤 변화가 있는

지 지켜봅시다.

⊙ **팔정도(八正道): 정견(正見), 정사(正思: 正思惟), 정어(正語), 정업(正業), 정명(正命), 정근(正勤: 正精進), 정념(正念), 정정(正定)**

팔정도는 불교에서 중생이 세속에서 벗어나 해탈하고 열반에 이르기 위해 수행해야 하는 8가지 방법을 의미한다.

① 正語: 바른 말, 진실되고 부드러워 화합하는 말

② 正業: 바른 행동

③ 正命: 바른 생활. 몸으로 청정한 행위, 입으로 청정한 말, 뜻으로 청정한 생각

④ 正精進: 바른 노력. 끊임없이 노력하여 물러섬이 없는 마음을 연습

⑤ 正念: 바른 관찰. 신체의 움직임, 좋고 싫은 느낌, 마음의 온갖 분별, 주위에서 일어나는 모든 것들을 놓치지 않고 관찰하는 것. 우리의 몸과 느낌, 마음, 그리고 대상을 가만히 비추어 보는 관찰 수행법

⑥ 正定: 바른 선정. 마음을 고요하게 안정시키는 것으로, 평상시 산란하고 복잡한 번뇌, 망상, 분별심을 고요히 가라앉히는 집중력을 말함. 마음을 한 곳에 집중하는 것, 즉 일체 경계에 집착하지 않고, 항상 마음을 한 곳에 집중하는 것. 정념과 정정의 구체적 수행이 사념처(身 · 受 · 心 · 法) 수행법

⑦ 正見: 바른 견해. 있는 것을 있는 그대로 보는 견해로 '나다'하는 아상(我相) 없이 편견, 선입견, 고정관념 없이 사물을 있는 그대로 바라보는 것

⑧ 正思: 바른 생각. 바르게 마음먹는 것으로 생각할 바와 생각해서는 안 될 것을 마음으로 잘 분간하는 것

팔정도는 불교 신자가 아니더라도 일상생활에서 바르게 살아가기 위해 수행하는 기본적인 지침으로서 의미가 있다. 감각부터 생각, 행동까지 바르게 하여 스스로를 지속 성찰하고 수행하는 삶으로 이어지게 한다.

- 한의학 상담에서는 마음을 어떻게 다스리냐에 국한하지 않고, 행동으로 어떻게 하느냐를 제시한다. 기공의 세 가지 요소 역시 마음을 다스리는 것 이외에 호흡과 자세를 강조하고 있다. 실제 임상에서 환자가 질병의 고통에서 벗어나기 위해서는 자신의 생활 습관과 자세를 어떻게 바르게 하느냐가 중요하다. 한의학 상담에서는 이렇게 바르게 하는 방법을 구체적으로 설명해야 한다.

Q9. 어린아이를 보면 사랑스럽고, 또 불쌍한 사람을 보면 측은해 보이시죠? 혹시 지금 나

에게 스트레스를 주는 그 사람에게도 이런 사랑스런 마음이나 측은한 마음이 들 때가 있나요? 어렵더라도 용서할 수 있나요?

⊙ 자비와 자비명상

자비는 불교의 사무량심(四無量心)인 자비희사(慈悲喜捨)에서 나온 개념이다. 자비는 자애심과 연민으로 대상에 대한 사랑과 친절한 마음, 고통에 공감하며 고통이 제거되길 바라며, 행복하고 안녕하기를 바라는 마음이다. 이는 서구 심리학에서 연민(compassion)과 유사하다.

자비명상은 명상에 자비심을 결합시킨 것으로, 마음속의 자비심을 키워 개인부터 불특정 다수에게로 확장해 나아간다. 자비명상은 다양한 연구에서 타인에 대한 자비, 이타성, 자기연민을 높여준다고 밝혀졌고 이러한 효과는 심리적 안녕감(psychological well-being)으로 이어진다. 심리적 안녕감은 스트레스에 대한 대응능력과 회복력과 관련이 있는데 이를 통해 자비명상이 심리치료 효과가 있음을 알 수 있다.[12]

한의학 상담에서도 자비명상 혹은 자애명상은 매우 긴요하게 활용되는 방법이다. 자비는 현대인의 스트레스, 그 가운데서도 분노와 화를 다스리는 데 매우 중요하다. 그것은 분노와 화의 원인이 없어지지 않으면 분노와 화는 지속적으로 이차적인 증상과 고통을 유발하게 된다. 그렇기 때문에 이 문제를 근본적으로 해결하기 위해서는 자비심을 키우고, 또 용서의 프로세스를 작동시켜야 한다.

더 읽을거리

[논문] 강미자. 반야심경 명상과 심리치료. 한국선학. 2010.

반야심경은 우리나라에서 가장 많이 읽히는 불교 경전으로 불교의 교리가 함축적으로 표현되어 있다. 주요 내용 중 자비에 관한 내용과 공(空)에 대한 내용이 많아 심리치료에 응용된다. 명상을 통해 심리치료를 하는데, 반야심경을 만트라로 사용하여 집중명상을 하는 방법과 반야심경의 내용을 기반으로 통찰명상을 하는 방법이 있다. 이러한 명상을 통해 수행자는 지금-여기에 대한 알아차림을 할 수 있고, 정신적 고통과 거리를 두게 되며 통찰을 경험할 수 있다. 공(空)에 대하여 명상을 하며 스스로의 감정과 생각을 관찰할 수 있고 내면을 바라보게 되며, 관찰적 자아를 통해 자기수용과 자기조

12 이성준. 자비명상의 효과. 아주대학교. 2014.

절이 향상될 수 있다.

[책] 반야심경과 마음공부. 법상. 무한. 2004.

이 책은 반야심경에 담긴 삶의 지혜를 풀어낸 책이다.

불교는 종교적인 의미뿐 아니라 마음공부를 목적으로 하는 학문적 측면이 있다. 그렇기 때문에 마음에 대한 이해를 목적으로 심리학을 공부하는 입장에서 반야심경을 통해 자원 하나를 얻을 수 있게 된다.

반야심경의 가르침이 이론적이며, 논리적이고 철학적으로만 받아들인 측면에서 벗어나 우리의 삶을 변화시키고, 평화로움과 행복으로 나아가도록 실천의 재료들을 통하여 생활 속에서 그대로 느끼고 실천해 나갈 마음공부의 방법을 제시하였다.

- 반야심경은 한 권의 불교 경전이지만, 불교에서의 핵심 진리가 담겨 있을 뿐 아니라, 이 공부를 통하여 삶의 변화를 주는 실천 방법들이 제시되어 있어 한의학 상담 장면에서도 활용도가 높다.

[책] 정신과의사가 붓다에게 배운 마음 치료 이야기. 전현수. 불광출판사. 2010.

정신과 전문의인 저자가 불교에 입문하고 수행하며 얻은 이치를 적었다. 저자는 현재에 집중하는 '위빠사나'를 통해 정신과 환자들이 호소하는 증상이나 생각에 대해 효과를 보았다고 하였다. 불교에서 보는 인간의 존재와 삶에 대한 관점, 붓다의 단계적 가르침, 번뇌를 해결하는 방법, 인간관계의 지혜가 담겨 있다.

이 책은 사람들의 불안한 마음에 대해 정신의학적 · 불교적으로 접근하여 마음 다스리는 방법을 설명하였다.

3. 도가

도가는 노자와 장자의 사상을 대표로 하여 발전했으며, 도와 자연을 기본으로 무위자연이 대표적인 이론이다. 도가에서 말하는 '도'는 만물의 근원이며 우주만물의 법칙을 의미하며 사물의 총체적 규칙을 뜻하기도 하고 사물의 이치가 되기도 한다.

노자와 장자에서 이어지는 도가의 이론은 사람이 어떤 자세로 삶을 살아야 하는지에 대해 알려준다. 무위자연(無爲自然)과 상선약수(上善若水), 소요유(逍遙遊)와 같은 내용들은 거대한 우주 속에서 인간이 어떻게 살아가야 하는지를 알려주고, 세속적인 것들에서 벗어나 지향해야할 바를 알려준다.

도가사상은 사람들로 하여금 자연에 순응하며 변화하도록 유도한다. 사람은 자연의 일부이므로 우주와 자연의 법칙에 따라 행동해야 하며 자연과 대치되면 도를 잃고 덕이 퇴보한다고 하였다. 자연에 순응하기 위한 방법으로 '무위'를 제시하는데, 무위는 '유위', '인위'와 반대되는 말로서 무리해서 하려 하지 않고 스스로 그러한 대로 행동하는 것을 의미한다.

장자는 여기에서 한걸음 더 나아가 하늘과 합일하고 천지와 하나가 되어 스스로를 없애도록 주문하였다. 만물은 하나이므로 차별이 필요 없이 일체의 욕망이나 조건의 속박에서 벗어나야한다고 강조하였다. 이러한 장자의 사상은 인간이 추구하는 세속적인 가치나 욕구를 줄이고 자연의 이치와 순리에 따르는 자연스런 삶을 이상적인 삶으로 보는 것이다.[13] 또한 도가는 복잡한 현대사회에서 인간이 자연과 더불어 어떻게 살아가야 하는지에 대한 화두를 던지고 있다. 복잡한 인간 사회에서 인간과 인간의 갈등에서 벗어나, 인간 사회를 조금 더 확대시키면 모든 것을 담을 자연이 있음을 알 수 있으며, 그 자연을 통해 인간 사회를 정화할 수 있음을 제시하였다.

유학과 도가를 비교하여 보면, 유학에서 제시한 타고난 본성을 수신 수양을 통해 길러 군자(혹은 대인)로 나아가는 길은 인간 본성과 인간성의 실현에 대한 내용으로 사회 속에서 화합하며 살아가는 방법을 제시하고 있다. 이에 비하여 도가의 사상은 역으로 자연으로 돌아가고 우주에 따르는 삶을 제시하여, 스스로가 개선하기 어려운 상황에서 가질 수 있는 삶의 원칙과 방법을 설명하고 있다. 특히 집단사회 속에서 살아가는 사람들에게 자연스럽고 얽매이지 않는 정신적 자유를 찾을 방법을 제시하여 현대인에게 새로운 해결 방법을 제시하고 있다.

도가는 유학과 더불어 한의학에서 다루는 인간을 바라보는 관점의 한 축이 된다. 자연을 닮은 소우주로서 인간을 바라보는 관점은 도가에서 직접 유래되었다고 볼 수 있다. 특히 한의학 가운데 예방의학적 접근 방법인 양생에서는 이러한 관점이 더욱 명확하다. 자연의학을 추구하는 한의학의 접근 방법도 연관이 있다.

상담의 관점에서 볼 때 도가사상은 인간이 가지고 있는 굴레와 한계에서 벗어날 방향성을 제시하고 있다. 우주와 하나가 되고, 자연의 섭리에 따라 순응하는 것을 삶의 원칙으로 두면 자연히 돈이나 명예와 같은 속세의 가치로 인한 괴로움이 줄어들게 된다. 한걸음 더 나아가 시류에 억매이지 않고 자신의 삶을 살아가도록 가르침을 주어, 집단사회 속에서 살아가는 사람들에게 정신적 자유를 찾을 수 있도록 한다.

13 최준섭. 장자와 상담. 학지사. 2016.

Q1. 이렇게 어려운 생활에서 궁극적인 삶의 이치는 무엇일까요?

Q2. '도(道)'에 대하여 들어보신 적이 있으시죠? 도를 무엇이라고 생각하시나요?

⊙ 도(道)

道可道, 非常道, 名可名, 非常名. 無名天地之始, 有名萬物之母, 故常無, 欲以觀其妙, 常有, 欲以觀其徼, 此兩者, 同出而異名, 同謂之玄, 玄之又玄, 衆妙之門.

도가 말해질 수 있다면 영원한 도가 아니고, 이름이 불릴 수 있다면 영원한 이름이 아니다. 이름이 없는 것은 만물의 처음이고 이름이 있는 것은 만물의 어머니이다. 그러므로 항상 욕심이 없을 때 그 미묘함을 보고, 항상 욕심이 있을 때 그 밝게 드러난 모습을 본다. 두 가지는 한 곳에서 나와서 이름은 다르지만 가리키는 것은 같으니 현묘하고 또 현묘해서 모든 미묘함의 문이 된다.[14]

古之善爲士者, 微妙玄通, 深不可識, 夫唯不可識, 故强爲之容, 豫焉若冬涉川, 猶兮若畏四隣, 儼兮其若容, 渙兮若氷之將釋, 敦兮其若樸, 曠兮其若谷, 混兮其若濁, 孰能濁以靜之徐淸, 孰能安以久動之徐生, 保此道者, 不欲盈, 夫唯不盈, 故能蔽不新成(『도덕경』 15장).

옛날에 도를 잘 터득한 사람은 미묘하고 현묘하게 통달하여 그 심오한 경지를 알 수 없다. 도저히 알 수 없기 때문에 억지로 그 경지를 형용해 본다. 조심하기는 얼음판 위를 걷는 듯하며, 경계하기는 사방을 두려워하는 듯하며, 단정하기는 초대받은 손님 같으며, 풀어지기는 봄날 얼음이 녹는 듯하며, 순박하기는 통나무 같으며, 관대하기는 텅 빈 계곡 같으며, 혼탁하기는 흙탕물 같다. 누가 흙탕물을 고요하게 하여 점차 맑게 할 수 있는가. 누가 안정된 것을 생동시켜 점차 살아나게 할 수 있는가. 이러한 도를 지닌 자는 가득 채우려고 하지 않는다. 오직 가득 채우지 않기 때문에 자신을 숨길 수 있으며 새로운 일을 벌이지 않을 수 있다.[15]

도는 도가사상의 기본이라고도 할 수 있다. 우주의 근원이나, 최고 단계의 인식, 만물의 본성을 아우르는 무차별적이고 절대적인 원리, 만물의 원동력으로 해석할 수 있으며, 글로써 전해지는 것이 아니라 스스로 깨달음과 결단에 의해 체득하는 것으로 장자에서 설명되고 있다. 도는 모든 대상의 근본에 존재하며, 대상의 개성과 본성에 따라 달리 마음이 생기고 형체가 생긴다고 하여,

---

14 김홍경. 노자—삶의 기술. 늙은이의 노래. 들녘. 2003.

15 이태영. 노자. 여래. 2008.

도가 근원적이고 보편성이 있음을 시사한다.

도가 근원적이고 보편성이 있다는 것은 만물이 모두 평등하며 하나와 같다는 것을 의미한다. 이러한 도의 의미는 내담자에게 스스로의 본성과 개성, 있는 모습을 차별과 비교가 필요 없이 존중하고 받아들일 수 있도록 한다. 누구나 도를 가지고 있으며 수양을 통해 도를 얻어야 한다는 인식은 인간중심상담과도 비슷한 맥락이다.

도를 잘 터득한 사람은 극단적이지 않고 자연스럽게 행동한다. 억지로 새로운 일을 하지 않고 가득 채우지 않아 본성이 자연스럽게 나타나고 자라나 행동하는 모습이다. 이러한 도의 경지에 이른 사람의 모습은 인위적이거나 외부에 휩쓸리지 않고, 본인의 본성을 자연스럽게 따라가는 이상적인 인간상을 보여준다.

- 한의학에서 제시하는 양생(養生)의 방법은 기본적으로 도교에서 비롯되었다. 한의학 상담에서도 양생을 함에 있어서 '도(道)'에 맞는 삶을 중시하고 있다. 도는 자연의 이치이기 때문에 이 이치를 깨닫고 실천하는 것이 바로 자연에 순응하는 것으로서 받아들여지게 된다. 마음을 비우면 도와 만나게 된다는 허심합도(虛心合道)도 이러한 맥락에서 생긴 개념이다.

Q3 나이가 들어갈수록 어떤 사람이 되어야 할까요?

Q4 '덕(德)'에 대하여 들어보신 적이 있으시죠? 덕을 무엇이라고 생각하시나요?

⊙ 덕(德)

道生之, 德畜之, 物形之, 勢成之, 是以萬物莫不存道而貴德, 道之尊, 德之貴, 夫莫之命而常自然, 故道生之, 德畜之, 長之育之, 亭之毒之, 養之覆之, 生而不有, 爲而不恃, 長而不宰, 是謂玄德(『도덕경』 51장).

도가 낳고 덕이 기른다. 그러면 만물은 형상을 이루고 작용을 한다. 이러한 까닭에 만물은 도를 존중하고 덕을 귀중하게 여기지 않는 바가 없다. 도를 존중하고 덕을 귀중하게 여기는 것은 누구의 명령이 아니라, 언제나 스스로 그러한 것이다. 그러므로 도가 낳고 덕이 기르므로, 잘 생장발육시키며 잘 성숙시키며 잘 보호한다. 그러나 낳아주어도 소유하지 않으며, 베풀어주어도 기대하지 않으며, 길러주어도 간섭하지 않는다. 이것을 현묘한 덕이라 한다.

덕은 도를 따르는 과정에서 도의 작용으로 생긴다. 앞서 도와 같이 덕도 구체적으로 설명하기 어려운 개념이지만, 인간이 도에 맞게 행동하면 덕이 쌓인다고 할 수 있다. 유학사상에서 말하는 덕과 달리 도가사상에서의 덕은 자연스러운 본성과 생명력이며, 부드럽고 생명력이 충만한 삶이다. 참된 덕은 '무위(無爲)의 덕'이라고 하여 덕을 중요시 한다.

『노자』에서는 도를 본받는 삶을 물, 여성, 어린이 등으로 상징하여 보여주었다. 도는 부드럽고 유순하며 겸손한 무위자연의 삶을 추구한다. 이러한 노자의 덕은 세속적인 가치 속에서 벗어나 인간의 본성 그 자체에 무게를 두고 삶을 살아가도록 한다.

- 한의학 상담에서 다루고 있는 인간의 본성 가운데 최종 결과물이 되는 것이 덕이다. 특히 이치에 맞는 삶, 자연의 이치를 따른 삶의 결과물이 바로 덕이다. 덕이 충만되었다는 것은 외부 자극에도 자신의 모습을 온전하게 유지할 힘이 있음을 의미한다.

Q5. 본래 타고 난 성격이 무엇일까요? 혹시 성격을 고치려고 애를 쓰다 보니 도리어 더 힘들지는 않으신가요? 흔히 말하는 자연스러움이 무엇일까요?

Q6. 물 흐르듯이 자연스럽게 사는 것은 어떻게 사는 것일까요?

⊙ 무위자연(無爲自然)

鳧脛雖短, 續之則憂, 鶴脛雖長, 斷之則悲, 故性長非所斷, 性短非所續, 性短非所續, 無所去憂也.

물오리는 비록 다리가 짧으나 이를 길게 이으면 걱정스러워하고, 학의 다리는 비록 길지만 이를 자르면 슬퍼한다. 본성이 긴 것을 잘라서는 아니되며, 본성이 짧은 것을 이어주어도 아니되니 걱정할 것이 없다.

무위자연은 인위적인 변화 없이 스스로 자연스러운 모습으로 흘러가도록 두는 것이다. 장자의 물오리와 학의 이야기를 보면 무위자연에 대하여 알 수 있다. 본성이 길면 잘라주지 않아도 되고, 본성이 짧으면 이어주지 않아도 된다는 내용은 타고난 성(性)을 조작하거나 인위적으로 해칠 필요가 없다는 뜻이다.

『장자』에서는 자생(自生), 자화(自化), 자정(自正)이란 표현들이 나오는데 자연과 유사한 뜻이다. 이 단어들은 스스로의 본성을 따르면 자연스럽게 스스로 생성되고, 변화하며, 바르게 된다는 의미가 있다.

무위자연은 인위적인 마음 없이 자연스럽게 둔다는 의미만으로도 내담자의 고민과 갈등을 해소시켜 줄 수 있다. 내담자들이 처한 상황과 고민들은 스스로가 해결할 수 없는 문제일 때가 종종 있다. 이러한 상황에서 무위자연은 내담자가 상황을 받아들이고 수용하도록 해주며 부적응적인 사고 및 행동을 줄여준다.

본성의 의미에서 무위자연은 자기수용과 연관이 있다. 본성을 변화시키지 않고 자연스럽게 키워나가며 변화하다보면 바르게 된다는 의미는 내담자의 본성 역시 온전히 받아들이도록 한다. 이러한 자기수용은 기질 및 성격검사 가운데 자율성의 세부항목으로도 존재하여 자존감, 자율성과 연관이 있다.

무위자연을 실천하는 방식으로 상선약수(上善若水)를 들어 설명하기도 한다. 자연의 뜻에 맞춰 가장 이상적으로 살아가는 모습을 물의 모습으로 형상화한 것이다. 물은 만물을 생성하게 하며, 성장하게 하는 중요한 역할을 하지만, 항상 낮은 곳으로 흐른다. 주어진 모습에 따라 자신의 모습을 고정시키지 않고 변화하면서 환경에 맞춰 살아가는 유연함을 보인다. 그리고 무리하지 않고 자연스럽게 흐르면서 자연이 주는 덕을 실현한다.

- 한의학 상담에서 자연치유력을 설명할 때 기본 개념이 바로 무위자연이다. 즉 무위자연의 상태에서는 그 사람의 고유 능력이 극대화되는 것이고, 그 상태에서 질병이나 고통이 극복됨을 말한다. 또한 인간을 자연의 대우주에 대비하여 소우주로 설명하는 것 역시 자연을 닮은 인간을 설명한 것이다.

더 읽을거리

[책] 하코미 심리치료와 노자 도덕경. GREG JOHANSON 저. 김천기 역. 이너북스. 2008.

하코미 심리치료는 Mindfulness라는 명상적 의식상태를 통해 깊은 무의식으로 접근하여 자기 자신을 탐구해나가는 과정이다. 언어와 신체감각, 이미지, 감정 등을 사용하여 지금 이 순간 자신의 몸에 무엇이 일어나는지를 집중하여 관찰한다. Mindfulness상태에서 지금 이 순간 신체에 느껴지는 감각을 통해 무의식으로 접근해 나아가고, 스스로를 탐구해가는 과정에서 인위적인 노력 없이 자연스럽게 치유가 일어나는 경험을 통해 심리치료를 한다.

이러한 하코미 심리치료는 스스로의 본성을 인위적인 행위 없이 자연스럽게 받아들이고 키워나간다는 점에서 노자의 『도덕경』이 이론적 바탕이 된다.

- 하코미 심리치료는 명상적 접근 방식 가운데 하나인 마음챙김을 적용하며 자애명상적 방법이 접목되어 있어서 임상장면에서 널리 활용될 수 있는데, 한의학 임상장면에서도 하코미 심리치료에 기반을 둔 심리치료 모델이 개발되어 있다.

[논문] 张亚林, 杨德森. 中国道家认知疗法-ABCDE技术简介. 中国心理卫生杂志. 1998; 12(3): 188-92

도가인지치료는 중국 허난성의 Central South University 소속 Zhang Yalin과 Derson Young이 개발하였다. 이 치료법은 고대부터의 처세술이나 양생방법, 중국에서 내려오는 간단한 변증법을 바탕으로 하고 있으며, 현대 심리치료 방법론과의 결합을 통해 만들어졌다. 이것은 주로 환자의 인지적 개념과 대처방법을 변화시켜 부정적 감정을 조절함으로써, 부적절한 행동을 교정하고 질병을 예방하며, 나아가 질병 치료를 위한 목적이 있다.

도가인지치료는 5가지 기본단계가 있는데, 이를 간단히 정리하면 A · B · C · D · E 기술로 지칭할 수 있다.

1. 환자의 현재 스트레스 인자 파악(Actual stress factors)
2. 환자의 인생 신념과 가치 체계에 대한 이해(Belief system)
3. 환자의 갈등 관리 및 대처방식에 대한 분석(Conflict & coping styles)
4. 도가(道家) 철학 사상을 도입(Doctrine direction)
5. 평가 및 효과 증강방안 모색(Effect evaluation)

그중 4번째 단계가 핵심이 되는데, 다음 4가지 기본원칙을 포함한다.

- 이롭게 할 뿐 해를 끼치지 않으며, 행동을 하되 다투지 않는다(利而不害, 为而不争).
- 사사로운 욕심은 줄이고, 만족할 때와 멈출 때를 안다(少私寡欲, 知足知止).
- 조화를 이룸을 알고 겸손하며, 부드러움으로 거침을 이길 수 있다(知和处下, 以柔胜刚).
- 마음을 비우고 맑게 하여 인위적인 것을 버리고, 자연의 순리에 따른다(清静无为, 顺其自然).

한 회기당 60~90분가량 소요되며 매주 1~2회 상담을 이어나갈 수 있다. 4단계의 도가 철학 사상을 도입하는 단계가 가장 중요한데, 경우에 따라 상담 회기를 늘릴 수 있다.

도가인지치료는 1995년 이후부터 전국적으로 행해지고, 연구가 진행되어 불안장애와 우울증에 시행되어 효과를 나타내는 연구결과들이 보고되고 있다.

4. 서구에서 적용되는 심리치료

심리치료와 상담의 발전 과정에서 2000년 이후 동양적 모형은 다양한 모습으로 광범위하게 서구의 심리학과 융합 발전하고 있다. 대표적으로 동양에서의 명상이라는 심신수양법이 심리치료와 연계되어 심리치료의 새로운 경향으로 등장하였고, 한의학의 경락이론은 심리학과 연계되어 에너지 심리학 또는 에너지 의학 등의 분야로서 의료 현장에서 활용되는 것을 볼 수 있다.

에너지 심리학의 계통도를 보게 되면, 한의학의 경락이론, 간호학, 생체장 이론, 차크라, 심리학 고유의 방법들이 상호 융합되면서 포괄적 에너지 심리학이 만들어졌음을 알 수 있다.[16] 에너지 심리학은 사람의 몸과 마음이 곧 에너지라는 기본 이론에서 출발한다. 특히 인간의 다양한 심리 작용이 다양한 층위의 에너지 작용으로 보며, 이러한 에너지 흐름의 문제나 불균형을 다루는 개입을 동서양의 여러 심리적 · 의료적 접근을 통하게 된다. 에너지 심리학은 기존의 신체 모델, 심리 모델, 심신 상관 모델이 설명하지 못하는 인간이라는 실체를 연결하는 에너지의 개념을 등장시킴으로써 이해의 폭을 넓히고 치료적 접근을 확대, 심화하고 있다. 또한 전통적인 방법에 현대 물리학과 공학 등이 접목되어 그 확장성이 더욱 커지고 있다.

한의학과 심리학이 융합된 분야로서 사고장요법(Thought Field Therapy, TFT)과 감정자유기법(Emotional Freedom Technique, EFT)은 과거의 경험이나 트라우마로 인해 발생된 '막힌 기운'을 상담을 통하여 밖으로 끌어내고, 경락 자극을 통해 해결하는 치료 방법을 제시하여 전통적 한의학의 침술 치료 기법인 '불통즉통(不通卽痛: 막혀 있으면 통증이 발생하고)', '통즉불통(通卽不痛: 이를 다시 통하게 하면 통증이 사라진다)'을 적용하고 있음을 알 수 있다. 다만 이 기법 활용에 전통적인 침술이 경락 두드리기의 기법으로 변용되었고, 심리적 접근을 통해 가지고 있는 고통을 밖으로 드러내는 상담이 필요하다는 측면이 있다.

불교의 명상에 기반을 두는 존 카밧진의 '마음챙김에 기반한 스트레스 감소 프로그램(MBSR)'이 개발된 이후 '마음챙김 기반 인지치료'나 '수용전념치료'같은 제3세대 심리치료들이 등장하게 된다. 마음챙김 혹은 마인드풀니스(Mindfulness)는 위빠사나 명상의 싸띠(sati)에서 유래한 용어로 매 순간의 알아차림을 뜻하며, 깊고 고요한 의식상태에서 깨어 있어 의식의 저층을 알아차리고 관찰하는 의식상태이다. 이는 한의학에서도 낯설지 않은 내용으로 마음이 물처럼 맑아진 상태인 '영명(靈明)', 마음을 비우고 도에 합치된 상태인 '허심합도(虛心合道)'와 연관이 있다. 이러한 방법들은 명상의 방법과 함께 스트레스 이론이 기반이며 의료 현장에서 폭넓게 활용되고 있다.

이와 같이 동양학을 기반으로 하여 새롭게 서구에서 제시되는 심리치료의 방법들은 한의학과도 매우 밀접하게 연관이 되어 있으며, 한의학 임상에서 수용되어 활용될 수 있다. 물론 임상에서의 활용은 서구의 심리학 이론과 임상 장면에서의 활용 등 실제적

---

16 Hartung JG. Energy Psychology and EMDR. Norton. 2003.

학습이 담보되어야 한다.

Q1. 약에 의존하지 않고 스스로 조절하는 방법을 찾아보도록 하지요. 명상을 활용한 심리 치료를 들어보신 적이 있나요?

⊙ 마음챙김에 기반한 스트레스 감소 프로그램(MBSR)

명상을 통해 마음챙김 상태를 유지하고 심리치료를 하는 방법이다. 지금, 이 순간에 머무르며 수용하고 관찰하는 마음상태를 유지하도록 한다. 호흡과 신체감각, 생각을 관찰하며 현재에 머물고 지속적으로 마음챙김을 하며 스트레스반응과 우울, 불안과 같은 정신증상을 조절한다. 마음챙김 먹기명상, 마음챙김 걷기명상, 바디스캔, 마음챙김 호흡명상, 마음챙김 정좌명상, 하타요가로 구성되어 있다. 각각의 프로그램별로 특징이 있지만 공통적으로 이완을 가져오고 마음챙김하며 알아차리는 과정에서 개인의 정신적 · 신체적 불편감을 해소하게 된다.

- 한의학 상담에서 주로 활용되는 명상기법이다. 병원을 방문하는 환자들은 자신의 증상을 주로 호소하는데, 이 증상에 대하여 마음챙김을 하는 것으로부터 상담이 시작된다. 즉 자신의 고통을 객관적으로 살펴보고 관찰하면서 그 고통의 변화 역시 관찰하는 작업이 진행된다.

Q2. 우울증이 자꾸 재발되는데, 재발 방지를 위한 상담 치료를 받아보도록 합시다.

⊙ 마음챙김 기반 인지치료(MBCT)

마음챙김 명상과 인지행동치료(Cognitive Behavioral Therapies, CBT)가 결합된 심리치료이다. 우울증 환자를 대상으로 개발되었으며 8회기에 걸쳐 우울증에 대한 인지치료를 하며 마음챙김 명상을 함께 한다. 우울증에서 나타나는 자동조종, 방해요인, 자동화된 사고와 우울 증상들을 명상을 통해 현재에 집중하고 알아차리게 하며, 수용하고 내버려 두는 연습을 한다. 우울증에서 발생하는 생각들이 발생했다가 사라지는 것을 인지하게 하고 스스로를 관찰하고 알아차리도록 하여 재발을 막고, 예방을 돕는다.

- 마음챙김의 기본적인 방법을 우울증 환자에게 적용한 것으로 한의학 상담에서 우울증 환자를 대상으로 시행할 때 참고할 수 있다. MBCT의 전 과정을 보면, MBSR의 기본 방법을 활용하여 우울증에 대한 객관적인 평가와 관찰을 하는데, 한의학 임상에서의 치료와 연관하면 그 변화의 관찰을 유용하게 활용할 수 있다.

Q3. 불안할 때 어떻게 하는 것이 좋을까요? 불안을 그대로 받아들인다면 어떨까요?

⊙ 수용전념치료(ACT)

수용전념치료는 인간의 심리적 증상을 주관적인 경험과 그 경험을 통제하려는 시도로 받아들인다. 그러나 이러한 내적 경험을 회피하거나 제거하면 오히려 역효과로 인지적 왜곡이 발생되고 혼란이 오게 된다. 이에 대한 치료로 수용전념치료는 사건과 내적 경험을 있는 그대로 받아들이고, 심리적 유연성을 회복하며 현재에 존재하고, 본인이 추구하는 삶의 가치에 전념하도록 한다.

- 마음챙김의 기본적인 방법을 불안장애 환자에게 적용하면서 개발된 치료법으로 한의학 상담에서도 불안장애 환자를 대상으로 할 때 참고할 수 있다. 이 방법은 스트레스나 불안, 고통을 회피하기보다는 받아들이고, 또 자신의 장점을 적극 활용하는데 한의학 임상에서의 치료와 연계하여 치료를 진행할 수 있다.

Q4. 상담치료와 침치료를 함께 하는 치료를 받아보신 적이 있나요?

⊙ 사고장요법(TFT)

사고장요법은 Roger Callahan이라는 심리학자가 개발한 치료법으로 한의학의 침구경락학설과 응용근신경학의 영향을 받아 개발되었다. 이 방법은 생각조차도 에너지라는 전제에 기반을 두어 '사고장(思考場: thought field)'이라는 에너지 장이 인체에 있음을 전제로 한다. 공포, 분노, 트라우마, 불안, 죄의식 등의 부정적인 정서는 에너지 형태의 응축된 정보로서 사고장과 연결되어 신체의 내부 에너지 흐름을 방해하고 심리적 교란과 동요를 일으키는데, 이러한 문제 해결을 위해 경락을 두드림으로써 해결하는 방법이다.

- 한의학에서는 환자의 고통을 밖으로 드러내고, 이렇게 드러난 고통을 해결하는 방식으로 침 치료를 수행하는데, 상담을 진행하면서 간접적으로 침치료를 활용하는 방법으로 사고장 요법을 활용할 수 있다. 사고장 요법을 통한 치료의 과정에서 환자가 자신의 고통을 드러내는 것이 효과적으로 고통을 줄여나가는데 도움이 됨을 알 수 있다.

5. 일본과 한국에서 응용되는 심리치료

일본과 한국에서는 각국의 문화에 기반을 둔 고유의 심리치료들이 있다. 이 방법들은 동양학의 기본 철학에 각국 문화의 특수성들이 조합되어 그 나라의 특성에 맞는 심리치료로 자리를 잡고 있다.

심리치료가 전 세계적으로 보편화되어 있다고 하더라도 실제 임상 장면에서의 활용은 결국 그 나라의 문화와 사회에 밀접하게 연계될 수밖에 없다. 또 상담에서 다루는 내용은 그 사람이 속해 있는 문화와 사회에서 파생된 문제이기 때문에 심리치료를 행할 때 역시 문화와 사회를 벗어날 수 없다. 실제 문화관련증후군으로 소개되는 다양한 질병군은 그 나라의 문화적 토양에서 발생되는 정신적 문제들로서 이를 해결하기 위해서는 그 문화와 밀접한 심리치료 기법이 만들어지게 된다.

일본 문화와 관련된 문화관련증후군에는 '대인공포증'이 있다. 이 증후군은 자신의 몸 또는 그 일부분이나 기능이 외양이나 냄새, 얼굴 표정, 동작 등이 다른 사람들에게 불쾌감을 줄지도 모른다는 강한 공포심을 가리키는 것으로, 일본의 정신증에 대한 공식적인 진단체계에 포함되어 있다.

한국 문화와 관련된 문화관련증후군에는 '화병'이 있다. 이 증후군은 분노의 억제로 인하여 발생하는 것으로, 불면, 피로, 공황, 임박한 죽음에 대한 두려움, 우울한 정동, 소화불량, 식욕부진, 호흡곤란, 빈맥, 전신 동통 및 상복부에 덩어리가 있는 듯 한 느낌을 가리키는데, 한국에서 한의학 진단분류체계에 포함되어 있다.

일본이나 한국 이외에도 각국에는 다양한 문화관련증후군이 있는데, 이 증후군 치료에는 일반적인 심리치료를 적용하기 어려운 점이 있어, 각국에서는 이를 해결하기 위하여 문화에 기반을 둔 심리치료가 있다.

일본에서는 대인공포를 다루는 심리치료가 발전되었다. 이는 대인관계에서의 폐쇄성을 특징으로 하는 일본인에게 적용되는 방법으로, 갇힌 정신세계에서 밖으로 나오도록 도와주는 기법으로서 모리타 치료가 그러한 예라고 할 수 있다.

한국에서는 화를 다루는 심리치료가 발전되었는데, 특히 억압된 감정을 밖으로 드러내도록 도와주어 심리적 안정을 돕는다. 실제 굿과 같은 방법들이 이러한 목적으로 실행되고 있다.

문화와 관련된 심리치료는 처음에는 민간에서 비롯될 수 있겠지만, 결국은 심리학 분야와 의학 및 한의학 분야와 접하면서 치료 방법을 표준화하고 임상 현장에서 적용될 수 있는 방법으로 변형, 발전하였다.

한의학 임상에서는 한국 문화와 관련된 질병으로 방문하는 환자들을 만난다. 그들에게서 흔히 기가 막혔거나, 담에 걸렸거나, 적이 있거나, 화가 치받아서 화 덩어리가 가슴에 돌아다닌다는 호소를 듣는데, 이러한 환자를 만났을 때는 한의학의 전통적인 치료와 함께 문화에 기반을 둔 상담과 심리치료가 필요하다.

Q1. 사람들이 많은 곳에 있거나, 시선을 받으면 불안감이 심하면서 자꾸 위축이 되는 것 같습니까?

⊙ 모리타 상담

신경쇠약을 대상으로 한 심리치료법이다. 정서적으로 과민하고 건강을 염려하며 불안을 경험하는 일종의 불안신경증을 동양에서는 신경쇠약이라고 지칭한다. 모리타상담은 도가사상의 무위(無爲)에 관점을 두고 치료를 이끈다.

아무것도 하지 않음으로써 사고의 단절을 일으키고 불안에 직면시킨 뒤, 환자가 자발적으로 욕구가 발생하며 문제를 해결하도록 한다. 가벼운 작업치료부터 점차 활발한 치료를 시행하여 불안을 줄이고 욕구가 일어나는 대로 자발적으로 행동하도록 한다. 무위의 상태로 돌아간 다음 자신에게 나타나는 욕망을 단계별로 끌어내어 자연스러운 인간의 욕구를 확인하게 하여 치료한다.

Q2. 시간을 내어 자신을 돌아볼 수 있는 방법을 찾아볼까요?

⊙ 나이칸 상담

일본어에서 안을 관찰한다는 '내관(內觀)'이란 의미의 상담기법인데, 일종의 명상기법으로 핵심 질문이 있고, 그 질문에 마음을 집중시키도록 인도하는 방법과 절차에서 특징이 있다. 핵심 질문은 나는 타인에게 무엇을 주었는지, 받았는지 혹은 내가 다른 사람에게 준 고통이 있는지를 성찰한다. 질문은 어머니에서부터 모르는 사람 혹은 대상에까지 확장이 가능하며 다양한 대상에 대해 성찰할 수 있다. 나이칸 상담의 효과는 죄의식의 자각과 감사의 마음 발생, 봉사행동, 정화효과와 개인과 사회의 관계에 대한 새로운 인식을 가져오는 데에 있다.

Q3. 우리나라 문화에 기반을 둔 상담치료도 있습니다. 왠지 상담을 받을 때마다 어색하다면 그런 상담을 받아보시죠.

⊙ 동사섭 상담

동사섭 상담은 한국적 집단 상담 프로그램으로 불교의 사섭법에 이론적 바탕을 둔다. 사섭법은 베풀고(보시布施), 자애어린 말로 더불고(애어愛語), 이로운 행동으로 도와주고(이행利行), 타인과 함께 협력하는 것(동사同事)을 말한다. 동사섭 상담은 행복을 목적으로 삼고 자아에 대한 가치관, 공동체에 대한 마음을 가지고 선한 일을 행하도록 한다.

상담 프로그램에는 옴나명상, 비아 · 무아명상, 독배명상 등 개인의 내적 마음을 닦는 명상법과 주위 사람과 좋은 관계를 맺는 훈련들이 포함되어 있다.

6. 한의학

동양학은 인간에 대한 관심을 기반으로 하는 인문학이 발달되어 있다. 종교의 발생이 동양에서 비롯된 것은 이러한 인문적 소양이라고 볼 수도 있다. 동양학의 종교, 철학, 문학 등의 인문적 지혜는 경전이나 고전을 통해 고스란히 전달이 되었고, 이제는 이것이 현대의 언어와 방법으로 변화하여 적용되고 있다. 이렇게 적용된 동양적 상담 모형은 그 방향과 기법에서 한의학과도 매우 친숙하기 때문에 한의사 입장에서는 쉽게 습득할 수 있다. 한의학은 동양학 가운데 인간의 건강과 생명을 다루는 동양 자연과학의 총결합이라고 할 수 있는데, 그 결합 속에 동양학의 인문적 내용이 적용되기 때문에 상담으로서의 활용에도 쉽게 접근할 수 있다.

상담이란 도움을 필요로 하는 내담자가 전문적 훈련을 받은 상담자와의 대면 관계에서 생활과제의 해결과 사고 행동 및 감정 측면의 인간적 성장을 위해 노력하는 학습과정으로 정의할 때, 한의학의 의료 현장에서 이 정의를 그대로 적용하면, 도움을 필요로 하는 사람은 환자이고, 전문적 훈련을 받은 사람은 한의사이다. 의료 현장은 당연히 대면 상태에서 이뤄지고, 과제의 해결과 성장을 위한 노력은 한의학에서 추구하는 인간의 자연 치유력을 회복하기 위해 한의학에서 제공하는 여러 방법, 예컨대 양생의 방법 등을 제시하게 된다. 그리고 학습과정은 환자가 얻은 정보와 지혜를 자신의 삶 속에서 실현할 수 있도록 도와주는 것이다.

그래서 한의학 상담은 '한의학에서의 진료 목표를 구현하고자 하는 자생력 회복을 위한 환자와 한의사와의 대면관계를 통해 환자의 삶이 변화할 수 있도록 돕는 과정'이라고 정의할 수 있다.

한의학을 기반으로 한 심리치료가 상담 모형으로 적용되는 근거는 다음과 같이 요약될 수 있다.

- 한의학은 동양학 가운데 인간의 고통과 질병을 다룬다.
- 한의학 치료의 특징은 환자의 자생력을 극대화하는 것인데, 한의학의 이런 목적은 상담에서 추구하는 가치와 같다.
- 한의학은 예방 의학적 측면에서의 강점이 있는데, 그 강점은 양생법에 그대로 담겨 있다.
- 한의학에서는 이상적인 인간상을 설정하는데, 이는 상담에서 추구하는 이상적 인간

모델과도 연관된다.

- 마음챙김과 같은 새로운 상담 기법은 한의학에서 전통적으로 적용되는 명상이나 기공의 방법의 적용에도 적용된다.
- 『동의보감』은 동양학의 도교적 접근 방식을 수용하였다.
- 사상의학은 동양학의 유학적 접근 방식을 수용하였다.
- 한의학의 다양한 치료 사례인 의안을 보면 이미 많은 상담치료가 행해지고 있었다.

Q1. 마음을 비울 수 있을까요? 마음을 비울 수 있다면 건강에도 도움이 됩니다.

⊙ 염담허무(恬憺虛無)

"虛邪賊風, 避之有時, 恬憺虛無, 眞氣從之, 精神內守, 病安從來." (『황제내경 · 소문』)

'허사적풍을 때에 맞게 피하고, 생각을 편안하게 하며 마음을 비우면 진기가 따르고 정신이 안에서 지키게 되니 어찌 병이 생기겠는가?'

염담허무는 마음을 편하게 비우면 저절로 기가 따르며 생기고, 정신이 안에서 안정되어 병에 걸리지 않고 건강하다는 것을 의미한다. 이후 이어지는 내용은 "뜻이 한가롭고 욕심이 없어서 마음이 편해져 두려움이 없으며, 형체는 부지런하게 움직여 게으르지 않아 기가 따라 순조로우며, 각기 그 바라는 바를 좇아 모두 원하는 바를 얻는다"라는 내용이 나와 마음을 편하게 먹고 몸을 부지런히 움직이는 것이 건강의 원칙이라고 하였다.

염담허무는 한의학에서 이상적으로 생각하는 마음상태를 축약해 표현한다고 볼 수 있다. 칠정과 오욕에 흔들리지 않고 비워져 있는 고요한 마음을 의미한다. 이러한 마음상태는 도가 사상에서 말하는 무위(無爲)사상과도 유사하다.

현대인에게 '염담허무'는 스트레스를 어떻게 대응해서 몸과 마음의 건강을 찾을 수 있을지에 대한 상담 키워드가 된다. 왜 마음을 비우고 고요하게 만들려는 노력을 해야 하는지, 마음을 비웠을 때 어떤 변화가 생기는지를 알려주기 때문에 치료 후에도 건강을 유지하기 위해 나아가야할 목표가 된다.

Q2. 앞으로 건강을 지키려면 어떻게 살아야 할까요?

Q3. 100살까지 살면서 어떤 사람이 되고 싶으신가요?

⊙ 진인(眞人) · 지인(至人) · 성인(聖人) · 현인(賢人)

진인 · 지인 · 성인 · 현인은 『황제내경 · 소문 · 상고천진론』에서 말하는 상고시대의 이상적인 인간형이다. 진인은 자연의 법칙을 장악하여 음양의 이치를 파악하였으며, 지인은 덕을 순박하게 하여 도를 온전하게 하고 음양에 화합하며 사계절에 순응했다. 성인은 천지가 조화로운 세상에서 거주하면서 팔풍이 부는 이치에 따르고 탐욕을 조절하며 화를 내거나 애태우는 마음이 없으면서 행동에 세속을 벗어나지 않았다. 또한 근심이 없게 하며 힘써 마음을 고요하면서 기쁘게 하고 스스로 만족함을 성과로 하였다. 현인은 음양과 자연의 운행에 따라 양생의 방법을 구분하여 수명을 더하였다.

진인부터 현인까지 『황제내경』에서 보여주는 내용은 한의학에서 생각하는 이상적인 인간형이다. 자연의 순리에 따르며 도에 맞게 행동하고 신체를 피로하지 않게 하며 감정을 조절하여 조화롭게 살아 신(神)을 지키며 사는 것이 한의학에서 생각하는 이상적인 인간의 삶이다.

이러한 모델은 한의학 상담에서 건강을 회복하고 유지하기 위해 내담자와 상담자가 함께 최종적으로 지향해야 하는 목표를 보여주는 것이다. 약물이나 치료 없이 본인 스스로 자생력을 회복하고 치유하는 과정에서 가질 수 있는 이상적 모델을 보여준다.

Q4. 이미 나이가 많이 들었다고 생각하시는데 건강을 되찾을 수 있을까요?

⊙ 허심합도(虛心合道) 마음을 비워 도와 하나가 된다.

鍊形之妙, 在乎凝神, 神凝則氣聚, 氣聚則丹成, 丹成則形固, 形固則神全.(『동의보감 · 내경편』)

몸을 단련하는 요령은 정신을 통일시키는 데 있다. 정신이 통일되면 기(氣)가 모이고, 기가 모이면 단(丹)을 이루며, 단이 이루어지면 형체가 든든해지고, 형체가 든든해지면 정신이 보전된다고 하였다.

⊙ 학도무조만(學道無早晩) 도를 배우는 데는 때가 없다.

『동의보감 · 신형편』에서는 도를 배우고 따라서 양생하고 스스로 건강을 유지할 것을 강조하였다. 양생에서 우선적으로 나오는 '허심합도'는 『동의보감』의 양생법을 압축하여 보여준다. 마음을 비우고 정신을 통일하여 도와 합치면, 기가 모이고 단을 이루며 형체가 견고해지고 정신이 온전해진다. 건강을 되찾고 양생을 통해 질병을 예방하는 첫 단계는 마음을 비우는 것에서 시작한다. 이는 현재 질병으로 신체적 · 정신적 고통이 존재하는 사람도 허심부터 시작하여 기를 모으면 다시 건강을 되찾을 수 있음을 시사한다.

노화로 인해, 큰 병을 앓은 뒤 건강을 상실했다는 느낌을 받는 사람들이 많다. 선천적으로 건강을 타고 난 경우에 평소 건강관리를 소홀히 하기 쉬워 병이 발생하면 이로 인해 걱정이 생기고 평소의 리듬을 잃어버리기가 쉽다. '허심합도'와 '학도조무만'은 이러한 사례에서 나이가 들었어도 도(양생법)를 배우고 실천하여 다시 건강을 되찾고 유지할 수 있다고 하여 천부적으로 주어진 신체와 건강에서 벗어나 관리하고 유지하는 건강 개념을 보여준다.

Q5. 혹시 심장으로부터 메시지를 들어보신 적이 있나요? 심장에 귀를 기울여 보세요.

⊙ 심장신(心藏神) 심은 신을 간직한다.

心靜可以通乎, 神明事未至而先知, 是不出戶, 知天下不窺, 牖, 見天道也. 盖心如水之不撓, 久而澄清, 洞見其底, 是謂靈明, 宜乎靜, 可以固元氣, 則萬病不生, 故能長久, 若一念旣萌, 神馳於外, 氣散於內, 血隨氣行, 榮衛昏亂, 百病相攻, 皆因心而生也.

심(心)이 고요하면 신명과 통하여 일이 일어나기 전에 알 수 있다. 심은 물과 같아서 오래 두면 가라앉아 밑바닥이 훤히 들여다 보이는데 이것이 영명(靈明)이다. 그러므로 심을 고요히 하면 원기가 든든해져 온갖 병이 생기지 않기에 오래 살 수 있다. 만약 한 생각이 떠올라 신(神)이 밖으로 달려 나가면 기는 안에서 흩어지고 혈은 기를 따라 흘러 영위가 혼란하므로 온갖 병이 공격한다. 이 모든 것은 심(心)으로 인해 생긴 것이다.

한의학에서 심장은 단순한 장기를 넘어서 장기들 중 군주로 여겨진다. 심장은 신을 간직한다고 하여 정신활동을 주관한다. 한의학에서는 『황제내경』 때부터 심장을 정신사유활동에서 중요하게 보았고 염담허무와 같은 상태를 유지하도록 하였다. 『동의보감』에서는 '영명'이라는 단어를 사용해 심을 고요하게 하면 원기가 견고해져 건강해진다고 하였다. 반대로 심장이 신을 간직하지 못하면 신이 밖으로 나가 기가 흩어지고 몸이 아프게 된다고 하였다.

이는 정신을 안정시키고 마음을 비워 고요하게 하는 것이 정신건강에 국한되지 않고 신체 건강에도 결부됨을 말해준다.

다양한 정신관리법에서는 심장을 관찰의 대상으로 두기도 하고, 심장과 호흡을 통해 교감-부교감신경의 안정을 찾기도 한다. "자신의 심장에 집중하고, 심장이 안정된 상태로 뛰고 있음을 확인해보세요", "호흡을 깊이 하면서 심장이 더욱 안정됨을 확인해보세요"와 같은 안내를 통해 스스로의 불안과 긴장을 알아차리고 맥박과 호흡을 안정시키며 심장이 안정되고 마음이 편안해지는 것을 느끼도록 한다.

심장은 혈액을 순환시키는 장기이기도 하지만 그보다 더 많은 의미를 가지고 있다. 심장이 신을 간직한다는 의미를 이해하고 관찰하면 고요한 '영명'의 상태를 유지하여 안정적이고 건강한 상태를 유지함을 알 수 있다.

Q6. 어떻게 해야 마음이 강해질 수 있을까요? 마음을 다루는 방법을 배워보도록 합시다.

⊙ 정심(正心) · 수심(收心) · 양심(養心)

儒者立教曰, 正心, 收心, 養心, 皆所以防此, 火之動於妄也. 醫者, 立教曰, "恬澹虛無 精神內守 亦所以遏" 此火之動於妄也.

유가의 가르침에서 마음을 바르게 하라, 마음을 가다듬어라, 마음을 기르라고 한 것은 다 심화(心火)가 함부로 움직이는 것을 방지하라는 것이다. 의학에서 가르치기를 "안정하고 아무것도 생각하지 말며 마음을 든든하게 가져야 한다"는 것도 심화가 함부로 동하는 것을 막으라는 것이다.

흔히 하는 말로 '정신이 약하다'라는 말이 있다. 작은 일에도 마음이 동요하고 안정을 찾기 어려우면 쉽게 불안과 긴장이 발생하고, 이러한 상황이 지속되면 질병으로 이어진다. 한의학적 관점에서 바라보면 심화가 안정을 찾지 못하고 위로 치솟고, 신(神)도 요동하는 상황이다.

쉽게 불안하거나 마음이 요동치면 정신양생을 통해 마음을 안정시키고 기를 필요가 있다. 이러한 때 '정심 · 수심 · 양심'을 키워드로 삼아 심을 안정시키고 정신을 고요하게 유지하도록 한다.

Q7. 성격이나 체질에서 스스로 취약하다고 생각하는 것을 극복하는 방법에는 어떤 것이 있을까요?

⊙ 독행(獨行)과 박통(博通)

독행은 홀로 행하고 수양하여 본인의 태행이 나오지 않도록 하는 것을 말한다. 박통은 두루 통한다는 뜻으로 본인의 사심이 나타나지 않도록 보완하는 것을 박통이라고 한다.

頷有籌策, 臆有經綸, 臍有行檢, 腹有度量. 籌策不可驕也, 經綸不可矜也, 行檢不可伐也. 度量不可夸也.

턱에는 주책이 있고, 가슴에는 경륜이 있고, 배꼽에는 행검이 있고, 배에는 도량이 있다. 주책은 교만하지 말아야 할 것이고, 경륜은 뻐기지 말아야 할 것이고, 행검은 함부로 하지 말아야 할 것이고, 도량은 과장하지 말아야 할 것이다.

頭有識見, 肩有威儀, 腰有材幹, 臀有方畧. 識見必無奪也, 威儀必無侈也, 材幹必無懶也, 方略必無竊也.

머리에는 식견이 있고, 어깨에는 위의가 있고, 허리에는 재간이 있고, 엉덩이에는 방략이 있다. 식견은 반드시 빼앗는 일이 없어야 할 것이고, 위의는 반드시 사치함이 없어야 할 것이고, 재간은 반드시 게으름이 없어야 할 것이고, 방략은 반드시 도적질함이 없어야 할 것이다.

籌策博通也, 經綸博通也, 行檢博通也, 度量博通也. 識見獨行也, 威儀獨行也, 材幹獨行也, 方略獨行也.
주책, 경륜, 행검, 도량은 박통이다. 식견, 위의, 재간, 방략은 독행이다.

사상체질에서는 지(知)와 행(行)이 선천적으로 인간에게 부여된 능력이지만 수양에 따라서 수준에 많은 차이가 나타난다고 보았다. 지(知)의 능력을 통해 인식, 이해와 같은 사고의 기능을 수행하고 형성된 의지에 따라 행(行)으로 표현하는데 체질별로 결과가 다르고, 수양의 정도에 따라 나타나는 모습이 다르다고 보았다. 예를 들면 박통이 잘 되지 않으면 교만한 마음이 나타나고, 박통이 잘 된다면 주책(籌策)으로 교만하지 않게 나타난다. 독행 역시 잘 이루어지지 않으면 독단적으로 행하여 이익을 빼앗는 마음이 생기나, 잘 이루어질 경우 식견(識見)으로 빼앗는 일이 없도록 한다.

이제마는 체질별로 천명을 따르고 수양하면 누구나 독행과 박통을 이룰 수 있고, 이를 궁극적으로 지향해야 하는 이상적인 인간상으로 보았다. 이는 성격의 단점에 대하여 상담할 때 키워드로 삼을 수 있다. 고정불변의 성격적 단점이 아니라 극복가능하며 발전시킬 수 있는 성격의 한 부분으로 인지했을 때 변화의 가능성이 있다. 융의 우월기능과 열등기능에서도 우월기능을 더욱 발달시키고 열등기능을 점차 의식 수준으로 올려서 보완해나가는 것을 인격의 완성으로 보았다.

반복되는 비슷한 유형의 갈등이나 생각은 성격적 특성이고, 이는 체질의 차이에서 기원할 때가 많다. 이에 대해 스스로의 성격을 이해하고 부족한 부분을 보완하려는 시도를 통해 더욱 성숙된 인격을 가질 수 있다.

더 읽을거리

[책] 인문과 한의학, 치료로 만나다. 강용원. 미래를 소유한 사람들. 2014.

'삶의 아픔까지도 공감하고 돌보는 인문이 진정한 인문이다'라고 설명하면서 한의학의 인문적 접근을 통해 마음치유가 될 수 있다고 설명한다.

- 인문치료의 열풍이 불고 있는 요즘, 한의학이 진정한 인문 치료로서의 역할을 담당할 수 있음을 제시하였다.
- 원효로부터 이어온 고유의 '한사상'과 우리 사회의 아픔을 치유하는 생태, 사회, 인문 한의학에 대하여 설명하였다.

◒ 한의학 상담에서도 한의학 임상장면에서 동양학이 제시하는 인문적 접근을 강조하고 있다. 실제 임상 현장에서 환자와 상담하는 의료인으로서 의학적 지식과 함께 인문적 지혜를 담아내는 것이 한의학상담이 추구하는 궁극적 목적이다.

[책] 중의심리치료. 왕미거 저. 강형원 외 2명 역. 집문당. 2011.

중국의학 중 심리학 사상의 발전과 운용을 힘써 연구하고 토론해온 왕미거의 저서이다. '정(情)', '지(志)', '신(神)', '지(智)'의 변화와 관리를 중요하게 여기며 치료 방법을 선택하는 중의학을 반영한 중의심리치료를 체계적으로 정리하여 분석하였다. 현대 심리치료와 접목하여 계승하고 발전시킬 수 있는 가능성도 모색한다.

본서에서는 현대 심리학의 지(認知過程) · 정(情感過程) · 의(意志過程) 심리과정과 유사하게 정서정감(情緒情感)편, 이지계모(理智計謀)편, 기공행위(氣功行爲)편으로 나누어 설명하고 있다.

한의학 고전에도 인지치료와 유사한 정신요법이 설명되어 있다.

[책] 황제내경, 인간의 몸을 읽다. 장치청. 판미동. 2015.

인간의 생명을 통찰한 최초의 고전 『황제내경』을 대중적으로 명쾌하게 풀어낸 책이다.

- 국가급 무형유산 명의(名醫) 가문의 계승자이자 철학과 중의학을 중국 최고 권위자들로부터 사사한 중국 3대 석학 장치청 교수의 대표작으로, 전인적인 몸 공부를 통해 자신을 읽어내고 삶의 조화로움을 찾는 방법이 담겨 있다.
- 인간에게 무엇보다 선결되어야 할 생명 문제를 다룰 뿐만 아니라, 현재에도 끊임없이 그 의미와 방법이 재발견되고 연구된다는 점에서 『황제내경』이 『논어』보다 먼저 읽을 만한 가치가 있다는 것이 곧 저자의 전언이다.

• "낮잠 역시 기공 연마와 다름이 없다"는 명언이 소개되어 있다.

[책] 동의보감, 몸과 우주 그리고 삶의 비전을 찾아서. 고미숙. 북드라망. 2012.

의학서에 머물러 온 허준의 『동의보감』을 인문학적으로 재해석하여 현대인의 생활습관은 물론 우울증과 공허함에 곧잘 사로잡히는 심리상태, 우리시대의 지식배치 등을 하나하나 짚어 간다.

저자는 의학과 인문학이 따로 있는 것이 아니라, 몸과 삶과 생각이 하나되는 삶을 살 때 우리 안의 치유본능을 이끌어낼 수 있다고 강조한다. 『동의보감』은 단순한 의학서가 아니며, 그 탄생부터 삶의 방식과 직결되고, 모두가 양생을 누리도록 안내한 책임을 알려준다.

[책] 사상심학. 강용혁. 대성의학사. 2010.

사상심학연구회 회원인 저자가 「동의수세보원」을 알기 쉽게 풀어낸 책이다. 구체적 예시와 상세한 설명으로 모호했던 「동의수세보원」의 기본 개념들을 설명한다.

상징어로 풀어보는 사상의학부터 사상의학과 분석심리학의 만남까지 자세하게 소개하였다.

한방신경정신과를 공부하려는 사람이라면, 자신의 정신세계에 대한 평가와 이해가 필요하다. 분석심리학 등의 서구 심리학에 의존하여 이를 학습하였다면, 이 책은 사상의학을 통해 그 작업을 할 수 있을 뿐 아니라, 분석심리학 등을 하면서 "왠지 주인이 아니라 손님 같은 느낌으로 공부하던 부족함"을 채워주면서 사람에 대한 이해의 폭을 넓힐 수 있다.

3. 한의학 상담의 기초 이론

한의사는 한의학의 의학적 관점과 함께 동양학의 인문학적 지식을 바탕으로 한의학 상담을 진행하게 된다. 전통한의학에는 특히 동양학에서 제시하는 인문적 접근이 고스란히 담겨 있다. 한의과대학의 커리큘럼에서 동양 고전을 학습하는 시간이 배정되어 있는 것도 한의학 공부에서 이런 동양 인문학의 바탕이 무척 중요함을 시사한다. 그렇지만, 이런 한의학과 동양학의 내용이 현대에 활용되기 위해서는 이러한 내용을 의료 상담에 적합하도록 재해석할 필요가 있다. 한의학 상담은 현재 고통받는 사람을 위한 한의학과 동양학의 지혜를 통해 해결하고자 하는 것이다.

“고통받는 현대인을 위한 한의학과 동양학의 대화”

3-1. 한의학에서 보는 인간 구조와 정신병리 이론

상담을 할 때 '사람은 무엇인가?'라는 가장 원론적인 질문에 한의학은 기존 의학이나 심리학에서 바라보는 관점과 함께 한의학 특유의 관점을 함께 가지고 있다. 이러한 관점은 한의학이 자연과학과 함께 동양학과 인문학적 관점을 가지고 있기 때문인데, 임상 장면에서 상담을 할 때 사람을 바라보는 관점을 넓게 함으로써 상담의 효능을 높일 수 있다. 한의학 상담은 인간의 구조와 함께 정신 병리 이론, 그리고 이에 기반을 둔 치료 이론이 있는데, 이러한 기본 이론들을 통해 상담적 접근이 철저해지고 또 풍성해진다.

1. 인간 구조

한의학에서 '인간은 어떤 구조로 되어 있는가?'라는 질문에 다음과 같은 다양한 측면을 고려하여 설명하고 있다.

1) 인간은 자연과 끊임없이 교류하는 존재

인간은 자연과 늘 함께하면서 이를 활용하고 적응하며 때로는 극복하는 존재이다. 기본적으로 자연의 변화 원칙이 인간에 적용되는데, 이러한 원칙에 잘 순응하는 것을 중시한다. 또한 자연에는 이치가 있어서 이를 깨닫고 구현하는 것을 이상적인 인간의 모습으로 설정하고 있다.

2) 정 · 기 · 신을 인간 구조의 축으로 설명

정(精) · 기(氣) · 신(神)은 인체를 구축하는 기본 축으로 정은 하단전에 위치하며 신체의 상징으로, 기는 중단전에 위치하며 감정의 상징으로, 신은 상단전에 위치하며 의식의 상징으로 설명된다. 정 · 기 · 신은 인간의 구조적 축이지만, 정신과 육체를 나눠서 본다면, 정은 육체, 신은 정신, 그리고 기는 육체와 정신을 연결하는 것으로 설명된다.

특히, 인간 탄생 이전의 신 · 기 · 정, 그리고 인간 탄생 이후의 정 · 기 · 신이 서로 연관이 되어 자연의 뜻과 이치로써의 신, 그리고 인간의 발현으로서의 신을 대칭적으로 설명하고 있다.

3) 정신은 의식과 무의식을 총괄

정신 현상에서는 밖으로 드러나는 '혼(魂)'과 안으로 들어가는 '백(魄)'이 정신 역동

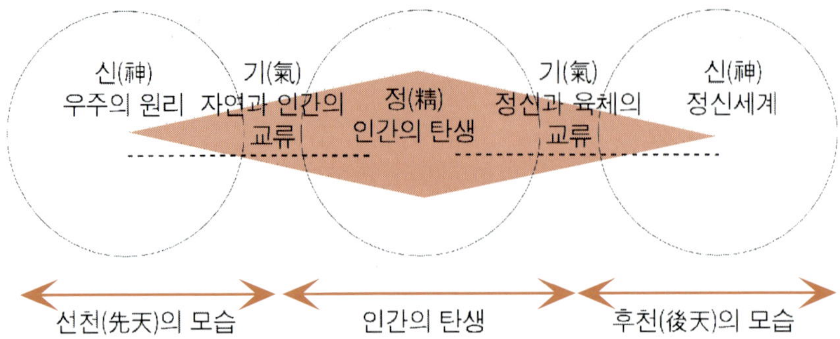

그림 3-1. 자연에서의 신 · 기 · 정과 인간에서의 정 · 기 · 신[17]

을 담당하게 된다. 드러나는 혼은 의식화의 과정이고, 안에 내재된 백은 무의식화의 과정이라고 할 수 있는데, 이 역동에서 '의(意)'를 통해 조화를 이룰 때 의식화의 결과물인 '신(神)'과 무의식화의 결과물인 '지(志)'가 올바르게 자리를 잡을 수 있게 된다.

4) 감정은 정신적 문제의 표현 양식으로 신체에 직접 영향을 미침

외부에서의 자극 가운데 정신적인 스트레스는 정서로 표현하며, 이러한 정서는 오장에 직접 영향을 미쳐 다른 어떤 자극보다도 강력하다. 또한 정서 역시 오행의 법칙에 따라 분류되기 때문에 정서를 통한 역동적 심리 조절이 가능하다.

5) 사상이라는 유형론적 접근 방식

인간의 원래 속성 가운데 그 사람의 고유 특성이 존재한다는 유형론의 접근방식을 한의학에서는 체질로 설명한다. 그러나 체질은 유형론에 그치는 것이 아니라, 그 사람의 내면에 있는 다른 체질적 특성의 영향에 따라 다양한 모습으로 변화함을 관찰할 수 있으며, 이러한 정신적 접근 이외에 신체적 접근, 그리고 이를 치료하기 위한 약물 등 매우 정교한 의학적 접근 방식이 함께 존재한다.

6) 인지과정을 여섯 단계로 나눠서 설명

인지 과정은 마음을 두는 것에 시작하여 심(心) · 의(意) · 지(志) · 사(思) · 려(慮) · 지(智)의 패턴으로 우리의 의식 속에 담기게 된다. 즉, 인식을 처음할 때 마음에 두고, 기억하고, 생각하고, 점차 개념화와 추상화 작업을 거쳐 지혜로 마무리되는 과정을 제

17 김종우. 마음을 치유하는 한의학 정신요법. 학지사. 2006.

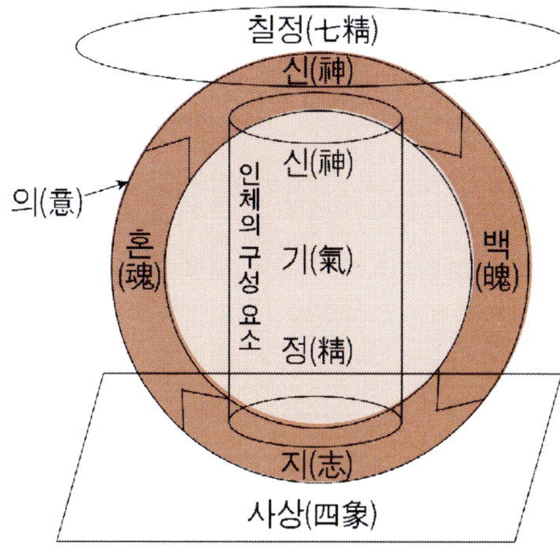

그림 3-2. 한의학에서의 정신 구조와 역동[18]

시하고 있다.

2. 정신병리 이론

'인간은 왜 정신적인 문제로 고통을 받는가?'에 대한 한의학의 정신병리의 이론을 보면 다음과 같다.

1) 자연과의 교류에서 실패하면 문제가 발생

인간은 기본적으로 자연 속에서 안정과 평안함을 얻을 수 있다. 자연과의 관계에 문제가 발생하면 편안한 상태로 돌아갈 안식처가 없는 것과 같다. 자연 현상과 원리에서 벗어나면 그만큼의 과도한 에너지를 쓰고, 결국은 문제가 발생하게 된다. 자연은 인간에게 가장 근본적인 리듬을 제시하고, 인간은 이 리듬에 순응할 때 건강한 삶을 살아갈 수 있다.

2) 정신과 육체, 그리고 영혼의 조화가 깨지면 문제가 발생

정 · 기 · 신으로 설명되는 인간의 구조에 문제가 발생하면 질병이 발생하게 된다. 건강의 조건에서 정신과 육체뿐 아니라 신으로 설명되는 영혼, 의미, 철학 등이 중요하게 다뤄지게 되며, 특히 정신적인 문제는 신에 문제가 발생할 때 인체 전체가 영향을 받는다.

---

18 김종우. 마음을 치유하는 한의학 정신요법. 학지사. 2006.

3) 균형과 조화가 깨지면 문제가 발생

한의학에서 제공되는 음양. 오행의 기본 철학은 인간의 건강 조건으로 균형과 조화를 근간으로 삼는데, 이것이 깨지면 인체에 문제가 발생한다. 음양과 오행은 각 특성상 서로 도와주거나 견제하는 속성이 있는 바, 동태적 평형을 유지해야 하는데, 인간의 삶 속에서 그 균형이 무너지면 한쪽으로 치우치는 양상이 발생한다.

4) 의식화와 무의식화를 중재하는 의(意)의 기능 이상으로 문제가 발생한다.

혼과 백의 작용에 문제가 발생하면, 무의식이 구축되지 않을 뿐 아니라, 가벼운 자극에도 쉽게 생각과 감정이 밖으로 드러난다. 혼과 백의 중간에 위치한 '의(意)'가 그 중간자 역할을 담당하여 유연성과 함께 튼튼하게 구축되어야 하는데, 그렇기 못하게 될 때 안정을 잃는다.

5) 체질적 왜곡이 발생하면 문제가 발생

자신이 원래 가지고 있는 유형에 맞는 삶을 산다면 자연스러운 삶을 살아갈 수 있지만, 그렇지 못하면 내면적 갈등에 빠지고 또 어색함과 불편함이 드러나는 체질 왜곡이 벌어진다. 체질의 왜곡 현상은 본래 가지고 있는 체질적 모습을 잃고 다른 체질처럼 보이면서 확연하게 드러난다.

6) 인지적 과정에서 마음 둠에 이상이 있으면 문제가 발생

인지 과정의 첫 시작은 마음을 두는 것 즉 '심(心)'이고, 최종적 결과물은 '지(智)'이다. 그렇기 때문에 마음을 어떻게 두냐가 정신적 문제를 일으킴에 있어서 매우 중요한 위치를 점하게 된다. 또한 마음을 잘못 두어 인지의 오류가 발생하면, 지식과 지혜에도 왜곡현상이 벌어진다.

3. 치료 이론

한의학 상담에서는 정신 구조와 정신병리 이론에 기반을 두고 문제를 해결하는 치료 이론의 기본은 다음과 같다.

1) 바람직한 천인관계의 회복

치유에서 자연을 활용하는 것은 한의학 치료의 가장 기본이다. 자연의 리듬에 따르고, 자연이 주는 안정감과 에너지를 얻고, 자연에서 수행하는 활동을 적극적으로 함으로써 자연치유력을 키운다.

2) 균형과 조화를 도모

현재 드러난 문제를 불균형의 관점에서 관찰하고, 이를 균형과 조화로 만들어 가는 것이다. 불균형에 대한 관찰은 현상적으로 나타나는 신체의 반응을 음양이나 오행의 속성에서 관찰하고, 어느 한편으로 치우쳐 있지 않은지 점검하고, 이에 상대되는 속성을 보강하는 방법으로 치유 과정을 진행한다.

3) 정신과 육체, 영혼이 튼튼한 축을 구축

인간의 구조는 정 · 기 · 신을 축으로 하여 이뤄지는 바, 이에 대한 튼튼한 축을 구축하는 것이 중요하다. 상담 장면에서는 특히 신과 기를 다루는 작업을 진행하는데 신에 해당하는 의미와 기에 해당하는 정서를 주로 다룬다.

4) 감정의 역동성을 활용하여 감정을 조절

감정은 정신적인 에너지가 드러나는 것으로 각각의 감정이 고유한 기의 변화를 유발하며, 각 감정은 특성이 있다. 그렇기 때문에 감정의 조화와 균형을 위해 감정의 역농성을 활용하여, 감정을 조정한다.

5) 자신의 체질을 이해하고 이에 맞는 삶을 모색

자신의 체질을 찾아가는 작업은 결국 인간의 성숙으로 이어진다. 이 작업은 자신의 고유한 특성 확인과 함께 우월기능과 열등기능 등을 알게 됨으로써 일상에서 우월기능을 잘 활용하고 열등기능을 보완하는 것이다. 체질의학에서는 체질적 문제로 발생하는 마음과 행동뿐 아니라, 이를 극복하는 마음 및 행동도 제시하고 있다.

6) 마음을 어떻게 두는가가 중요

인지의 첫 시작이 마음을 어떻게 두느냐에 따라 달라지기 때문에, 일상생활에서 마음을 어떻게 두느냐는 매우 중요하다. 마음을 비우고, 또 긍정적으로 받아들이는 자세를 갖는다면 그 이후에 발생하는 여러 인지적 과정도 자연스럽게 긍정적으로 변화하게 된다.

4. 한의학 상담에서의 축

한의학 상담을 진행함에 '상담을 어떤 방향으로 이끌 것인가?'에 대하여 다음과 같은 축을 설정하고 어느 축에 우선 집중할 것인지와 어떤 순서로 진행할 것인지를 결정한다.

1) 환자의 특성

상담을 진행할 때 질병과 고통을 유발하는 환자의 기질이나 성격, 체질 등에 집중한다.

2) 병의 특성

나타난 증상이나 질병의 특성에 집중한다. 병의 특성은 한의학에서 제시하는 증후적 특성이 고려된다.

3) 환자의 병이 만들어지는 과정과 역사

과거의 트라우마나 어린 시절의 환경에 집중한다. 현재 환자의 고통과 증상이 질병의 과정 가운데 어디에 위치해 있는지를 검토한다.

4) 일상생활에서의 삶

한의학에서 추구하는 생활 패턴과 비교하여 자신의 일상생활을 점검한다. 일상에서의 습관이 질병 유발에 원인이 되는지를 검토한다.

5) 추구하는 방향에 대한 내용

환자가 가지고 있는 가치와 의미에 집중한다. 한의학에서 추구하는 이상적인 인간상을 구현할 수 있는지도 검토를 한다.

3-2. 한의학 상담의 기본 용어

한의학에서 상담을 진행할 때 한의학에서 설명하는 용어에 대한 개념이 우선 명확하게 정리되어야 이를 활용한 상담이 효과적으로 진행된다. 한의학의 개념은 '표의문자'적 개념이 있기 때문에, 한 단어가 가지고 있는 의미의 범위가 매우 넓다. 이런 표의문자적 접근은 한편으로는 개념적으로 명확성이 떨어지는 단점이 있을 수 있겠지만, 또 다른 측면에서는 이해의 폭을 넓히는 데 기여할 수 있다.

예를 들어 프로이트가 개념으로 설정한 '리비도'는 한 단어임에도 불구하고, 여러 의미를 포함하며, 그 의미의 확장성이 매우 크다. 그렇기 때문에 명확한 설명을 하지는 못하더라도 세상의 현상을 설명할 때 많은 분야를 이해하는 데 기여하였다. 한의학에서 활용되는 용어에 그런 특징이 있음을 부인할 수 없고, 그 특징을 도리어 활용할 필요가 있으며, 이를 정신의학적, 그리고 현대인들을 위해 재해석하는 노력이 필요하다. 한의학에서 리비도 이상으로 광범위한 해석과 함께 현상을 설명하는 용어로 '기'가 있는데, 마찬가지로 기를 정신의학적으로 재해석할 필요가 있다. 그리고 이 재해석을 통하여 기가 상담에서 중요한 개념이 된다.

그렇지만, 한의학의 용어가 그런 광범위한 해석적 견해가 있어서 상담 장면에서는 그 단어를 선택할 때 정신의학에서 필요한 용어를 적절하게 활용할 필요가 있다. 현재 한국의 현실은 한의사가 늘 써왔던 한의학의 여러 개념들보다 도리어 정신의학에서 설명하는 용어가 더 친숙한 세상이기 때문이다. 또한 한의학 용어들을 많이 활용하면 그 특성상 중복된 해석이 드러나고, 이러한 중복 해석은 이해를 넓히는 데 결코 도움이 되지 않으며, 도리어 방해 요소가 될 수도 있다. 따라서 매우 제한적인 용어를 선택하고, 이에 대한 확장성을 충분히 활용함으로써 이해를 쉽게, 그리고 넓게 할 수 있도록 해야 한다.

우선 한의학에서 각각의 용어적 개념, 상담의 주제와 키워드, 그리고 지침과 메시지를 정리해 보았다.

표 3-1. 한의학 용어의 기본 정리

한의학의 개념	의미	상담의 주제, 키워드	지침과 메시지
천인상응(소우주)	•자연(외부 환경)과 인간의 상응 •자연과의 교류	적응, 교류, 소화	자연에의 순응과 적응 호흡과 식이
음양	•상대되는 두 가지 힘	균형, 중용	치우치지 않음(균형) 상호보완
오행 (목·화·토·금·수)	•자연의 다섯 가지 특징 요소	특성, 조화, 순환	각각의 특성 이해 조화
정·기·신	•정: 물질의 기초 •기: 정신과 육체의 연결 •신: 인간의 정신세계	정신과 육체 인간의 세 가지 축	정의 보존과 강화 몸과 마음(정신)의 연결 인간의 정신세계
기	•힘, 파워	자연과 인간의 교류 몸과 마음의 교류 및 조절	소통
심	•마음	군주의 역할	마음먹기 심장 기능의 강화
오신 (혼·신·의·백·지)	•정신 구조	정신의 역동(정신과 육체의 상호작용)	정신세계
인지 (심·의·지·사·려·지)	•인지 과정	감각, 인지	인지의 변화 과정 이해
칠정 (희·노·우·사·비·공·경)	•정서	감정, 반응	정서 바로 알기 감정과 이에 따른 반응
외감	•외부 자극에 대한 인체의 반응	반응	반응 이해하기 반응 벗어나기
병리산물 (담·어혈·허·화)	•인체에 나타난 병리적 현상	현상	현상 이해하기 현상 벗어나기
사상체질 (태양·소양·태음·소음)	•인간의 4가지 다른 속성과 체질	특성 다름에 대한 이해	나에 대한 이해 성정에 대한 이해 자신의 약점에 대한 극복 방법(박통, 독행) 남에 대한 이해(갈등 풀기)
양생	•건강한 자신 만들기	최적의 건강	건강 찾기
진인	•이상적인 인간상	삶의 목표	삶의 의미

이렇게 각기 정의된 내용이 임상 현장에서 적극 활용되기 위해서 이러한 개념들이 어떻게 이해되는지에 대한 구체적인 정리가 필요하다. 한의학에서 늘 활용되는 개념들이 상담 장면에서는 위에서 설명한 최소한의 내용만이라도 환자 입에서 회자될 수 있어야 한다.

3-3. 천인상응(소우주)

인간은 자연과 만나 조화를 이뤄가면서 살아가야 한다.

- 천인상응(天人相應)은 하늘과 인간이 서로 만남을 의미한다.
- 소우주(小宇宙)는 인간이 자연을 그대로 닮아서 자연과 같은 구조로 만들어 졌음을 의미한다.

한의학 상담은 자연이 주는 지혜를 인간이 닮아가면서 자연 치유력 회복을 목표로 한다.

1. 주제

1) 인간을 자연의 한 현상으로 설명

한의학 상담에서는 인간에 대한 상담을 하면서도 자연과의 관계를 중요하게 다룬다. 그것은 인간의 구조나 행동, 생각이 모두 자연을 닮고 있기 때문이다. 자연에서 관찰되는 현상이 그대로 인체에서 설명되며, 자연의 법칙을 그대로 인간에게 적용하게 된다.

천인상응(天人相應)은 하늘과 인간이 서로 응한다는 뜻으로 환경에 따라 인간에 어떻게 적응하고 살 것이냐의 기본 내용이 담겨 있다. 궁극적으로는 자연을 닮은 삶에 대한 이야기가 나오는데, 이런 목표 이전에 인간과 자연이 실제 너무 많이 닮은 점을 찾아가는 것 역시 중요하다.

2) 인체가 자연과 교류하는 것

인체는 자연과 끊임없이 교류하면서 그런 가운데 적응하고 살아가게 된다. 인간은 호흡을 통하여 하늘의 기운인 천기(天氣)를 받아들이고, 음식을 통하여 땅의 기운인 지기(地氣)를 받아들이며, 인체의 감각 기능을 통하여 환경과도 지속적인 교류를 한다.

자연은 우리에게 삶에 대한 에너지를 공급하여 자연 치유력을 극대화하도록 한다. 산림 자원과 같은 자연의 자원은 그 자체만으로도 보양 효능이 있다. 자연이 주는 그런 에너지를 어떻게 그대로 받아들일 수 있냐는 한의학 상담에서도 중요한 주제다.

3) 시간의 흐름에 따라 변화하는 인간

우리의 생활은 자연계의 리듬에 그대로 노출되어 있다. 하루를 보면 낮과 밤이라는 일주기 리듬이 있고, 춘하추동의 일 년의 리듬이 있다. 인생 역시 유년기부터 노년기까지의 커다란 리듬 속에서 삶을 영위한다. 이것은 한의학에서의 리듬에 관한 설명인 생

(生)·장(長)·화(化)·수(收). 장(藏)의 법칙을 그대로 따른다. 이러한 리듬에 자신을 얼마큼 잘 맞추느냐가 건강의 조건이다.

4) 자연에 순응하는 삶

자연의 에너지를 충분히 받아서 극대화하기 위해서는 자연에 얼마만큼 순응하느냐가 관건이다. 한의학 상담에서는 자연을 관찰하여 그 특성을 파악하고 이를 인간에 적용하는 것을 주제로 이야기하게 된다. 그리고 자연이라는 의미가 '스스로 그러함'이기에 그러함에 순응하는 것을 바람직한 삶으로 받아들이게 된다.

5) 하늘의 뜻을 이어받는 것

자연의 이치를 이(理)로 설정하고 이에 맞는 삶을 살아가는 것을 이치에 맞게 세상을 살아가는 것으로 본다. 또한 인간의 마음 역시 하늘의 법칙을 따라야 함을 설명하고 있다. 자연으로부터의 뜻과 의미가 무엇인지에 대한 고민 역시 진리에 대한 접근의 한 방법이 될 수 있다.

2. 상담 장면에서 나눠지는 질문

Q1. 하루의 일과를 어떻게 보냈을 때가 가장 좋은 것 같나요?

Q2. 겨울에는 마음가짐을 어떻게 하는 것이 좋을까요?

Q3. 갱년기를 뭐라고 생각하시나요? 나이를 먹어서 이렇게 변화할 때가 있는데 그 변화를 어떻게 받아들이면 좋을까요?

Q4. 꼭 생리 전에 이렇게 짜증이 나는 이유는 무엇일까요?

Q5. 산에 있다 보면 어떠신가요? 산림치유에서는 산림 속에 있는 것 만해도 건강에 좋다는데 어떻게 생각하세요?

3. 정신의학적 의미

인간은 자연에서 태어나, 자연에서 생존을 하다가, 다시 자연으로 돌아가는 존재로서, 자연은 인간 탄생의 원류이며, 삶의 공간이고, 또 최종적인 안식처가 된다. 자연이 늘 자신의 주위에 있는 것으로 받아들이면서 지속적인 교류를 맺어가는 것은 인간에게는 큰 위안이 된다. 사람들의 분리 불안은 바로 이러한 안식처가 없다는 생각에서 비롯된다. 힘든 일이 있을 때 돌아갈 곳이 없는 인간은 결국 자신이 처한 환경에서 불안이라는 것을 안고 살 수 밖에 없다.

자연환경에 충분히 노출되어 있는지, 자연 속에서의 경험이 충분한지는 그 사람의 자원이 얼마나 있느냐를 설명하는 잣대가 될 수 있다. 다양한 자연환경에 노출되고, 여기에 적응하는 것은 자연과의 교감으로서 영적 건강의 밑거름이 된다. 자신이 아닌 무엇인가와 관계성을 확립하는 것 역시 처음에는 자연과의 관계에서 나오는데, 자연과의 관계가 발전하여 신과의 관계를 맺고, 이를 통해 영적 건강을 담보하게 된다.

'자연에 친숙할 수 있는가?' 많은 사람이 현재 정신적으로 문제가 생겼을 때 그 1차적 해결책으로 자연을 찾아가는 것은 어쩌면 당연하다. 자연 속에는 자신과의 동질성과 함께 자신을 품어 안을 여유가 같이 존재하기 때문이다. 그렇기 때문에 상담 장면이 병원의 진료실이 아닌 자연 속에서 진행된다면 더욱 큰 효과를 볼 수도 있다. 트래킹을 진행하면서 하는 '용서(EBS의 용서 프로그램)' 작업은 그동안 닫혀 있던 마음이 오랫동안 걸으면서 자연과 동화되어 하나둘씩 풀려가는 모습을 관찰할 수 있다

삶에서의 리듬 역시 중요한 건강의 조건이다. 그것은 매번 규칙적이고 반복적으로 변화하는 자연의 리듬에 적응하는 것임과 동시에 자신이 주도적으로 그 리듬을 만들어 갈 수 있느냐를 의미하기도 한다. 인생에서도 그 나이에 이뤄야할 과업이 있는데, 이것이 실현되지 못하면 과거에 머물러 있거나 심지어 퇴행을 겪게도 한다. 자연의 리듬에 맞춰 사는 것이 최소한의 에너지를 소모하면서 최대한의 효능을 얻는 생활이다.

4. 사례

1) 사례 H: 갱년기 증후군을 앓는 중년 여성

나이가 들면서 생긴 변화에 어떻게 대처하여 살아갈 것인가?

갱년기를 만나서 변화하는 사람에게 그 갱년기를 자연의 흐름으로 받아들이고 그 흐름에 자신을 맞춰서 살아가도록 한다. 중년 여성에게 화가 많은 것은 자연의 법칙과도 관련이 있으므로 무조건 화를 끄는 것이 목표가 아니다. 때로는 이것이 자신이 환경에 적응하면서 건강하게 살아갈 방향이 되기도 한다. 그렇기에 화병 환자들의 화와 분노는 적절하게 활용하면 문제를 해결하고 질병을 고치면서 행복하게 살아가는 자원이 되기도 한다. 자신의 변화를 받아들이고 긍정적으로 해석하면 그 변화가 도리어 문제 해결의 에너지가 될 수 있다.

2) 사례 O: 일주기 리듬이 깨진 불면증 환자

수면의 리듬이 깨진 사람에게 어떻게 리듬을 다시 돌려놓을 것인가?

수면의 리듬이 깨지게 된 이유에서 접근을 해야 한다. 단기적인 문제로 수면 리듬이

깨졌다면 수면 리듬을 원래대로 돌려놓기 위해서, 낮 시간에 더욱 적극적으로 활동하여, 밤 시간에 수면을 유도하는 방법이 있다. 그렇지만 장기적인 문제로 잠을 자지 못하는 불안에는 불면이라는 현상에만 집착하지 말고, 불면이 오게 되는 자신의 삶의 리듬과 원인을 찾고 해결함으로써 불면을 고칠 뿐만 아니라 마음속에 풀지 못한 숙제도 함께 해결한다.

5. 근거

1) 『황제내경 · 소문 · 사기조신대론』: 계절에 따라 달라지는 생활 수칙과 마음가짐

- 봄에는 늦게 잠들고 일찍 일어나며 온화한 마음을 갖는다.
- 여름에는 늦게 잠들고 일찍 일어나며 분노를 삼간다.
- 가을에는 일찍 자고 일찍 일어나며 편안한 마음을 갖는다.
- 겨울에는 일찍 자고 늦게 일어나며 정신을 단속한다.

(春三月…夜臥早起…以使志生, 夏三月…夜臥早起…使志無怒, 秋三月…早臥早起…使志安寧, 冬三月…早臥晩起…使志若伏若匿)

2) 『동의보감 · 신형편』: 계절에 맞춰 사는 법(四時節宣)

- 여름은 사람의 정(精)과 신(神)이 약해지는 계절이다. 이때에는 심(心)이 왕성해지고 신(腎)이 쇠약해진다. 그러므로 신정(腎精)을 더욱 보호하고 아껴야 한다. 그러므로 여름에는 나이에 상관없이 모두 따뜻한 음식을 먹어야 한다.

(夏一季是人脫精神之時, 心旺腎衰, 腎化爲水, 至秋乃凝, 及冬始堅, 尤宜保惜. 故夏月不問老幼, 悉喫煖物, 至秋卽不患霍亂吐瀉, 腹中常煖者, 諸疾自然不生, 血氣壯盛也)

더 읽을거리

[책] 산림치유. 모리모토 가네히사 외 저. 산림치유포럼 옮김. 전나무숲. 2009.

산림치유는 몸과 마음을 통합적으로 치유하는 대자연의 치유력으로 산림을 포함한 자연환경과 교류함으로써 질병 치유를 촉진하거나, 건강의 유지 및 증진을 기대하는 치료로, 숲 속의 보양특성을 활용한다. 산림치유에 관하여 다양한 분야의 전문가들이 과학적인 언어로 약학, 운동, 심리 등 다각도로 치료의 통합 의학적 효과를 풀었다. 삼림욕에서 한정되지 않은 산림테라피에 대해 구체적으로 접근할 수 있다.

[책] 주화론. 최원철. 경희대학교 출판문화원. 2011.

문명과 과학이 급속도로 발달하며 오랫동안 자연의 순환과 법칙에 맞추어온 인간의 몸은 적응하지 못하고 질병을 일으키게 된다. 이에 대한 치료법이자 대안으로 인체의 순환을 우주와 자연의 순환, 즉 생태 순환에 맞출 것을 제시하였다. 생태순환이 이루어지지 않아 발생한 암에 대해 생태진화 적응속도를 낮추어 암을 적응시키고 생명을 살리는 내용은 건강을 기르는 것에도 좋은 조언이 된다.

[책] 면역력 강화 수면법: 갓난아기의 숙면 비결. 오타니 노리오 저. 정세헌 옮김. 넥서스BOOKS. 2010.

면역력 저하로 인한 많은 질병들에 대한 대안으로 면역력을 높일 것을 제시하였다. 저자는 아기들이 기초체온이 높고 건강하다는 점, 심장에는 암이 생기지 않는다는 점에서 착안하여 수면과 체온에서 건강을 찾을 것을 제안하였다. 식이와 습관으로 기초체온을 높이고, 충분한 수면을 통해 인체의 대사를 조절하는 방법을 설명하였다. 따뜻하게 하고 깊이 충분히 수면하는 습관은 몸을 따뜻하게 만들며 면역력을 강화시켜 인체를 건강하게 만든다.

3-4. 음양

상대성을 인정하고 조화와 균형을 도모한다.

• 음양은 서로 대립하면서도 의존하는 자연의 법칙이다.

한의학 상담은 음과 양의 상대성과 조화를 주제로 자신의 일상을 점검하는 작업이다.

1. 주제

1) 서로 간의 다른 특징

음과 양은 각기 다른 특성이 있으며, 이러한 특성을 근거로 하여 사람에 대한 이해를 넓혀 간다. 임상 장면에서 상담을 진행하면서 가장 많이 질문하고 대답하는 것이 그 사람의 성격인데, 성격 역시 음양의 특성이다.

상대방에게 "당신의 성격이 어떠세요?" 하고 묻는다면 쉽게 대답을 들을 수 없겠지만, "내성적이신가요?" 하고 물으면 쉽게 대답을 들을 것이다. 이렇게 다른 특성은 쉽게 드러나고 서로 간에 공감할 수 있다. 상대가치를 알아보는 것은 정신 현상을 이해하는 데도 중요한 자료가 된다. 개개의 특성을 정의할 때는 모호하지만, 서로를 비교하면서 설명하면 보다 명확하게 드러난다.

2) 균형과 조화

음양은 서로 상대적 관점에서 다뤄지기 때문에 서로를 알아가는 데 중요한 대비 점의 역할을 하고, 또, 치료적인 측면에서는 서로 간의 조화와 균형을 강조하는 개념으로도 해석된다. 음양은 서로를 분리하여 대비하지만, 이것이 각각 존재하기 위해서는 대립보다는 조화와 균형이 중요하다. 한의학 상담에서는 조화와 균형을 위해 화합을 강조하는데, 정과 신이 조화하고 몸과 영혼이 화합하고, 궁극적으로는 사람과 하늘이 화합하는 원리를 설명하고 있다.

3) 내재된 다른 속성

음양은 이분법적 차이로 서로 간에 다름을 의미하는 것만으로 한정되는 것은 아니다. 음 가운데 양이 있고, 또 양 가운데 음이 존재하기 때문에 그 내면에 다른 속성이 역시 존재하고 있음을 알아가는 것이 중요하다. 인간을 이해할 때도 어느 한 현상이 나타났다고 하여 그 쪽으로 몰아가기 보다는, 그 내면에 다른 측면이 있는지를 잘 살펴야 하고,

그러한 측면을 활용하여 조화와 균형을 이룰 수도 있다.

4) 순환

음양은 균형과 조화를 찾아가는 것이기도 하지만, 한편으로는 순환의 의미도 있다. 달이 차면 다시 기울고, 낮이 지나면 다시 밤이 오는 것도 그런 현상 가운데 하나이다. 특히 어느 것이 극한 상황으로 치달아 가다보면 결국은 반대의 속성으로 변화하고 있는 것을 볼 수 있다. 한의학 상담에서도 이러한 순환을 고려하여 기다리는 여유를 가질 것을 강조한다.

2. 상담 장면에서 다뤄지는 질문

Q1. 성격이 내성적이신가요? 외향적인가요?

Q2. 성격이 내성적이라고 하셨는데, 혹 다른 면이 있지는 않을까요? 어떤 경우는 도리어 외향적이지 않나요?

Q3. 시간이 지나면서 성격이 바뀐 점이 있나요?

Q4. 혹시 누구와 잘 어울리시나요? 같은 성격인가요? 반대 성격인가요?

Q5. 이번 일을 풀어가면서 내 안에 다른 모습이 있다는 것을 알게 되었지요? 그런 모습은 어떻게 나왔을까요?

Q6. 삶의 균형을 잡기 위해 어떤 노력을 하고 있나요?

3. 정신의학적 의미

사람이 처음 만나 서로를 이해하려고 할 때, 특별한 기준이 없다면 한 발자국도 나가지 못하는 경우가 있다. 그럴 때 그 사람의 속성을 알아보면서 한 걸음씩 나갈 수 있다. 흔하게 던지는 "내성적이신가봐요"와 같은 말이다. 이처럼 어떤 속성에 대한 접근 방법은 유형론을 설명하는 첫 번째 단추가 된다. 내성적, 혹은 외향적이라는 용어가 기초적인 접근인 것이다. 그 질문에서 조금씩 더 들어가면서 디지털식으로 접근을 하다보면 그 사람의 다양한 모습이 설명된다. 이른바 '+', '-0'혹은 '0'과 '1'의 코드를 계속 넣으면서 사람을 이해하는 것이다.

사람의 마음속에는 그 마음의 반대가 되는 속성 역시 숨어 있다. 그리고 어떤 상황에서는 이러한 모습이 밖으로 드러나기도 한다. 남성 성격 가운데 있는 여성적 요소의 '아니마'나 여성 성격 가운데 있는 남성적 요소의 '아니무스'가 그런 예이다. 그리고 그런 내면의 반대 속성을 이해하는 것이 그 사람을 바로 이해하는 것이고, 때로는 그 반대 속성을 치료에 활용하기도 한다.

음양의 조화와 화합은 인간에 대한 통합적 이해를 하는데 기여하게 된다. 몸이 불편하면 마음이 불편하고, 마음이 편치 않으면 몸도 영향을 받는다. 우울증을 앓는 사람 역시 우울의 시기가 있고, 반대로 조증의 양상을 띠기도 한다. 이처럼 어느 한편이 반대 속성에게 영향을 주고 시간에 따라 변화함을 알아차리게 되면, 조금은 여유와 안정이 생기고, 이렇게 기다리면서 자연 치유력이 충전되어 건강을 회복하게 된다.

4. 사례

1) 사례 S: 감정기복이 심한 20대 여성

자신의 감정을 관찰하고 다른 감정이 들 때까지 기다릴 수 있을까?

자신의 감정을 살펴보면, 어떨 때는 우울함에 빠져서 헤어나지 못하고, 또 어떨 때는 기분이 고양되어 감정조절에 어려움을 겪고 있다. 이러한 현상은 서로 다른 감정이 존재하고 이것이 시간에 따라, 혹은 상황에 따라 변하기 때문에 나타나는 현상이다. 치료는 그런 감정의 변화를 관찰하는 것에서부터 시작한다. 그리고 감정의 변화가 있음을 인지하고, 어떤 감정에 빠졌을 때, 시간이 지나면 다른 감정이 다시 돌아올 수 있음을 확인하는 것이 필요하다. 변화를 기다릴 수 있게 되면, 자신의 감정에 빠지기보다는 이를 한 발짝 물러서 객관적으로 볼 수 있고, 감정 조절도 가능해진다.

5. 근거

1) 『황제내경 · 소문 · 상고천진론』: 음양의 법칙에 맞는 삶(法於陰陽, 和於術數)

자연계의 변화 법칙에 순응하여 살고, 정확한 양생 보건의 법칙에 따라 건강을 유지해야 한다. 여기서 화(和)는 음양의 조화를 일컬음이다.

2) 『황제내경 · 소문 · 음양응상대론』: 음양은 우주의 근본 원리

음양은 천지의 도요, 만물의 기강이요, 변화의 부모이며, 나고 죽음의 근원이요 출발점이다.

陰陽者, 天地之道也, 萬物之綱紀, 變化之父母, 生殺之本始.

3) 『황제내경 · 소문 · 생기통천론』: 음양을 조화롭게 陰平陽秘

음과 양이 조화로우면 정과 신이 다스려진다. 음양의 조화가 깨지면 정기가 끊어진다.

陰平陽秘, 精神乃治, 陰陽離決, 精氣乃絶.

더 읽을거리

[책] 음양이 뭐지? 전창선, 어윤형. 와이겔리. 2009.

한의학의 기본적인 생각의 틀인 음양을 자연 현상에서 탐구하여 음양에 대한 사고의 폭을 넓혀서 다양한 해석과 적용이 가능하다. '세상을 보는 음양의 눈'에서는 음양으로 풀어 본 세상을 다루었으며, '나는 누구인가?'에서는 음양으로 풀어 본 인간을 설명하였다. 동양학의 음양이 신비롭고 모호하기만 한 개념에서 벗어나 자연과 현상, 인간에 접목하여 구체적이고 쉽게 설명해 음양에 대한 관을 형성하도록 도와준다.

[책] 뇌기능음양론. 이세종. 중앙문화사. 1993.

뇌의 음양 기전과 이에 따라 발생하는 신경병을 설명한 책으로 뇌기능 음양론에 따른 스트레스와 기에 대한 설명뿐 아니라 향정신약물, 침에 대한 견해를 함께 밝혔다. 정신과의사로서 음양을 설명한 점이 흥미롭다.

[책] 분석심리학. 이부영. 일조각. 2001.

융의 인간심성론을 다룬 책으로 심리학적 유형론을 설명하였다. 심리학적 유형론에서 가장 먼저 다룬 분야는 일반적 태도로 인한 유형으로 외향형과 내향형으로 나눠 인간을 관찰하였다. 인간 정신에 내포되어 있는 두 가지의 상반된 양극의 존재와 이 양극의 합일에 대한 설명을 하면서 정신의 두 가지 성향은 전혀 별개의 것이 아니라 서로 하나로 통일되려는 경향이 있다고 기술하였다. 이러한 내용은 음양에 대한 심리학적 이해에 도움을 준다.

3-5. 오행(목 · 화 · 토 · 금 · 수)

자연과 인체의 특성을 이해한다.

- 오행은 자연에서 관찰되는 다섯 가지의 원소이며 순환의 원리이다.

한의학 상담은 다섯 가지의 구성 요소가 순환하는 가운데 나의 위치를 알아차리는 작업이다.

1. 주제

1) 오행의 다섯 가지 속성

목(木) · 화(火) · 토(土) · 금(金) · 수(水)는 자연의 속성으로 자연현상과 인간의 특성을 설명한 것이고, 이것을 인체 장기인 오장과 연계하여 자연과 인간, 특히 인체 내의 기관과 통합적인 관점에서 인간을 관찰하는 방법이다. 다섯 가지의 속성을 이해하는 것은 자연과 인간에 대한 관찰을 쉽게 하고, 이를 기반으로 자신에 대한 이해의 폭을 넓혀갈 수도 있다.

- 목: 새로운 에너지가 시작된다.
- 화: 에너지가 최고조에 도달한다.
- 토: 에너지를 조정한다.
- 금: 에너지를 가라앉히고 수습한다.
- 수: 에너지를 저장한다.

2) 오행은 인체의 오장과 연결

- 간의 기능은 인체의 저장소 역할을 한다. 그리고 단지 저장하는 것에 끝나는 것이 아니라, 지속적으로 인체가 싸울 힘을 공급하는 역할을 담당한다. 외부로부터 받은 스트레스를 인체 내에 저장할 수 있으며, 또한 이를 분노라는 감정을 통하여 어느 순간 집중적으로 활용할 수도 있다.
- 심의 기능은 순환에 있다. 이는 정서적으로도 소통을 의미한다. 심의 정서는 기쁨으로 설명되는데 편안함과 이완을 의미한다.
- 비의 기능은 소화에 있다. 이는 음식물의 소화에 한정된 것은 아니다. 스트레스에 대하여도 소화력을 가진다. 체하는 현상은 음식물만의 문제가 아니라 외부의 자극을 받아들이기 어려울 때도 발생한다. 신경을 쓰면 오심과 구토를 일으키는 환자가

있다. 자신이 받아들여 소화할 수 없는 것이 있다면 바로 이런 증상이 나타난다.

- 폐의 기능은 정화에 있다. 정화는 마음속에서 받아들여지는 것을 의미한다. 이 정화는 복받쳐 흐르는 눈물로 해결된다. 또한 마음속에서 흩기 위해서 가슴을 활짝 펴고 호흡을 하는 것은 폐의 기능을 강화하는 자연스러운 행동이다.
- 신의 기능은 축적이다. 에너지의 응축을 의미하는데 신장의 기능을 강화하면 자신감이 생기고, 부족하면 불안해진다.

3) 오행의 순환특징

자연의 속성은 그 특성을 드러내는 면도 있지만, 순서에 따른 순환의 법칙을 따르게 된다. 그리고 자연스럽게 이어져서 순환이 순조로운 것을 상생이라고 하며, 그렇지 못하여 서로를 조절하고 통제하는 상극의 법칙이 생긴다. 이러한 상생, 상극의 법칙으로 자연에서 한 기운이 과하지 않고 부족하지 않도록 조절하게 된다.

4) 오행과 정서

한의학 정신요법에서 소개되는 오지상승요법은 오행의 상극 법칙을 활용하여 그 사람의 정서를 조절하는 방법이다. 어떠한 감정이 조절되지 않을 때는 그 감정을 제지할 수 있는 속성을 활용한다, 그 속성은 기본적으로는 감정으로 직접 조절하겠지만, 생각이나 행동 등의 방법을 활용하기도 한다.

- 분노(목)는 슬픔(금)으로 극복한다. 분노로 화가 치밀어 오른 사람에게 슬픈 영화를 보여주어 눈물을 흘리도록 한다.
- 기쁨(화)은 불안(수)으로 극복한다. 기쁜 감정이 조절되지 않는 사람에게는 공포를 유발하여 감정을 통제한다.
- 생각(토)은 분노(목)으로 극복한다. 생각이 많을 때는 분노를 유발하여 많은 생각에서 벗어나도록 한다.
- 슬픔(금)은 기쁨(화)으로 극복한다. 슬픔으로 힘들 때는 가볍게 웃을 수 있는 기쁨을 주어 슬픔을 극복하도록 한다.
- 불안(수)은 생각(토)으로 극복한다. 불안이 반복될 때는 불안의 원인에 대하여 차근차근 확인해 가면서 불안을 잠재운다.

2. 상담 장면에서 다뤄지는 질문

Q1. 이제 중년을 넘어서 노년으로 가는 시기이군요. 아직도 젊은 시절의 그 감정을 그대로

간직할 수 있을까요?

Q2. 화가 나는 경우가 많으시군요. 그런데 어떤 경우에 그 화가 사그라지지요? 한번 찾아봅시다.

Q3. 아직 젊은 나이 아니신가요? 지금 나이를 계절로 따지면 어느 계절에 해당할까요?

Q4. 생각이 많으시군요. 생각이 그렇게 많아지면 몸은 어디가 불편한가요? 정신과 몸의 불편함이 어떻게 연결되는지 찾아봅시다.

3. 정신의학적 의미

현상에 대한 알아차림의 기준은 자신을 관찰하는 데 큰 도움이 된다. 오행으로 설명되는 목 · 화 · 토 · 금 · 수는 자연에서 관찰되는 대상을 기반으로 하여 구성 요소를 설정한 것이므로 그 적용 범위가 매우 넓다. 이것은 자연계의 현상을 보고, 듣고, 느끼는 모든 것을 이해하는 데 활용하기도 하고, 자신의 감정을 설명하는 데에 활용될 수 있다. 지금 나의 감정 상태가 금속처럼 날카롭다고 표현하였다면, 이를 기반으로 한의학 상담이 이뤄질 수 있다.

자연은 생기고, 자라고, 변화하고, 거둬들이고, 저장한다는 커다란 리듬을 타고 순환하는데, 그러한 리듬은 인생 성장의 법칙과도 연결된다. 인간이 성장하는 과정에는 그 시기에 맞는 과업을 완수해야 하는데, 그 과업이 완수되지 않거나 시기가 맞지 않을 때는 어그러지는 모습을 본다. 젊은 시절, 즉 화(火)의 시기에 도리어 거두어들이는 금(金)의 기운이 우세하다면 이를 조정하기 위한 노력이 필요할 것이다. 화의 시기에 있어야 할 열정이 없다면 궁극적으로 성장에 어려움을 겪을 것이다.

각각의 특성을 서로 조절하는 것은 균형과 조화를 이루는데 어떠한 특성을 활용하는지에 대한 의미도 있다. 음과 양에서도 균형과 조화를 이야기했지만, 오행에서는 이를 보다 명확하고 구체화하여 설명하고 있다. 자연의 법칙을 이해하고 자신이 지금 어느 위치에 있는지를 아는 것은 다음 행동을 어떻게 하느냐를 선택하는 데에도 도움이 된다. 지나치게 흥분되어 있을 때 도리어 최악의 상황을 인지하여 불안한 마음으로 이를 조절하는 것이 그러한 노력의 한 예이다.

4. 사례

1) 사례 V: 운전대만 잡으면 화가 버럭 나는 40대 남성

나의 이 감정은 어떤 속성일까?

정의감이 투철한 환자는 그 정의감이 분노로 표출되는 모습을 보인다. 특히 약한 사람이 강한 사람에 당하는 것을 보면 더욱 참지 못하고 화를 낼 때가 많다. 분노의 표출은 간의 기운이 왕성하기 때문인데, 이 환자의 행동을 관찰하면 의외로 약한 사람에게 연민의 정을 느끼고, 또 쉽게 눈물을 보인다. 실제 슬픈 감정도 많아서 본인이 무의식 중에도 언제든 분노를 누그러뜨리는 행동을 인지한다. 그래서 이러한 감정과 행동의 역학 관계를 중심으로 상담을 하면 자신의 감정을 다스리는 방법을 스스로 체득하게 된다.

5. 근거

한의학에서 오행에 대한 설명은 오행을 자연과 인간에 적용하여 전체적 관점에서 진행한다. 아래의 표 3-2는 이를 정리한 것이다.

표 3-2. 오행귀류표

오행	계절	기후	생물발전	오색	장	부	정지	신
목	춘	풍	생	청	간	담	노	혼
화	하	서	장	적	심	소장	희	신
토	장하	습	화	황	비	위	사	의
금	추	조	수	백	폐	대장	비	백
수	동	한	장	흑	신	방광	공	지

더 읽을거리

[책] 오행은 뭘까? 어윤형, 전창선. 와이겔리. 2010.

음양이 기본적인 질서라면 오행은 음양이 돌아가는 순서이다. 오행의 각 속성을 자연의 현상을 통해 설명하고 인체에서 오행이 상생상극의 법칙으로 나타나는 것을 설명하였다. 인체에서 뚜렷한 오행의 강하고 약함은 체질의 특성과도 닮아 있다. 오행과 체질을 비교하였고, 인체의 시기별로 뚜렷하게 나타나는 오행의 기운에 대해 서술하였다. 오행에 대한 사고의 폭을 넓혀주어 오행에 대한 다양한 해석과 적용이 가능하도록 하였다.

[책] 강설 황제내경1. 유장림 지음. 조남호, 정우진, 김교빈, 성근제 옮김. 청홍. 2009.

한의학 이론 가운데 정체(整體)에 대한 설명을 일반체계이론으로 설명하였다. 일반체계이론은 세계 속에 존재하는 모든 체계에 보편적으로 적용되는 공통법칙을 찾아내는 것으로 '하나의 체계는 상호 관계를 맺고 있으면서 상호 작용하는 일련의 하위 요소와 부분들로 구성된 정체'라는 말로 정체를 설명하였다. 이 정체이론에서 적용되는 것이 바로 오행 이론이다.

3-6. 정 · 기 · 신

생명을 이루는 세 가지는 정신과 육체, 그리고 그것을 연결하는 기로 이뤄져 있다.
• 정은 몸을 이루는 기초 물질, 신은 정신과 영혼, 기는 정과 신을 연결하는 다리이다.
한의학 상담은 정신과 육체를 통합하며 자기 주도적으로 살아가기를 돕는다.

1. 주제

1) 정은 생명을 구성하는 가장 기본적인 물질

정은 인간의 가장 근본적인 구조라고 할 수 있다. 인간이 탄생함에 있어서 가장 기본이 되는 것으로, 현상적으로 끌어들여 설명한다면 정액이라고 할 수 있고, 기능적으로 설명하자면 일종의 원초적 에너지라고 할 수 있다. 임상장면에서의 정은 원동력, 생기(vitality)를 의미로서 그 사람에게 삶을 살아가게 할 원동력을 주는 것이 과제이다. 정의 문제는 몸의 현상이기 때문에 신체적인 증상으로 나타난다. 물론, 성적 에너지의 저하, 식욕의 저하, 무기력감 등이 가장 대표적인 현상이라고 할 수 있다. 그러므로 이것을 강화시키는 노력이 필요하다. 한의학 상담에서의 정은 부모로부터 물려받은 선천적인 에너지를 가리킨다. 그렇기 때문에 부모로부터 받은 유산을 어떻게 활용하는지에 대한 논의가 될 수 있다.

2) 신은 정신세계뿐 아니라 영혼의 문제, 그리고 우주의 이치를 포괄

신은 정신을 포괄적으로 설명하는 용어이지만, 그 활용의 범위가 매우 넓다. '맘' 혹은 정신을 정의하기 어려운 것 역시 신이라는 개념으로 어느 특정 부분에 국한하여 설명하지 못하는 이유이다. 그리고 한의학에서는 인간 내부의 몸과 마음에 대한 설명뿐 아니라 인간과 자연이라는 관계의 설정 역시 중요해서 신의 개념은 단지 인간의 정신, 혹은 맘에 국한하여 설명하는 것이 아니라 'god'이나 영혼 등에 대한 설명을 포괄한다. 그래서 넓은 의미에서는 자연의 뜻을 설명하기도 한다. 임상장면에서의 신은 '맘'과 '정신'의 문제이고, 뜻이나 원리의 문제이다. 뜻이나, 의미, 원리가 깨어지면 신에 문제가 생기면서 다양한 정신적인 문제가 발생하는데, 한마디로 정리를 하면 바로 혼란이다. 혼란된 상태에서 인간은 자연의 뜻과 원리를 받아들이기 어렵고, 결국은 이 관계의 끊어짐으로 인하여 증상이 발생한다.

3) 기는 정과 신 사이의 교량 역할, 음과 양 사이의 중개 역할

정을 물질, 신을 정신이라는 이분법적 해석으로 이해할 수 있겠지만, 기는 이렇게 명확하게 나눠서 설명하기 어려워서 그 개념을 때로는 모호하게, 때로는 범위를 매우 넓게 잡는다. 기는 이처럼 정과 신 사이에 있으면서 물질이면서도 물질에 국한되지 않은 작용을 한다. 결국은 기를 통하여 정과 신을 통합하여 온전한 한 인간이 되는 것이다. 정과 신의 사이에 있는 기가 정신을 주도적으로 통합하느냐는 중요한 문제이다. 단지 교량 역할에 그치는 것이 아니라 정과 신을 조정하고, 또 키우는 역할을 같이 한다. 기 수련이라고 불리는 기공도 기를 적극 활용함으로써 궁극적으로 정과 신 모두를 강하게 하고, 또 이를 조정한다.

2. 상담 장면에서 다뤄지는 질문

Q1. 마음과 몸이 같이 불편할 때 어떤 것부터 해야 할까요?

Q2. 마음과 몸, 어느 쪽이 더 발달 된 것 같나요?

Q3. 마음과 몸을 동시에 조절하는 방법은 무엇일까요?

Q4. 기 수련이나 기공이 몸과 마음을 어떻게 건강하게 하는지 한번 알아봅시다. 가장 기본은 호흡에서 시작을 하죠.

Q5. 성 에너지 역시 무척 중요하지요. 그렇지만, 에너지라는 것이 한계가 있지 않을까요? 조절하는 방법도 한번 모색해야 하지 않을까요?

3. 정신의학적 의미

정은 정신의학적으로 보면 프로이트가 설명한 리비도의 개념과 매우 흡사하다. 선천적인 에너지원이고, 또 성적인 에너지이기도 하다. 이 기본 에너지는 구조적 측면에서 시작하지만, 이것이 발현되는 상황에서는 원동력을 나타내기 때문에 정신의학적인 측면에서 무척 중요하다. 이런 정이 부족하면, 인간은 전반적인 무력감과 함께 어떤 일의 시작을 하지 못하게 된다. 그리고 이런 원동력은 단지 성적 에너지에 국한된 것이 아닌 다른 모든 에너지에 기본적인 원동력을 주기 때문에 이를 끌어 올리는 작업이 중요하게 다뤄진다. 흔히 정을 설명하면서 또 다른 개념으로 활용되는 것이 바로 욕망이다. 욕망은 무엇인가를 하고자 하는 시작이다.

신은 정신의학적인 입장에서는 자연의 뜻, 원리, 의미, 영혼, 그리고 인간의 정신세계를 포괄한다. 이때 자연, 의미, 영혼 역시 인간의 정신세계에서 이해되어 받아들이는 개념이므로 이를 포괄적으로 신이라고 한다. 신은 정과는 달리 미세적인, 그리고 원초적인 것이라기보다는 거시적인, 그리고 현상적인 개념으로 설명된다.

정과 신이 독립적인 것 같으면서도 서로의 개념이 혼란스러운 것은 정과 신의 위치에서 비롯된다. 정이 인간의 가장 근원이라고 설명하는데, 그 근원의 이전에 이미 신이 있고, 또 그 이후의 발현도 신이 있기 때문이다. 신은 자연의 거시적 뜻, 원리이며, 정은 인간의 출발점이기 때문에, 인간 중심으로 본다면 정이 먼저이고, 신이 그 뒤를 따르지만, 우주적인 관점에서는 신이 먼저이고, 정이 그 원리와 뜻에 따라 만들어진다. 물론, 이러한 인간의 정은 이후에 인간의 정신세계로 발현되면서 자연의 뜻과 원리와 연계된다. 정과 신이 이렇게 두 가지의 독립적인 개념으로 인식하는 필요성은 그들을 서로 혼합하여 이해하면, 혼란스럽기 때문이다. 그런데, 이렇게 독립적으로 정리를 하더라도, 이에 대한 통합과 조정 작업이 필요한데 그래서 기라는 개념이 등장한다.

4. 사례

1) 사례 N: 식욕저하와 오심으로 극심한 체중저하와 불면을 호소하는 고2 남학생

신체증상과 정신의 고리를 끊을 수 있을까?

학업 스트레스로 인하여 다양한 신체적 · 정신적 증상을 호소하고 있다. 신체적 증상과 정신적 증상은 서로 영향을 주어 몸에서는 악순환의 고리를 만드는데, 몸 상태가 좋아지더라도 신경을 쓰면 다시 몸이 안 좋아지고, 또 기분이 좋다가도 몸이 불편하면 다시 기분이 안 좋아지는 고리가 형성되어 있다. 이는 정과 신의 증상이 서로 간에 악영향을 미친 것이다. 그나마 치료적 접근을 통해 기의 변화를 주면 잠시 호전이 되는데, 기를 활용하여 주도적으로 정과 신의 문제를 다루는 치료가 필요하다.

2) 사례 P: 교통사고 후에 달라진 인생 때문에 괴로운 40대 후반 여성

기억과 감정이 엮여 반복되는 것을 분리할 수 있을까?

트라우마 이후에 반복되는 기억의 반추로 괴로움이 지속되고 있다. 정신적인 트라우마는 기억을 통하여 저장되고, 이것은 비슷한 장면의 노출 때로는 전혀 생각을 하지 않는 와중에도 다시 일어나 사람을 괴롭힌다. 이렇게 장기간 저장되는 것은 사건과 감정이 서로 얽혀 있을 때 드러나는데, 사건과 정서를 분리하는 것이 치료에 중요하다. 신과 기가 묶여서 서로 간에 영향을 줄 때 이 둘을 분리하고 사건을 객관적으로 보고, 사건에 감정이 따라와서 반복적으로 일어나지 않도록 한다.

3) 사례 R: 성생활이 어려운 50대 남자

성적 에너지의 부족으로 자신감을 상실한 문제를 어떻게 받아들일 것인가?

중년 남자에게서 나타나는 성 기능의 약화 문제다. 이러한 성의 문제는 남자에게는 자존감의 문제로 이어지고, 결국 남자의 역할에 대한 문제로 연결된다. 우선은 자신의 나이와 몸 상태를 객관적으로 평가해야 하며, 기능 자체를 극복하기 위한 절제와 노력이 있어야 하며, 환자의 상태에 따라서는 자신의 기능 저하를 받아들이는 여유가 필요하다. 실제 성 기능 저하 문제의 원인을 심리적 위축이 가장 많은데, 절제와 노력, 그리고 마음을 편안하게 가짐으로써 문제를 해결할 수 있다.

5. 근거

『동의보감』에서는 정 · 기 · 신을 각기 별도의 편으로 나누어 자세하게 설명하였다.

1) 『동의보감 · 내경편 · 신형』

- 정기신을 보양해야 한다(保養精氣神).

2) 『동의보감 · 내경편 · 정』

정은 소중한 것으로 욕망을 줄여서 잘 지키고 보존해야 해야 한다.

- 정은 몸의 근본이다(精爲身本).
- 정은 지극한 보배이다(精爲至寶).
- 오장에는 모두 정이 있다(五臟皆有精).

3) 『동의보감 · 내경편 · 기』

기는 정과 신의 조절자 역할을 하며 병의 시발점이기도 하다.

- 기는 정과 신의 토대이다(氣爲精神之根蔕).
- 기는 호흡의 뿌리이다(氣爲呼吸之根).
- 기에서 여러 가지 병이 생긴다(氣爲諸病).

4) 『동의보감 · 내경편 · 신』

신은 우리 몸을 조정하는데, 감정의 문제로 그 문제가 드러난다.

- 신은 우리 몸의 주인이다(神爲一身之主).
- 오장은 칠신을 간직한다(五臟藏七神).

• 신은 칠정을 거느리는데, 칠정이 상하면 병이 든다(神統七情傷則爲病).

더 읽을거리

[책] 황제내경, 인간의 몸을 읽다. 장치청. 오수현 옮김. 판미동. 2015.

『황제내경』에서 말하는 정 · 기 · 신의 양생에 대한 소개를 하였다. 몸 안에 세 가지 근본인 정 · 기 · 신에 대한 설명을 하면서, 정은 몸을 이루는 기초 물질, 기는 생명을 유지하는 무형의 에너지, 신은 생명 그 자체의 활력이라고 하였다.

『황제내경』에서의 지혜를 통해 건강을 설명하는 책으로 가장 먼저 정 · 기 · 신을 다룬 점이 특징적이다.

[책] 동의보감, 몸과 우주 그리고 삶의 비전을 찾아서. 고미숙. 북드라망. 2012.

정 · 기 · 신을 설명함에 존재의 매트릭스로, 또 내 안의 자연 혹은 아바타로 기술하였다. 인문학자의 관점으로 『동의보감』을 보면서, 독특한 기술과 폭넓은 해석이 있다. 인문학의 입장에서 보면 정 · 기 · 신을 인체의 구성요소로 설명한 것이 독특하지만, 또한 매우 정교하고 논리적이다. 이러한 관점으로 인간을 바라보면, 인간의 정신 및 육체, 그리고 영혼에 대한 이해를 온전히 할 수 있다.

3-7. 기

인체는 '기'라는 것으로 가득 차 있다. 기를 키우고 또 소통하면서 건강을 유지한다.

• 기는 정신과 육체를 연결하는 에너지이다.

한의학 상담은 '자신이 가지고 있는 치유의 에너지를 확인하고 활용하기'를 도모하는 것이다.

1. 주제

1) 기는 정신과 육체를 통합하는 역할

기라는 용어는 한의학 용어 가운데 가장 많이 쓰이는 단어이다. 그리고 우리의 일상에서도 가장 광범위하게 쓰이고 있다. 그렇기 때문에 기의 개념을 명확하게 설정하고 의사와 환자가 공유하는 것이 중요하다. 한의학에서 기는 정 · 기 · 신이라는 세 가지 보물 가운데 하나이다. 그리고 기가 정과 신의 가운데에 위치하면서 정과 신이라는 개념적으로 독립적인 것을 연결하는 고리의 역할을 하는 것으로 본다.

정신과 육체를 하나의 연결 고리로 보려는 일원론적인 사고는 한의학의 전통적인 사고이며, 의학에서도 새롭게 받아들여지고 있다. 정신과 육체에 대한 일원론이 되기 위해서는 이를 연결하는 매개가 필요한데 그 역할을 기가 담당한다. 더구나 기는 단지 연결의 역할만 하는 것이 아니라, 그 연결의 중심이며 주도적으로 그 역할을 담당한다.

2) 기는 생명을 유지하는 무형의 에너지 정보

기는 흔히 에너지라는 용어로 설명하는데, 그 개념의 범위가 넓다. 프로이트의 리비도 초창기의 설명이 한의학에서의 '정'의 개념에 가깝다면, 후기에 설명되었던 개념은 '기'의 개념과 비슷한 점이 있다.

이는 에너지의학에서도 다뤄진다. 서구에서 동양의 기를 설명할 때, 가장 많이 해석하는 것이 바로 '기'인데, 기는 양자의학의 입장에서 보면 파동과 입자 모두에서 설명이 가능하며, 더구나 정보를 담고 있기도 하다. 결국 생명을 담보하고 있다고 보아야 할 것이다.

3) 기의 확인

기는 현상적으로 변화하는 과정에서 나타나는 것이기 때문에 차라리 '정'과 '신'에 비하여 관찰하기가 쉽다. 몸과 맘 사이를 왔다갔다 하는 역동적 특성 때문에 이해하는 것도 쉬울 수 있다. 화가 나면 기가 위로 올라간다와 같은 것은 누구나 느낄 수 있다.

인체의 부위 가운데, 감각이 유독 발달한 부위에서는 기를 느끼기가 더욱 쉽다. 그러한 부위는 성기와 혀로서, 섹스를 하는 도중에 느껴지는 감각은 무엇이라고 설명하기는 어렵지만 매우 명확하다. 흔히 오르가즘이라는 것이 기의 느낌 가운데 가장 두드러지게 느낄 수 있는 감각이다. 그렇지만, 이것은 상대적으로 분명한 상대가 있어야 느낄 수 있고, 매우 제한적으로 느낄 수밖에 없으므로 실제 임상에서의 활용은 도리어 손과 발에서 관찰할 수 있다. 흔히 노궁이라는 손바닥의 중심에 있는 경혈과 용천이라는 발바닥의 중심에 있는 경혈에서 그러한 현상을 잘 관찰할 수 있다.

기공수련에서 기감 느끼기는 손바닥을 통하여 실행된다. 손바닥과 손바닥 사이의 따뜻한 느낌이 서로 교감되는 것을 확인할 수 있다.

4) 기의 활용

기 느끼는 작업을 통하여 기를 확인을 하였다면 그 기를 직접 활용할 수 있다. 기의 확인이 주로 내기(內氣)를 키우는 내기공의 작업이라면, 기를 활용하는 것은 외기(外氣)를 적극 이용하는 외기공에 해당한다. 다만, 기의 활용은 기공을 별도로 수행한 사람이 아니라면 주로 자신의 몸에 기의 느낌을 전달하는 목적으로 쓰인다. 기감을 통해 확인된 기는 불편한 곳에 기를 조사하기도 한다. 단지 따뜻한 느낌뿐 아니라 에너지의 전달을 느낄 수 있다.

2. 상담 장면에서 다뤄지는 질문

Q1. "정신과 육체가 따로따로 노는 것 같나요? 늘 정신과 육체는 서로에게 영향을 미치고 있지 않나요? 그 교량 역할을 무엇이 할까요?

Q2. 기는 무엇일까요? 늘 입에서 나오는 말인데 말입니다.

Q3. 자기를 치유하는 힘은 어디에서 나오는 걸까요?

Q4. 기를 잘 느낄 수 있나요? 이제는 이것을 잘 활용하여야죠?

Q5. 손바닥에서 느끼는 기는 어떤 느낌을 주나요?

3. 정신의학적 의미

정신과 육체를 다룰 때 일원론과 이원론은 항상 논란이 되어 왔다. 환원주의 과학에서는 정신과 육체를 연결할 이론의 부재로 이 둘이 연결되어 있음을 명확하게 하기 어렵다. 정신과 물질의 연결 고리는 단지 인간에게서 한정된 것은 아니다. 기는 인간에게 찾을 때는 정이라는 원초적인 물질이 정신세계로 발현하는 과정에서 나타나는 에너지이다. 자연계에서는 도나 신이라는 절대적인 이치가 물질에 구현되는 과정에서 나타나는 에너지이다. 기는 양자의학에서 파동과 입자를 설명하는 내용과 공통되는 부분이 있다. 그러나 이는 측정하거나 관찰하기 어려워 일원론과 이원론 사이에서 혼란스러울 수 있다.

한의학에서는 일원론적인 입장을 꾸준하게 유지하는데, 이에 대한 이론의 기초는 '기'에서 출발한다. 정 · 기 · 신이 인간의 구성 요소 가운데 정신과 육체를 명확하게 나누면서 기가 그 둘을 연결하는 중간자인데, 단지 교량 역할만 하는 것이 아니라, 이 둘을 주도적으로 연결하면서 적극적인 개입도 한다.

자신의 기를 확인하는 작업은 '알아차림'과도 밀접한 관련이 있다. 시간의 흐름에 따라 변화하는 감각과 현상을 실시간 인지하는 것 역시 기가 관여한다.

기의 활용은 기의 느낌을 적극 활용하여, 기감을 증폭시키고 순환시켜 서로 주고 받으며, 불편한 신체 혹은 마음으로 기를 보내 치유 효과를 얻는 것을 말한다. 결국 자기 치유력으로서의 기는 정신과 육체를 주도적으로 연결하고, 알아차림과 활용을 통하여 만들어 가는 것이다.

4. 사례

1) 사례 I. 암 진단 이후에 불안감을 벗어나지 못하는 30대 여성

기의 변화를 느끼고 스스로 변화를 일으킬 수 있을까?

진단에 대한 설명을 들었을 때, 마치 무슨 선고나 언도를 받는 느낌이라고 이야기를 한다. 그동안의 삶에 대하여 판결을 받는 느낌이 들기도 한다. 그런데 이렇게 진단을 받으면서 몸과 마음은 이전과 완전히 딴판이다. 흔한 말로 기가 죽었다. 기가 죽음으로써 정신과 육체가 따로 놀게 되는 현상이다. 말 한 마디가 이렇게 사람을 바꾸어 놓게 된다. 흔히 기는 몸과 마음을 연결하고 이 둘 모두에게 영향을 주며, 매우 즉각적인 반응을 일으킨다. 한의학에서 중기증(中氣症)의 경우가 그러한 사례 가운데 하나라고 할 수 있다. 이때 그러한 자신의 변화와 기의 변화를 인지해야 하고 이를 변화시키려는 노력이 필요하다.

5. 근거

1) 『동의보감 · 신형편』 기의 성쇠[人氣盛衰]

사람이 나서 10살이 되면 오장이 비로소 안정되고 혈기도 통하기 시작하며 진기(眞氣)가 아래로 내려가기 때문에 잘 달린다. 20살이 되면 혈기가 왕성해지기 시작하며 힘살이 더 자라기 때문에 걸음이 빠르다. 30살이 되면 오장이 완전해지고 힘살이 딴딴해지며 혈맥이 왕성하고 충실해지기 때문에 잘 걸을 수 있다. 40살이 되면 오장 육부와 십이경맥이 모두 왕성해지다가 정지되면서 주리가 성기기 시작하고 화색이 없어지며 수염과 머리털이 희기 시작하고 기혈은 보통 정도로 왕성하면서 변동하지 않기 때문에 앉기를 좋아한다. 50살이 되면 간기(肝氣)가 쇠약하기 시작하고 간엽(肝葉)이 엷어지며 담즙도 줄기 시작하기 때문에 시력이 떨어진다. 60살이 되면 심기가 쇠약하기 시작하고 근심과 슬픔이 많으며 혈기가 쇠약하기 때문에 눕기를 좋아한다. 70살이 되면 비기(脾氣)가 허약하기 때문에 피부가 마른다. 80살이 되면 폐기(肺氣)가 쇠약해져서 넋이 나가기 때문에 헛소리를 잘한다. 90살이 되면 신기(腎氣)가 마르고 4장(四藏)의 경맥도 몹시 허해진다. 100살이 되면 오장이 모두 허해지고 정신이 없어지며 형체와 뼈만 남아서 죽는다.

人生十歲五藏始定血氣始通眞氣在下…, 二十歲血氣始盛肌肉方長…, 三十歲五藏大定肌肉堅固血脈盛滿…, 四十歲五藏六府十二經脈皆太盛…, 五十歲肝氣始衰肝葉始薄膽汁始減故目視不明, 六十歲心氣始衰喜憂悲血氣解墮故好臥, 七十歲脾氣虛故皮膚枯, 八十歲肺氣衰魄離故言善誤, 九十歲腎氣焦四藏經脈空虛, 百歲五藏皆虛神氣乃去形骸獨居而終矣.

2) 『동의보감 · 기편』

- 기는 호흡의 뿌리, 숨을 고르는 것이 중요하다(氣爲呼吸之根).
- 기가 한가로우면 막힌다(氣逸則滯).
- 기의 다양한 변화

칠기란 기뻐하는 것, 성내는 것, 슬퍼하는 것, 생각하는 것, 근심하는 것, 놀라는 것, 무서워하는 것들을 말한다. … 사람에게 칠정(七精)이 있고, 병은 칠기(七氣)에서 생긴다. 기가 몰리면 담이 생기고, 담이 성하면 기가 더욱 몰리게 된다.

七氣者喜怒悲思憂驚恐. … 人有七情, 病生七氣, 氣結則生痰, 痰盛則氣愈結.

성내면 기가 올라가고, 기뻐하면 기가 늘어지며, 슬퍼하면 기가 가라앉는다. 그리고 두려워하면 기가 내려가고, 추워하면 기가 졸아들며 더우면 기가 빠져 나가고, 놀라면 기가 혼란해진다. 또 피로하면 기가 소모되고 생각이 지나치면 기가 뭉친다.

九氣 … 怒則氣上, 喜則氣緩, 悲則氣消, 恐則氣下, 寒則氣收, 炅則氣泄, 驚則氣亂, 勞則氣耗, 思則氣結.

더 읽을거리

[책] Energy Medicine. Mayor D, Micozzi MS. Churchill Livingstone. 2011.

에너지의학이라고 소개되어 있는 대부분의 책에서 에너지는 한의학 용어인 '기'라는 용어를 직접적으로 쓰고 있으며 이를 기반으로 하여 다양한 분야의 치료 기술을 설명하고 있다.

기에 대한 과학적 이해를 같이 포함하면서, 그 과학적 근거를 폭넓게 활용하여 그 설명 분야를 매우 광범위하게 설정하고 있다.

에너지의 개념은 기와 함께 인도의학에서 다루고 있는 챠크라를 같이 설명하면서 전통의학에서의 중요한 개념을 에너지로 설명하는 측면이 있는데, 이 역시 에너지를 확인하고 이를 활용하는 것을 의학의 목표로 두고 있다.

[책] 양자의학. 강길전. 돋을새김. 2013.

양자의학에서는 파동과 입자라는 물리적 현상을 의학에 적용한 것이다. 그리고 이 파동과 입자를 융합하여 설명할 수 있는 개념이 한의학에서는 '기'다. 양자의학에서는 마음에 대한 접근을 하고 있지만, 이 역시 물리적 측면에서 접근을 하고 있기 때문에, 실제 마음이라기보다는 흐름, 한의학에서의 '기'의 개념과 유사하다. 양자의학은 몸을 다루는 생의학, 양자파동장을 다루는 에너지의학, 마음을 다루는 심성의학을 통합적으로 다루는 전일의학으로 설명하고 있는데, 그 중심적 개념이 기라고 할 수 있다.

[책] 기가 세상을 움직인다. 방건웅. 예인. 2005.

기에 대하여 과학자의 입장에서, 때로는 철학적인 방식으로 접근을 하였다.

이 책의 부제는 도덕과 과학이다. 멀리 떨어져 있음직한 도덕과 과학이 모두 기의 연구에서는 주제가 된다.

기를 과학적으로 검토할 때 그동안 '외기'의 현상과 효능에 초점을 맞춰왔었다. 그러나 양자역학, 양자의학의 관점을 받아들이면, 에너지, 정보의 기능을 설명할 수가 있게 되어 기에 대한 해석이 훨씬 풍성해진다.

3-8. 심

마음을 이해하기 위해 한의학에서의 '심'을 다룬다.

• 심은 오장육부 가운데 군주의 역할을 담당한다.

한의학 상담에서 다루는 내용은 '정신과 육체가 함께하는 마음을 이해하기'이다.

마음 다스리기에서 가장 핵심적으로 확인할 수 있는 방법 중의 하나가 자신의 심장이 잘 뛰고 있나이다. 한의사는 이것을 맥진을 통하여 확인하는데, 불안한 상태는 그대로 맥으로 확인된다.

1. 주제

1) 심은 인체에서 군주의 역할을 하고 정신에 작동함

한의학에서 심은 마음을 뜻하지만, 그 작용을 설명하는 가운데 뇌의 정신 작용을 포함한다. 그렇기 때문에 심은 심장이라는 기관과 함께 뇌의 작용을 포함하는 것을 설명할 때 심이 곧 뇌라기보다는 뇌의 기능 가운데 정서와 마음에 관련한 기능을 심이 다스린다고 본다. 물론, 심의 가장 중요한 기능은 혈액을 전신에 무리 없이 공급하는 것이다. 그렇지만, 혈액 공급만 하더라도 어떤 자극에 따라 긴장을 하면 이 역시 원활하지 못하다. 더구나 심리적 문제는 심장의 리듬에 민감한 반응을 하고, 또 이것이 생명과 직접 연관되기 때문에 심은 충분히 군주의 역할을 한다고 볼 수 있다.

2) 심장은 우리가 인지할 수 있는 리듬

사람에게는 여러 파동이 있다. 세포의 세밀한 파형에서부터, 일반적으로 설명되는 뇌파와 근육파가 있고, 심장파와 호흡파가 있다. 여러 파동 가운데 인간이 어느 정도 조절 가능한 것이 호흡파인데, 그래서 호흡 훈련이 발달되었다. 심장파는 인간이 느낄 수 있을 뿐 아니라, 생명과 밀접하게 관련이 있고 쉼 없이 반복된다. 그렇기 때문에 심장의 리듬을 일정하게 유지할 수 있냐는 매우 중요한 건강 수칙이기도 하다. 다만 호흡파처럼 우리가 쉽게 변화를 만들어낼 수가 없고, 또 마음을 어떻게 가지느냐에 영향을 받기 때문에 마음 다스리기에 직접 작용한다.

3) 심은 직관을 다루는 뇌로서의 역할

심장은 제2의 뇌라고도 한다. 의학에서 뇌의 중요성을 강조하면서 심장을 제2의 뇌로 표현되기는 하지만, 실제로 심장은 뇌 이상의 역할을 하고 있다. 심은 감성과 이해에서는 그 기능이 뇌 이상이라고 평가될 수도 있다. 멋지다는 말을 하기도 전에 심장은 이미 두근거리는 것은 뇌가 그만큼 빠르게 반응한다는 의미이다. 특히 감성적인 면에서는 매우 빠르게, 그리고 명확하게 반응하기도 한다. 흔히 직관이라고 표현되는 기능은 뇌로는 이해를 하지 못하지만, 심장은 이미 이해를 넘어 해석까지 하고 있음을 알 수 있다.

4) 심을 다스림이 건강의 요령

'마음 수련', '마음 다스리기'와 같이 마음을 조절하는 것이 스트레스 관리에서 중요하다는 것은 이미 알려진 사실이다. 그리고 마음이라 부르는 것이 한의학에서는 바로 '심'이다. 동양에서는 마음을 다스리는 방법으로 마음을 비우는 허심(虛心)이나 무심(無心)을 강조하는데, 이러한 마음은 사실을 치우침 없이 바라보는 지혜를 주기 때문이다.

2. 상담 장면에서 다뤄지는 질문

Q1. 마음이라는 것이 무엇일까요?

Q2. 심장으로부터 메시지를 받을 수 있나요?

Q3. 마음을 비우는 것은 무엇일까요?

Q4. 심장이 뛰는 것을 느껴보나요? 어떤 변화가 있는지를 알 수 있을까요? 마음이 안정되었을 때의 심장 리듬은 어떤가요?

Q5. 심장이 두근거리는 것과 마음 상태가 서로 연관이 있다는 것을 확인할 수 있나요?

3. 정신의학적 의미

마음이란 무엇인가?

한의학에서 마음을 다룰 때 쓰이는 용어는 심(心)이다. 심은 장기들의 군주로 불리며 신명을 주관하여 서양의학에서 말하는 뇌의 기능까지 담당한다. 이성적인 판단은 뇌에서 이루어지지만 감성적인 판단은 심장에서 이루어진다고도 할 수 있다. 스트레스를 받거나, 심한 정서적 충격을 받았을 때 흉통을 호소하거나 심장 부위의 불편함을 느끼는 것을 통해 알 수 있다. 서양의학에서는 마음이 실제로 존재하는 기관이 아니고 뇌의 기능으로 판단하지만, 문화적인 기반과 신체적으로 느끼는 감각에서는 심장이 마음이라고 할 수 있다.

흔히 마음공부라는 말들이 많이 회자되는데 마음을 어떻게 먹는 것이 필요한지에 대한 논의이다. 동양학과 한의학에서는 마음을 비우는 것을 우선적으로 강조하는바 염담허무나 허심합도와 같은 단어들이 대표적이다. 마음을 비운다는 것은 무엇을 의미하는가?

마음을 비우는 가장 첫 번째 목표는 객관적인 시각을 갖는 것이다. 판단을 함에 있는 그대로 바라본다면, 욕심이나 감정에서 벗어나 객관적인 상태를 유지할 수 있다. 그런데 이렇게 비우는 작업을 하고 나서 마음이 알아서 긍정적으로 바뀔 수 있을 것인가는 명확하지 않다. 두 번째 목표는 마음을 평온한 상태로 유지하는 것이다. 마음을 비워서 평온한 상태를 유지하면 감정이 치우치지 않고 항상성을 유지할 수 있다. 마음을 비우는 것은 스트레스와 트라우마에서 벗어나 성장하는 변화의 첫 단계이다.

심장은 기본적으로 가장 공포스러운 장기이다. 잠시라도 멈추면 바로 죽음으로 연결이 되기 때문에, 심장의 리듬은 그만큼 관심이 많다. 더구나 이러한 리듬의 변화는 우리가 바로 인지할 수 있다. 불안장애나 공황장애가 있는 사람은 심장의 두근거림에 매우 민감하여 정상적인 리듬을 벗어나면 이에 대한 불안 반응으로 인해 더욱 심한 반응을 보이고 결국 이것이 악순환을 만든다.

이러한 악순환을 끊어주는 것이 치료의 첫 출발이다.

4. 사례

1) 사례 E. 예민한 성격으로 매사가 힘든 젊은 여성

마음이 약한 것을 어떻게 치료할 수 있을까?

한의학 임상 현장에서는 매사 예민함을 호소하면서 신경을 튼튼하게 하는 치료를 받고자 내원하는 경우가 있다. 실제로 신경쇠약이라는 병명에서 이러한 환자의 마음이 담겨 있다. 내 몸, 그 가운데 신경이 쇠약하여 힘들다는 것이고, 신경을 튼튼하게 하면 편해질 수 있음을 기대하는 것이다. 이런 환자의 '심'을 튼튼하게 하는 한의학의 치료는 마음을 건강하게 하는 것이다. 마음을 건강하게 하기 위해서는 마음에서 전달되는 메시지를 들을 수 있어야 한다. 그리고 이를 판단하지 않고, 배려와 감사, 그리고 용서로 받아들이는 것이 필요하다. 마음에 긍정적인 기운을 불어넣는 것이 결국 마음을 튼튼히 하는 것이다.

5. 근거

1) 『황제내경 · 소문』

심은 군주이며 신명이 나온다(心者, 君主之官, 神明出焉).

2)『동의보감』

(1)『동의보감 · 신형편』: 수양법(도)으로 병을 치료(以道療病)

마음을 다스리는 것이 가장 중요하다. 환자로 하여금 마음속의 의심과 생각들, 모든 망념과 불편, 차별성을 없애고, 평소 자신이 저질렀던 잘못을 깨달으면 곧 몸과 마음을 비우고 자기의 세계와 사물을 세계에 일치시킬 수 있다. 신이 모이고 저절로 마음이 편안하게 되며, 성정이 화평해진다.

(2)『동의보감 · 신형편』: 마음에 잡념이 없어야 수양하는 이치에 맞아(虛心合道)

사람에게 욕심이 없으면 수양하는 이치에 맞고, 욕심이 있으면 그 이치와는 어긋난다.

3)『스트레스 솔루션』 심장의 소리에 귀를 기울이는 작업

심(心)은 마음을 뜻하기도 하고, 또 심장을 뜻하기도 한다. 물론 둘은 워낙 명확하게 구별되기 때문에 이것을 같은 것으로 받아들이기는 쉽지 않다. 마음과 심장처럼 서로 명확하게 나눠보는 것이 기본이지만, 한의학에서는 이 둘의 관계를 중요하게 생각한다.

심장이 뇌와 함께 정서적인 기능을 관리하고 조절한다는 이론 아래 스트레스 상황에서 심장으로 집중하고, 이완하며 에너지를 보내 안정을 찾도록 한다.

스트레스 상황에서 잠시 작전타임을 갖는 '프리즈-프레임', 부정적 감정을 털어내는 '컷-스루 기법', 내면의 원기를 회복하는 '하트로크-인'을 통해 스트레스에서 즉각 대응하도록 한다.

심장은 제2의 뇌 역할을 한다. 뇌와 심장은 호르몬, 신경으로 긴밀하게 연결되어 있어 감정과 스트레스에 함께 반응한다. 저자는 심장을 정서관리센터라고 지칭하며 심장의 중요성을 강조하였다.

더 알아보기

[진단] 심박변이도(Heart Rate Variability, HRV)

심의 기능을 판단하는 데 가장 유효한 기능 검사다. 한의 검사에는 수양명대장경검사로 알려져 있다. 이 검사는 기본적으로 심장의 리듬 편차를 기반으로 측정하는데, 심장의 기능에 국한하지 않고, 스트레스 검사, 자율신경계 검사로 활용되고 있다. 이 검사가 이렇게 널리 적용되는 이유는 심장의 기능 자체가 가지고 있는 전신성 때문이다. 즉, 자율신경계의 변화 자체가 심장의 리듬 편차로 설명되는 것으로 이는 한의학에서 설명하는 균형과 조화의 상태를 제시한다는 점에서 한의 임상에서 널리 활용되고 있다.

더 읽을거리

[책] 스트레스 솔루션. 닥 췰드리 저. 하영목 옮김. 들녘미디어. 2004.

심장은 한의학에서 군주의 역할을 하여 오장육부 가운데 가장 중요한 역할을 하는 것으로 알려져 있는데, 이 책은 그에 대한 해설서라고 하여도 좋다. 심장은 정서의 관리센터 역할을 하는데, 심장의 도움으로 긍정적인 정서인 감사, 용서, 배려를 통하여 우리 몸의 리듬을 유지하여 스트레스를 다스리는 방법을 소개하였다. '두뇌는 알게 하고, 심장은 이해하게 한다', '심장의 메시지에 귀를 기울여라', 그리고 '심장 지능과 삶의 지혜' 등을 주제로 하여 설명하였다.

3-9. 오신(혼 · 신 · 의 · 백 · 지)

정신세계는 다섯 가지의 틀로 구성되어 있다.

• 오신(혼 · 신 · 의 · 백 · 지)은 인간 정신에 대한 심층적 이해이다.

한의학 상담에서 다루는 내용은 '무의식과 의식에 대한 이해'이며 정신에서의 역동이다.

1. 주제

1) 한의학에서의 정신 역동

정신세계는 혼 · 신 · 의 · 백 · 지라는 다섯 가지의 정신세계로 나눠지고, 이들은 각각 역동적 관계를 가진다. 이 가운데, 혼 · 백이 서로 대비되는 개념이고, 신 · 지가 서로 대비되는 개념이며, 의는 그 중간에서의 소통 역할을 한다.

혼은 내재된 정신 상태가 밖으로 튀어나오려는 경향 속에서 나타나는 현상으로 꿈과 같은 방식으로 표출되기도 한다. 백은 혼과는 반대의 방향으로 내재화되어 가는 정신 작용을 말한다. 외부의 자극을 받으면서, 이것이 자신에게 융화되어 가는 과정으로 정신적인 역동을 통해 습관이나 성격 등으로 변화해가는 과정을 말한다. 혼과 백이 정신의 역동적 움직임이라면 신과 지는 고정된 상태를 말한다. 신은 발현된 정신 상태를 말하는 것으로 의식 세계를 설명한다. 이와 대비되어 지는 내재된 정신 상태로 무의식의 세계를 설명한다. 의는 이런 모든 정신 체계에서 중간자적인 위치에 있다. 정신세계에서 중간자적인 위치에 있는 것은 지금 여기에서 느끼는 것들이 우리 몸으로 변화해가는 과정에서 거쳐 가는 것으로 기억과 관련이 있다. 자극은 과거의 기억과 통합되면서 자신의 몸에 맞는 기억으로 변화해가는데, 의는 그 중간자 역할을 하게 된다.

2) 한의학에서 무의식

한의학에서 사용되는 단어들에는 여러 가지 의미가 중복 활용되는 경우가 많다. 정신세계를 다룸에 '신'이라는 용어가 가장 중심에 있으면서 모든 정신 세계를 아우르기 때문에, 오늘날 사용되는 정신에 대한 개념을 한의학 용어에서 분류하여 명확하게 대비하기는 어렵다. 오신이란 넓은 의미의 신을 다섯 가지로 분류한 것으로 그 가운데 하나인 신은 의식세계를 통칭한다. 그리고 이와 반대 위치에 있는 지는 무의식의 세계를 일컬음이다. 이러한 구분은 한의학의 오행이라는 특성을 정신세계에 대비한 것으로 충분히 드러나 발현된 상태의 '화'와 거두어서 내재되는 '수'의 특성을 정신세계에 대비하여 설명하고 있다. 실제로 지가 담당하는 영역은 의식 세계에서 벌어지는 것들이 백의 작용을 통해 신체에 차곡차곡 쌓여서 내재화되는 것을 의미하는 것이고, 결국은 정신세계에서 쉽게 드러나지 않는 무의식 체계를 만들어 가는 것이라 볼 수 있다.

3) 죽음의 현상을 어떻게 해석할 것인가?

혼・백은 영혼을 다루는 문제이기도 하고 결국은 죽음 이후에 대하여도 생각을 해 볼 수 있는 주제이기도 하다. 죽음 이후에 혼・백이 나눠져서 혼은 정신의 에너지를 모아서 신체에서 분리되는 것으로, 이것은 한의학에서의 사후관을 정리한 것이다. 결국 혼・백의 분리는 인간이 살아 있는 동안은 정신과 육체가 유기적 관계로 연계되어 있다가 사후에는 이 둘이 분리되어 각각의 세계로 나눠지는 것을 말한다. 사후의 문제가 한의학 상담에서 굳이 다뤄질 문제는 아니지만, 이러한 관점이라는 설명은 가능하다.

2. 상담 장면에서 다뤄지는 질문

Q1. 어떤 생각이 기억으로 있다가 다시 자신을 괴롭히지는 않나요?

Q2. 내 정신이 어디로 향하는지 알 수 있나요?

Q3. 무엇인가를 새롭게 하려고 하나요? 아니면 그대로 굳어 있나요?

Q4. 내 정신이 조절이 되고 있다고 느낄 수 있나요?

Q5. 죽음 이후가 걱정이 되나보네요, 사실 사후 세계에 대하여는 뭐라고 말씀드리기 어렵지만, 한의학에서 죽음을 해석하는 관점은 설명해 드릴 수 있습니다.

3. 정신의학적 의미

서양에서의 정신 구조는 프로이트 이후에 설정된 개념이다. 프로이트의 여러 이론 가운데 가장 중요하게 다뤄지는 것이 무의식이라는 개념과 과거의 경험에 따라 현재의 정신적인 문제가 결정된다는 정신결정론이다.

한의학에서는 정신의 구조를 혼・백을 기본적인 축으로 구성하고 있다. 무의식의 의식화에 혼(魂)이 관여하며, 의식의 무의식화를 백(魄)이 관여한다. 신(神)은 전체적인 의식과 무의식을 관장하는 것을 의미하며 의(意)는 사유와 생각, 기억을 담당해 지(志)를 통해 장기 기억과 관념으로 넘어가게 된다.

선생이 학생들에게 무엇을 가르칠 때, 똑같은 것을 가르쳤다고 생각하겠지만, 학생들이 받아들이는 것은 자신의 기준에 맞춰서 받아들이는데, 그때 작용하는 것이 의(意)의 필터링이다. 필터링을 하는 것에는 기억을 하고 개인적인 의미를 부여하는 것들이 포함된다.

4. 사례

1) 사례 W: 어린 시절 부모의 싸움을 보고 자라면서 지금도 늘 불안에 쌓여 있는 40대 여성

내재되어 각인된 기억을 바꿀 수 있을까?

어린 시절의 사건은 내면화의 과정을 겪으면서 기억으로 머릿속에 남는다. 경험의 내면화는 백의 작용이다. 이렇게 머릿속에 각인된 기억은 다른 자극이 없을 때는 별문제가 없다. 그렇지만, 어떤 자극이나 유발 인자가 개입하면 그 당시의 기억이 생생하게 밖으로 드러나고, 또 그 드러난 기억으로 인해 현재의 생활도 영향을 받는다. 혼은 그러한 과거의 기억들이 밖으로 표출되는 현상을 말한다. 의는 그런 기억을 필터링하는 역할을 하는데, 의가 과거의 기억을 안정시킬 수 없게 되면 수시로, 때로는 아무 자극 없이도 밖으로 드러나기도 한다. 이때 혼을 통하여 드러낸 이후 다시 의를 통해 다뤄주어야 한다.

2) 사례 Z: 매일 감시당한다고 생각하는 50대 남성

관념으로 자리 잡은 생각을 어떻게 다루어야 할 것인가?

'백'의 작용을 통해 내면화를 만들고 머릿속에서 '지'로서 자리를 잡으면, 여기서 헤어 나오지 못하기도 한다. 정신분열의 사례에서 가장 중요한 진단 포인트는 현실 감각의 결여다. 바로 현실과 떨어진 내면의 세계에 갇혀서 벗어나지 못하는 것을 의미한다. 실제 이렇게 '지'에 갇혀 있는 사례의 치료 원칙은 이를 밖으로 끌어내는 것이기는 하지만, 실제 임상에서는 이를 끌어내면서 이차적 문제가 발생하는 사례가 많기 때문에 적극적인 개입보다는 차라리 '지'로 갇혀 있는 것을 인정하고, 다른 기능을 통해 일상생활을 하도록 유도한다.

5. 근거

1) 『동의보감 · 신』: 오장은 칠신을 저장한다(五藏藏七神)

오장이 신(神)을 간직하는데, 심(心)은 신(神)을 간직하고, 폐(肺)는 백(魄)을 간직하며, 간(肝)은 혼(魂)을 간직하고, 비(脾)는 의(意)를 간직하고, 신(腎)은 지(志)를 간직한다. 또한 비는 의와 지를 간직하고, 신은 정과 지를 간직한다.

五藏所藏, 心藏神 肺藏魄, 肝藏魂, 脾藏意, 腎藏志, 又曰, 脾藏意與智, 腎藏精與志.

더 읽을거리

[책] 정신분석입문. 지그문트 프로이트 저. 오태환 옮김. 선영사. 2014.

프로이트의 정신분석이론을 정리한 책이다. 프로이트가 강의한 내용을 기반으로 사례와 분석에 대해 서술하였다.

정신의학에서 무의식이라는 개념이 없었다면, 정신의학의 진보는 그만큼 늦어졌을 것이다. 그렇다고 하여도 무의식이라는 세상이 과학적으로 완전히 밝혀져 있는 것도 아니다. 꿈과 환상, 기억과 욕망을 통해 인간의 내면, 죽음에 대한 해석을 하였다.

[책] 티벳 사자의 서. 파드마삼바바 저. 류시화 옮김. 정신세계사. 1997.

혼과 백이 분리되어 죽음을 맞을 때 어떻게 받아들이느냐를 담은 책이다. 완화의학(호스피스)에서는 죽음에 직면할 때 종교적 접근을 한다. 동양학에서는 불교나 철학을 통해 죽음의 문제에 접근한다.

완화의료 중 죽음을 맞는 장면에서 가장 필요한 것은 죽음을 경건하게 것이다. 죽음을 피하고자 필사적으로 노력하다 죽음으로 끌려가는 것이 아니라, 죽음을 당당하게 맞고, 이를 받아들이는 자세가 완화의료의 철학적 기본 설정이라고 할 수 있다. 티벳사자의 서는 죽음을 앞둔 사람에게 죽음에 대한 철학을 제공한다. 죽음을 당당하게 맞이하면서 죽음을 피하지 않고 직면하도록 도와준다.

3-10. 인지(심 · 의 · 지 · 사 · 려 · 지)

사람이 자극을 받아들이는 데 순서가 있다.

• 인지는 심(心) · 의(意) · 지(志) · 사(思) · 려(廬) · 지(智)의 순서를 밟는다.

한의학상담은 '생각하고 판단함에 있어서 어떤 단계에 있는지 알아보기'를 점검하는 것이다.

1. 주제

1) 한의학에서의 인지 과정

한의학에서는 인식을 한 이후 기억으로 연결되고, 이후에 이것이 정신적인 작용을 한 이후 행동으로 넘어가는 과정을 매우 정밀하게 나눠서 설명하고 있다.

『황제내경 · 영추 · 본신편』에서는 감각, 지각, 기억 및 사고의 인지과정을 포괄하고 있다. 즉, '임물(任物)'은 외계 환경의 자극을 감수하는 감각과 지각의 과정으로 볼 수 있으며, '의(意)'와 '지(志)'는 기억의 과정과 연관된 것으로 볼 수 있다. 그 다음 단계인 '사(思)' · '려(慮)' · '지(智)'는 모두 사고과정으로서 사고는 기억을 토대로 '존(存)'과 '변(變)'의 과정을 통해 이루어진다. '인사이원모(因思而遠慕)'할 때는 이미 감지한 구체적 사물로부터는 떠나서 간접적으로 반영된 사물에 의해 사고가 진행되며, 심지어는 아직 경험하지 못했던 개념이나 형상을 '원모(遠慕)'하는데 '려(慮)'란 상상과 아울러 창조적인 사고의 생산한다는 의미를 내포한다. '지(智)'란 의식을 바탕으로 일련의 사고과정을 통합하여 뚜렷하고 구체적인 자기의사를 발현하는 인지작용이다.

2) 한의학에서의 인지치료

중의심리치료의 내용을 보면 주로 다루는 정서적인 문제뿐 아니라, 인지치료와 유사한 방법들이 많이 소개되어 있다.

중의심리치료의 이지계모(理智計謀)편은 이성과 방책의 양 방면을 포괄하여 사용하는 치료방법으로, 의사의 위엄과 믿음 등에 의지하여 대화로 질병을 치료하는 언어개도치료(言語開導治療), 침약물의 사용 여부와 암시요법을 이용하는 절욕보정(節慾保精)치료, 정약조양치료(停藥調養治療), 해제심인치료(解除心因治療), 환자의 주의력을 전이시켜 치료하는 이정변기치료(移精變氣治療), 점몽분석치료(占夢分析治療), 축유치료(祝由治療), 좋은 이상적인 환경을 상상하여 치료하는 상상창회치료(想象暢懷治療), 그리고 방책을 채용하여 치료하는 이사치사(以詐治詐)와 권모(權謀)치료가 이에 속한다.

3) 마음을 먹음의 중요성

한의학의 인지과정에서 주목해야 할 점은 인지의 첫 번째 단계가 마음먹기라는 점이다. 그것은 여러 인지과정을 거친 최종 산물로서가 아니라 바로 첫 번째로 그 대상에 접하는 것의 중요성을 설명한 것이다. 물론 이 대상에 접한 이후에 여러 단계를 거쳐서 더욱 더 명확해지고 개념화 · 추상화되고는 있지만, 이렇게 대상에 접한 것 자체를 마음둠이라함은 그만큼 첫 대면이 많은 것을 결정한다는 의미이다.

2. 상담 장면에서 다뤄지는 질문

Q1. 내가 생각하고 있는 것은 어느 단계인가?

Q2. 마음을 두고 있다면, 그 마음이 어디까지 왔을까요?

Q3. 흩어지는 생각이 굳어져서 나의 것이 되었나요?/얼마나 탄탄한 나의 마음이 되었나요?

Q4. 마음을 어디에 두고 있는지요?

Q5. 이제는 마음이 굳어졌나요? 마음이 굳어졌다는 것은 이제 생각이 개념화가 되었다는 것을 말합니다.

3. 정신의학적 의미

한의학에서의 인지 과정에는 마음을 어떻게 두느냐를 가장 중요하게 생각한다. 그리고 이 마음은 채 이성적으로 판단되기 이전에 이미 결정되는 측면이 있다고 본다.

인지는 정보를 획득하고 이를 활용하는 것으로 인지 과정을 나눠서 단계별로 개입하는 것을 인지치료라고 할 수 있다. 인지 과정을 변하게 한 이후에는 행동 수정이 뒤따라야 하기 때문에 인지행동 치료로 이어진다.

한의학에서 인지 과정을 6단계로 나눠서 설명하는 것은 매우 세밀한 분석으로서 각 단계별로 개입하고, 이에 해당하는 상담을 진행한다면 매우 훌륭한 상담으로 이어질 수 있다.

6단계 가운데 무엇이 문제인지를 파악하는 것이다.

① 심(心): 마음을 두는 것

② 의(意): 사물을 접한 이후의 단기 기억

③ 지(志): 기억의 저장

④ 사(思): 과거의 기억과의 대비를 통한 생각

⑤ 려(慮): 생각의 추론

⑥ 지(智): 인지의 통합으로 자기 의사의 발현으로 이어짐

4. 사례

1) 사례 J: 중풍 후유증으로 고생하는 50대의 남성

인지 과정에서 생각을 통하여 인지구조를 어떻게 바꿀 것인가?

마음을 편안하게 먹는 것이 결코 쉬운 것이 아니다. 다른 사람, 특히 전문가로부터 어떤 이야기를 들은 후에 결국은 자신이 판단을 하는데, 여러 이야기 가운데 가장 안 좋은 것이 더욱더 쉽게 각인되고 잘 없어지지 않는다. 경험 가운데에서도 좋지 않은 경험이 더욱 오랫동안 강하게 기억에 남는다. 한의학 상담에서 지금 환자가 인지하고 있는 것이 어떤 단계에 있는지를 점검하고, 이에 대한 교정이 필요하면, 적극 노력해야 한다. 특히 마음을 두는 것에 대한 검토를 하는데, 마음에 둔 대상을 바꾸거나, 그것으로부터 상처받지 않는 방법이 모색되어야 한다.

5. 근거

1)『황제내경 · 영추 · 본신편』

① 心은 사물에 뜻을 두는 것을 의미한다. 즉 인지의 첫 단계로서 대상을 마음에 두는 것을 의미한다.

所以任物者, 謂之心, 心爲君主之官, 統神靈而參天地故, 萬物皆其所任.

② 意는 기억의 작용을 의미하는데, 脾와 연결시키는 기억으로 단기 기억을 의미한다. 이는 인지의 두 번째 단계로 마음에 두었던 것을 비로소 기억하는 첫 단계로서 뜻을 마음에 품는 단계이다. 그러나 이 단계는 어떤 결정에 이르지는 않은 단계이기도 하다.

心有所憶, 謂之意, 意思憶也. 謂一念之生, 心有所響而未定者曰意.

③ 志는 기억 속에 남아 있는 意 중에서 오랫동안 지니고 있는 것으로서 이는 인지의 세 번째 단계에 해당한다. 때로는 현재의 의식 속에는 없지만 저장되어 있다가 상기 가능한 장기 기억을 의미하기도 한다. 또한 意志, 意識, 指向, 立志, 認識事物의 뜻으로도 사용된다.

意之所存者, 謂之志, 意之所存, 謂意已決, 而卓有所立者曰志.

④ 思는 기억을 토대로 저장과 변화의 과정을 겪은 후 나타나는 사고 과정으로 인지의 네 번째 단계에 해당한다. 즉 志에 근거하여 일체 사물의 변화를 연구하고

고찰하는 단계라고 할 수 있다. 이 단계는 사물의 변화에 적응하여 현실을 지향하고 반복적으로 사고하는 과정으로서 지향한 바에 도달하기 위하여 志를 근거로 하여 모든 사물에 대한 연구고찰, 반복분석, 비교, 반복사고를 통하여 구체적으로 조치하고 각각의 상황에 따라 수시로 조정하고 변화할 수 있음을 의미하는데, 즉 어떤 문제를 사고하는 과정으로서 두뇌를 이용하여 해결점을 찾는 과정을 의미한다.

因志而存變, 謂之思, 因志而存變, 謂意志雖定, 而復有反覆計度者曰思.

⑤ 慮는 이미 전 단계에서 인지된 대상에서 벗어나서 간접적으로 반영된 대상으로 사고가 진행되며 심지어는 아직 경험하지 못했던 개념이나 형상까지 추론하는 단계로서 인지의 다섯 번째 단계에 해당된다. 또한 慮는 상상과 아울러 창조적인 사고의 산물이라는 의미를 내포하고 있다. 즉, 세밀한 사고를 통하여 미래의 행동을 계획함으로써 심사숙고하는 대뇌작용을 통하여 해결책을 찾아내고 문제를 세밀히 사고하는 과정을 의미한다.

因思而遠慕, 謂之慮, 深思遠慕, 必生憂疑, 故曰慮.

⑥ 智는 의식을 바탕으로 일련의 사고과정을 통합하여 뚜렷하고 구체적인 자기의사를 발현하는 단계로 인지기능의 마지막 단계이며, 인지작용이 행동으로 나타나는 단계이다. 또한 思慮의 기초 위에서 외계의 사물을 정확하게 처리하는 것을 智라 한다.

因慮而處物, 謂之智, 疑慮旣生, 而處得其善者曰智.

3-11. 칠정(희 · 노 · 우 · 사 · 비 · 공 · 경)

감정과 함께 변화하는 기의 변화를 이해한다.

• 칠정은 일곱 가지 감정으로 기의 변화를 일으킨다.

한의학 상담은 감정의 특성을 이해하고 감정이 증상으로 연결되는 것을 진단하여 이에 대한 역동적 개입을 한다.

1. 주제

1) 한의학에서의 일곱 가지 감정

정서에 대하여 한의학에서는 일곱 가지 정서로 칠정을 규정해 두고 있다. 칠정은 오행의 규율에 따라 오장에 배속되기도 하고, 각기 가지고 있는 기의 변화 측면에서 독립적으로 설명되기도 한다.

① 노(怒, 분노): 기를 위로 끌어 올리며, 간에 배속된다. 혈과 기에 직접 영향을 준다.
② 희(喜, 기쁨): 기를 편안하게 하고, 심에 배속된다. 심각하지만 않으면 긍정적 정서이다.
③ 우(憂, 근심): 기를 가라앉히고, 비에 배속된다. 생각과 결합되어 슬픔을 만든다.
④ 사(思, 생각): 기를 뭉치게 하고, 비에 배속된다. 모든 정서를 생각으로 통합한다.
⑤ 비(悲, 슬픔): 기를 소모하고, 폐에 배속된다. 근심과 결합되어 우울을 만든다.
⑥ 공(恐, 두려움): 기를 아래로 내리며, 신에 배속된다. 불안과 연관된다.
⑦ 경(驚, 놀람): 기를 흩고, 신에 배속된다. 외부 자극에 놀라는 반응이다.

2) 감정은 기를 통해 인체에 영향을 미침

감정이 우리에게 바로 드러나는 이유는 감정의 변화가 기라는 변화를 일으키며, 기의 변화는 우리 몸과 마음에서 현상과 증상으로 그대로 드러나기 때문이다.

한의학에서 설명하는 정서의 특징은 다른 질병의 원인과는 달리, 오장에 직접적인 영향을 미친다는 것이다. 즉 특정 정서가 특정 장기에 직접 손상을 가하는데, 예를 들어 우울감은 비장에 직접 영향을 미쳐서 바로 소화장애, 식욕부진, 또는 체하는 증상을 바로 일으킨다. 정서의 자극은 매우 예민하고 직접적이어서 말 한 마디, 행동 하나에 사람은 큰 변화를 겪는다. 병원에서 의사에게 들은 한마디가 그 사람의 인생을 바꾸는 경우는 매우 흔한 사례이다. 그렇기 때문에 정서의 직접적인 영향에 대하여 어떻게 접근을 하느냐의 문제는 매우 중요하다.

3) 감정은 역동성이 있어서 감정이 감정을 조절함

감정은 개별 감정이 있고, 또 여러 감정이 혼합되어 드러나기도 한다. 사(思)는 감정으로 특정짓기는 어렵지만, 여러 감정들이 소화되지 못하고 이 감정에 빠져서 헤어나지 못하면 이를 포괄적으로 설명하게 된다. 그렇기 때문에 모든 정서가 질병으로 이행될 때, 문제가 된다. 우울증이나 불안장애 역시 사가 관여한다.

정서는 또한 서로 간에 영향을 미쳐서 화가 난 사람일지라도 슬픈 장면을 목격하면 치받아 올랐던 감정이 스르르 밖으로 빠져나간다. 이렇게 영향을 미치는 것을 활용해서 감정에 대한 역동치료가 진행되기도 한다. 이는 한의학에서 제시하는 오행의 상생. 상극의 법칙을 활용하는 것으로 금의 기운에 목의 기운을 조절하는 것을 응용하여 슬픔으로 분노를 조절하는 방법이 그 한 예이다.

4) 기쁨은 단순히 정서 중 하나인가?

여러 정서 가운데, 기쁨(喜)은 매우 독특한 정서이다. 다른 정서들이 모두 기의 변성을 유도하여 증상을 나타내고, 질병을 유발하지만, 기쁨은 기를 편안하게 하여 질병에서 벗어나게 한다. 기를 편안하게 한다는 것은 기가 완만해지는 것으로서 그 사람이 가지고 있는 가장 안정된 리듬을 의미한다. 이렇게 안정되어 있는 것은 변동성 있는 기의 상태를 본래의 모습을 돌려놓는 기능을 한다. 즉 크게 요동하여 변동된 흐름을 다시 원 상태로 바꾸어 놓는다. 명상을 통하여 호흡을 안정시키고, 기를 안정시킨 후에 자연스럽게 나타나는 미소가 이 기쁨의 대표적인 현상이다. 그렇기 때문에 상담에서는 이 기쁨의 정서를 만들어 내는 작업이 필요하다. 그리고 그렇게 만들어진 상태나 과거의 기억을 재현하는 작업이 상담 치료에 중요하다. 정서는 여러 종류가 있지만, 여러 종류의 정서는 심(마음)이라는 것에서 통합 관리된다. 최종적으로는 심(마음)이 상처를 받을 때, 이에 대한 해결 역시 심이 중요한 역할을 한다.

2. 상담 장면에서 다뤄지는 질문

Q1. 화가 나면 몸에서 어떤 증상이 나타나나요?

Q2. 생각이 많아지면 소화가 잘 안 되는데 왜 그럴까요?

Q3. 화가 날 때 슬픈 영화를 보면 어떨까요?

Q4. 불안을 극복하기 위해 피하지 말고 왜 그런가에 대하여 더 깊이 생각해보죠. 생각이

불안을 줄일 수 있습니다.

Q5. 감정 조절을 위해 다른 감정을 활용할 수 있을까요?

3. 정신의학적 의미

정서는 자극에 대한 무의식적이고 생리적인 반응이 발생하고, 이를 자각하는 과정에서 상황 및 자기와 결합될 때 생겨나는 경험이다. 여러 가지 수준의 처리과정이 통합된 것으로 경험에 개인적인 의미를 부여한다.

정서는 정신적 기능을 조절해 인간이 행동하도록 하며, 기억과 사고에 영향을 미친다. 인간의 정신세계를 관찰할 때 두드러지게 나오므로 가장 쉽게 인간을 이해하게 한다.

일차적으로 발생하는 본능적인 정서 외에 학습되고 보다 정교한 정서들도 있다. 이러한 정서들은 인간의 정신세계 속에서 끊임없이 발생했다가 사라지고, 기억과 사고에 연관을 맺으며 변화하는데 그 과정에는 개인의 평가가 있다.[19] 정서에 대해 평가하고 통제하는 과정에서 과도해지거나, 결여되면 부적응적인 반응이 나타나며 점차 정서조절에 어려움을 겪는다.

의학계에서 정서에 대한 연구는 주로 불안과 우울에 초점을 두고 있다. 곧 약물이 개발되어 정서를 조절할 수 있다는 의미이다. 도리어 분노는 매우 심각한 정서이지만, 그 연구는 매우 제한적이다. 분노는 다양한 원인으로 인해 발생하기 때문에 약물 치료로 효과를 보기가 어렵다. 그래서 분노 관리와 같은 프로그램이 더 활발하게 연구되는 실정이다. 이처럼 정서로 유발되는 증상을 개선할 수 있다면 정서 조절에도 도움을 줄 수 있는바 한의학 치료가 가진 장점의 활용이 필요하다. 약물이나 침 등의 치료를 통해 정서로 유발된 증상을 개선하고 상담과 명상을 통해 정서를 다스리는 훈련을 수행하여 도움을 줄 수 있다.

4. 사례

1) 사례 B: 남편의 외도로 충격에 빠진 40대 여성

분노에서 어떻게 벗어날 것인가?

화병은 억울하고 분함으로 인하여 생기는 질병이다. 화병의 가장 대표적인 원인은 남편의 외도이고, 표현되는 감정은 분노다. 분노는 다른 감정에 비하여 반응에 따른 감정이기 때문에 그 변화가 매우 심하다. 치받아 오르는 분노는 공격성을 특징으로 하지만,

---

19 Leslie S. Greenberg, Sandra C. Paivio 저. 이흥표 역. 심리치료에서 정서를 어떻게 다룰 것인가. 학지사. 2008.

오랫동안 쌓인 분노는 억울함이 있고 때로는 한으로 남는다. 한의학 상담에서는 같은 분노라고 하더라도 환자의 현재 상황, 그리고 감정의 표현 방식에 따라 다르게 접근한다. 무작정 참는 것도 문제지만, 그렇다고 그대로 표출하는 것도 문제이기 때문이다.

환자와 상담을 하며 본인이 느끼는 분노를 구체적으로 나누어 이해하는 것이 첫 번째이다. 두리뭉실한 감정에서 구체적으로 분노를 이해할 때 감정이 증폭되는 것을 줄이고 한걸음 물러나 감정을 이해할 수 있다. 그 다음은 분노 상황에서 어떻게 대처할지에 대해 생각하고 연습을 한다. 실생활에서 분노에 대처해 보고 분노 대응 전략을 수정하고 강화한다.

2) 사례 F: 오랜 스트레스 후에 무감각해진 중년 여성

감각을 다시 일깨울 수는 없을까?

스트레스가 오랫동안 지속되면 정서적 변화가 거의 없는 상태에 빠지기도 한다. 이른바 무감동증후군은 자극에 대한 반응이 매우 제한적으로 나타나며, 특히 감정의 변화가 거의 없다. 대표적인 사례는 우울증 환자에게서 많이 나타난다. 그렇지만, 때로는 기분장애의 범위를 넘어 정신분열에서도 관찰이 된다.

이럴 때 감정이나 감각을 다시금 일깨우는 능력이 필요하다. 침 자극도 그런 변화에 도움을 줄 수 있다. 특히 압통점을 확인하며 환자와 공감하는 방법을 상담 장면에서 활용할 수 있다.

3) 사례 X: 남편에게서 받은 화를 자녀에게 그대로 드러내는 40대 주부

감정을 다른 곳으로 넘기지 않고 해결할 수 있을까?

분노는 매우 역동적 감정이어서 한 곳에 머물러 있지 않고, 이동한다. 특히 '종로에서 뺨맞고 한강에서 화풀이를 하는 것'과 같이 받은 분노를 다른 대상으로 이동하여 퍼붓는 경우가 많다. 이럴 때 가장 약자가 모든 화를 뒤집어쓰는 위치에 있게 되며, 결국 화병과 같은 질병으로 연결될 수 있다. 화가 날 때 자신의 화가 원래 표출되어야 할 대상에게 전달이 되는지를 검토해보고, 대상이 바뀌거나 증폭되어 화가 드러나지는 않은지 살펴보아야 한다.

5. 근거

1) 『동의보감 · 신』

신은 칠정을 거느리는데, 칠정이 상하면 병이 된다(神統七情傷則爲病).

2) 『동의보감 · 오지상승위치』

만약 성을 내어서 간을 상한 데는 근심하는 것(어떤 데는 슬퍼하는 것)으로써 억제하고, 무서워하는 것으로써 풀어준다. 너무 기뻐하여 심을 상한 데는 무서워하는 것으로써 억제하고, 성내는 것으로써 풀어준다. 너무 사색하여 비를 상한 데는 성내는 것으로써 억제하고, 기뻐하는 것으로써 풀어준다. 몹시 근심하여 폐를 상한 데는 기뻐하는 것으로써 억제하고, 사색하는 것으로써 풀어준다. 몹시 무서워하여 신(腎)을 상한 데는 사색하는 것으로써 억제하고, 근심하는 것으로써 풀어준다. 몹시 놀라서 담을 상한 데는 근심하는 것으로써 억제하고, 무서워하는 것으로써 풀어준다. 몹시 슬퍼하여 심포락(心包絡)을 상한 데는 무서워하는 것으로써 억제하고, 성내는 것으로써 풀어준다.

> 怒傷肝者以憂(一作悲)勝之以恐解之, 喜傷心者以恐勝之以怒解之, 思傷脾者以怒勝之以喜解之, 憂傷肺者以喜勝之以思解之, 恐傷腎者以思勝之以憂解之, 驚傷膽者以憂勝之以恐解之, 悲傷心包者以恐勝之以怒解之.

3) 『중의심리치료』

중의심리치료에서 정서를 이용하여 신체질병이나 정신과 질환을 치료한 사례가 많다. 다른 정서를 통해 문제가 되는 정서를 치료하는 '정지상승치료'가 있으며, 격한 정서를 일으켜 어혈을 풀거나 음병을 타파하고 정신을 깨우는 '격정자격치료' 등이 있다. 이러한 치료들은 과거 동양에서 사람의 감정과, 그로 인해 나타나는 정신적 · 신체적 증상을 어떻게 이해하고 해결하려고 노력했는지에 대해 알 수 있다.

더 읽을거리

[책] 정서심리학. Michelle N.S., James W.K. 지음. 민경환 외 옮김. Cengage Learning. 2015.

인간의 정서를 이해할 때 정서라는 포괄적 접근을 통해 정서를 분류하는 방법이 있고, 또 정서를 개별적으로 이해하는 방법이 있다. 정서는 크게 부정적인 정서와 긍정적인 정서로 나눠지고, 문화와 사회에 따라서 각기 다르게 표현된다.

예를 들면 공포는 자신 혹은 사랑하는 사람의 위험을 자각할 때 나타나는 반응으로 위협이 지나면 가라앉고, 불안은 공포보다는 일반적인 기대를 동반하는 감정이다. 분노는 사건에 대한 반응이거나 일반적인 불편함에 기인하여 발생하는 정서이다.

또한 이 책에서는 정서를 구별하며 신체적인 반응으로 나타나는 생리적 · 병리적 변화를 소개하였다.

[책] 분노와 관련된 여러 책들

불안이나 우울이 심리학적으로 중요한 정서이기는 하지만, 항불안제나 항우울제를 통해 조절할 수 있다는 정신 약물학적 입장에서 접근을 하는 경우가 점점 많아지고 있다.

그렇지만, 분노는 같은 감정이기는 하지만, 워낙 반응적 감정이고, 또 예방할 수 있는 약도 없기 때문에 분노관리 혹은 분노 다스리기와 같은 심리적 접근이 많다. 그래서 인지 분노를 다룬 책은 의외로 많고, 각각의 방법들 간에 차이도 있다.

분노에 대한 사회적 접근

- 분노 사회. 정지우. 이경. 2014.

분노를 다스리는 가이드 북

- 똑똑하게 분노하라. 마샤캐넌 저. 안진희 역. 대림. 2011.
- 창조적으로 분노하라. 로다 바루크 외 저. 조자현 역. 예인. 2011.
- 분노는 나의 힘. 아니타 팀페 저. 문은숙 역. 북폴리오. 2008.
- 똑똑하게 화를 다스리는 법. 전겸구. 21세기북스. 2007.
- 화내는 당신에게. SBS스페셜제작팀. 위즈덤하우스. 2012.
- 화내지 않는 연습. 코이케 류노스케(승려) 저. 양영철 역. 21세기북스. 2011.
- 미안하다고 하는데 왜 화를 내는 걸까?. 로널드 T. 포터 저. 전승로 역. 다연. 2013.
- 분노의 기술—내면의 폭풍 잠재우기. 매튜 맥케이 외 저. 정동섭 역. 이너북스. 2008.

• 3초간. 데이비드 폴레이 저. 신예경 역. 알키. 2011.
• 분노 컨트롤—파괴적인 감정을 삶의 에너지로 바꾸는 실제적 방법. 칩 잉그램, 베카 존슨 저. 윤종석 역. 디모데. 2011.
• 화를 다스리면 인생이 달라진다—부다의 가르침. 알루보물레 스마나사라 저. 강성욱 역. 경서라인. 2007.

분노를 이해하기

• 화에 대하여. 루키우스 안나이우스 세네카 저. 김경숙 역. 사이. 2013.
• 강신주의 감정 수업. 강신주. 민음사. 2013.
• 화의 심리학. 비벌리 엔젤 저. 김재홍 역. 용오름. 2007.
• 정신과의사가 붓다에게 배운 마음 치료 이야기. 전현수. 불광출판사. 2010.

화병 전문 서적

• 화병 100문 100답. 김종우. 대한한방신경정신과학회 화병연구센터. 집문당. 2013.
• 화병으로부터의 해방. 김종우. 여성신문사. 2007.
• 화병연구. 민성길. 엠엠커뮤니케이션. 2009.

분노 관리 워크북

• 분노 관리하기—치료자를 위한 완벽한 치료 가이드북. Howard Kassinove, Raymond Chip Tafrate. 학지사. 2011.
• 미술치료와 분노. Marian Liebmann. 홍은주, 신지원 역. 시그마프레스. 2013.
• 분노와 관련된 인지적 요인과 그 치료적 함의—분노조절 인지행동 프로그램. 서수균. 한국학술정보. 2005.
• 최신 분노 치료—문제해결중심 및 심리사회대인관계 기술 훈련. 류창현. 교육과학사. 2009.
• 최신 분노 치료 워크북—분노조절, 문제해결중심, 그리고 심리사회대인관계기술 훈련. 류창현. 교육과학사. 2009.
• 용서심리학—내담자의 분노 해결하기. Robert D. Enright 외. 방기연 역. 시그마프레스. 2011.

3-12. 외감

외부 환경의 변화에 따라 변화하는 인체의 반응을 보고, 이것을 정신적인 문제와 연계하여 검토한다.

• 외감은 외부 환경에 따른 인체의 반응이다.

한의학 상담은 '환경의 변화에 따라 영향을 받는 자신 알아보기'를 한다.

1. 주제

1) 외부 환경에 따른 인체의 반응

상한(傷寒)이란 한사, 즉 추운 기운에 따라 변화하는 인간의 반응과 병리에 대한 관찰이다. 한사는 온열동물에서 피할 수 없는 외부 자극이며, 인체는 온열의 항상성 유지를 위해 한사에 저항해야 한다. 그러한 보편적인 외부 자극에 대한 보편적인 인체의 반응을 포괄적으로 설명한 것이 한의학 이론 중 하나인 상한론이다.

이러한 변화에는 외부 자극에 대한 인체의 반응이 단계와 순서가 있음을 의미한다. 외부 표피로부터 인체 내로 점차 들어오면서 인체는 그 부위에 따라 각기 다른 변화를 하게 된다. 그런데 이렇게 변화하는 것에는 단지 신체의 증상만을 드러내는 것은 아니다. 다양한 정신적인 증상을 유발하는 다중의 의미가 있다. 즉 외부 자극에 대한 인체의 병리적 변화의 기술을 단지 인플루엔자에만 국한하지 않는다. 더구나 이 전변과정을 거치면서 시기를 놓치거나 잘못 치료했을 때의 반응은 인체의 반응에 대한 설명으로 의미가 있다.

2) 자극에 대한 인체의 반응

한의학에서 흔히 외부 인자로 병을 설명할 때 등장하는 외인(外因)이 있는데, 외인은 일반적으로 자연 환경에 따른 인체의 반응이다. 그런데 이러한 반응은 추운 기운에 국한하는 것이 아니고, 스트레스에 따라 변화하는 인간의 모습을 그리고 있다. 스트레스, 즉 외부 자극에 대한 반응으로 나타나는 자신의 증상, 특히 신체 증상을 관찰하는 것이다.

외부 환경에서의 자극은 그 종류가 다르더라도 인체 내에선 같은 반응을 보인다. 이른바 스트레스에 대한 '일반적응 증후군'이다. 그렇기 때문에 한사에 국한하지 않은 외부적인 자극, 심지어는 심리적 자극이나 트라우마에도 이와 유사한 반응을 하게 된다. 감기로 떨거나 불안으로 떠는 인간의 모습은 현상적으로 매우 유사하다. 그리고 처음에는 외부 자극에 대한 반응이지만, 점차 인체가 이에 대한 저항력이 떨어지면서 인체 외부의 증상이 아닌 소화기계와 정신적인 문제, 즉 내부적 증상이 드러난다.

3) 각 개인의 취약성

외부 자극이 다름에도 개인은 같은 증상을 일으킨다는 '일반 적응 증후군(General Adaptation Syndrome, GAS)'의 다른 측면이 있다. 즉 한 인간이 종류가 다른 스트레스에 같은 반응을 한다는 것은 또 다른 의미에서 보면 같은 스트레스에 다르게 반응하는 개개인이 있다는 것이다. 이른바 각 개인의 취약성이다.

개인의 취약성은 그 사람 고유의 특성을 반영하게 된다. 이는 심리적 유형론이나 체질 의학적 접근에서 다루는 문제이기도 하고, 특히 병리적인 관점에서 보면, 같은 상황에서도 유달리 다르게 나타나는 개인의 증상 관찰에서 시작한다. 스트레스는 매우 전인적인 문제여서 이 개인이 드러나는 증상을 알아보는 것 자체가 그 사람의 특성을 이해하는 데 도움이 된다.

2. 상담 장면에서 다뤄지는 질문

Q1. 스트레스를 받았을 때 가장 먼저 나타나는 몸의 반응은 무엇인가요?

Q2. 기분이 나빠서 생기는 증상과 감기 걸려서 생기는 증상이 비슷하지 않은가요?

Q3. 감기에 걸리더라도 어느 쪽 문제가 잘 나타나나요? 목감기? 기침감기? ….

Q4. 감기에 걸린 후 시간이 경과되면서 몸에 어떤 반응이 나타나나요? 혹시 그때 정신적인 증상도 있나요?

Q5. 외부 환경이 먼저라고 생각하나요? 아니면 내 몸의 병에 대한 저항력이 더 문제라고 생각되나요?

3. 정신의학적 의미

스트레스는 기본적으로 자극에 대한 반응으로서 주로 외부 자극에 대한 인체의 반응이다. 외부 자극이 무엇인지가 먼저 중요한데, 자극 자체가 인체의 감당능력을 넘으면 이는 어쩔 수가 없다. 그래서 우선 자극의 총량을 검토하는 것이 우선 필요하다. 그렇지만, 외부 자극 이외에 그 사람이 견딜 수 있는 능력이 또 하나의 변수이다. 취약성 문제를 거론할 때는 유달리 스트레스에 민감한 사람을 가리키기도 한다. 현재는 이 둘을 적절하게 포함하여 외부 자극에 대한 인체의 반응을 포괄적으로 보고 있다.

스트레스의 첫 번째 이론은 Selye가 거론하였다. 즉 스트레스에 대한 인체의 반응은 경고기－반응기－피로기로 변화한다고 하였다.

Canon은 일반 적응 증후군을 설명하였다. 인체 내의 여러 변화가 나타남을 의미하는데, 종류가 다른 스트레스라고 하여도 같은 반응을 보이는 것을 의미한다.

결국 인체의 정신과 육체가 서로 연결되어 통합적으로 관리되는 것처럼, 외부 자극 역시, 정신적인 자극과 물리적인 자극이 포괄적으로 이해되고 관리되어야 한다. 이는 최종적으로 인체의 반응에 초점을 맞출 수밖에 없고, 각 개인의 취약성을 고려하고, 또 특성에 맞는 치료를 해야 함을 의미한다.

4. 사례

1) 사례 Q: 감기에 걸린 후에 여러 증상으로 고민하는 60대 여성

외부적 스트레스에 대한 반응이 감기와 비슷하다면 치료를 어떻게 할까?

감기로 고생하는 사람에게 한의학 상담을 적용하는 것이 흔하지는 않다. 그렇지만 습관적으로 감기에 걸리고, 또 한번 걸려서 잘 낫지 않는다면 자신의 증상을 자세하게 관찰할 필요가 있다. 외부 자극에 민감하게 반응한다면 그것이 인플루엔자나 바이러스에 국한한 것이 아니라 스트레스 때 나타나는 반응과 비교할 수 있다. 스트레스는 그것이 외부적 · 물리적인 자극뿐 아니라 심리적 자극, 심지어는 마음의 변화에서도 비슷한 패턴이기 때문이다. 그래서 스트레스를 다스리는 약과 감기를 다스리는 약이 같은 사례를 한의학 임상 현장에서는 볼 수 있다. 감기 초기의 계지탕과 불안에 쓰는 계지가용골모려탕, 우울증에 활용되는 향소산이 그러한 임상례 가운데 하나이다.

5. 근거

1) 『상한론』

외부에서 잘못된 기운이 들어오면 인체는 그에 대한 저항으로 반응을 하는데, 이렇게 외부로부터 오는 자극과 이에 따른 인체의 반응을 정밀하게 다룬 분야가 있다.

이때 외부 자극에 따라서는 시간에 따라서, 그리고 몸의 반응에 따라서 각기 다른 반응을 한다. 일반적으로 외부 자극이 강하면 인체 내의 저항 역시 강력하나, 점차 시간이 지나면서 인체 내의 저항력이 힘을 잃게 되어 이에 대하여 무기력해진다.

① 태양병

태양병의 두통, 항강 증세는 스트레스 초기에 긴장과 함께 동반되는 증상과 유사하며 축혈병변은 소복급결, 소변자리, 신지착란여광 등의 증상을 나타내 정신과적 증상을 포함한다.

太陽之爲病, 其脈浮, 頭項强痛, 而惡寒.

太陽病, 不解, 熱結膀胱, 其人如狂, 血自下, 下者愈, 其外不解者, 尙未可攻, 當先解外, 外解已, 但少腹急結者, 乃可攻之, 宜桃核承氣湯.

② 양명병

열이 극성한 단계로 대열, 대한출, 구갈인음, 맥홍대 및 심번조요 등의 증상이 나타나며, 심신요란으로 조열, 섬어, 대변비결, 복만경통, 맥침실유력 등의 증상이 나타나는데 화열 증상이 있는 정신과적 증상과 유사하다.

陽明之爲病, 胃家實也.

陽明病, 外證, 云何? 答曰; 身熱, 自汗出, 不惡寒, 反惡熱也.

③ 소양병

반표반리에 처해 있는 중간단계로 간담기울로 한열왕래, 흉협고만, 묵묵불욕음식, 심번희구, 구고인건, 맥현 등의 증상이 나타나는데 신경성 질환과 증상이 유사하다.

少陽之爲病, 口苦咽乾目眩也.

傷寒五六日, 中風, 往來寒熱, 胸脇苦滿, 默默不欲飮食, 心煩喜嘔, 或胸中煩而不嘔, 或渴, 或腹中痛, 或脇下痞硬, 或心下悸, 小便不利, 或不渴, 身有微熱, 或咳者, 小柴胡湯主之.

더 읽을거리

[책] 상한론

장중경이 지은 책으로 외부 요인으로 인해 인체가 질병을 겪는 과정을 기술한 책이다. 한의학에선 외감, 현대적 용어로는 외부 바이러스로 인해 발생하는 증상을 단계별로 나누어 진행과정과 단계에 따른 치료과정이 나타나 있다. 그러나 서술하는 증상들이 외부 스트레스에 대한 인체의 반응과도 유사하게 나타나므로 정신과적 증상에도 처방할 수 있으며 효과를 보여 임상에서 응용할 수 있다.

태양병을 스트레스 초기 단계에서 양명·소양병으로 스트레스에 반응하는 인체의 증상과도 유사하며, 태음·궐음·소음병은 만성화된 스트레스 반응과 유사하다.

[책] 금궤요략

『상한론』과 비슷한 시대에 저술된 한의학 서적이다. 상한론이 삼음삼양으로 질병의 진행과정과 병리에 대해 서술했다면, 『금궤요략』은 개별 질병에 대하여 증상과 치료법이 기록되어 있다.

신경정신과 환자가 호소하는 증상들의 원인과 치료법, 처방 등이 서술되어 있어 장부경락선후병맥증, 분돈기병맥증치, 흉비심통단기병맥증치 등의 단락에서 치료에 대한 아이디어를 얻을 수 있다.

[책] 스트레스과학. 대한스트레스학회 편. 한국의학. 2013.

이론부터 질병, 관리, 치료뿐 아니라 사회적 문제 그리고 한의학에서의 스트레스 연구를 교과서 형식으로 제작한 책으로 질병과 스트레스의 관련성을 통해 스트레스로 유발되는 각종 질환에 대한 보고가 들어 있다.

스트레스에 대한 이해는 상담 장면에서 많이 적용된다. 스트레스에 대한 인체의 반응 뿐 아니라, 스트레스로 인한 질병 그리고 스트레스 대하여 적응해 가는 인간에 대한 다양한 접근이 제시되어 있다. 한의학 역시 외부 자극에 대한 인체의 반응적 측면에서 스트레스 이론의 설명과 밀접하게 연계되어 있다.

3-13. 병리산물(담 · 어혈 · 허 · 화)

신체적으로 나타나는 병리 산물에 대하여 정신의학적으로 검토하고 한의학 상담에 활용한다.

- 한의학에서 제시하는 병리산물은 각기 정신적인 문제를 포함하고 있다.

한의학 상담은 '나의 고통이 무엇인지 알아보기'이다.

1. 주제

1) 한의학의 병리적 산물은 정신적 요소를 함께 가지고 있음

질병에 걸리면 병리적 산물을 만들어 내고, 인체는 그에 따른 반응을 한다. 환자가 자신의 증상을 관찰하는 것은 자신의 고통을 이해하는 것이고, 고통을 이해하는 것은 결국 자신의 모습을 이해하는 것이다.

병리적 산물이 나타나는가? 증상이 지속되면 병리적 산물이 관찰된다.

환자는 자신이 가지고 있는 특성을 관찰할 필요가 있다. 기존 서양의학에서는 특별히 주목하지 않지만, 실제 환자가 그것으로 직접적인 고통을 호소하는 경우에는 특히 그렇다.

2) 움직이는 고통: 담

'담'이라는 병리 산물은 한의학 임상에서 매우 널리 통용되고 있다. 이는 순환이 기본인 건강체에서 그 순환이 순조롭지 않아서 파생되는 문제에 대한 설명이다.

인체의 질병 가운데는 '고통'이라는 개념이 있는데, 특히 이 고통이 어느 한 곳에 머물러 있지 않고 여기저기를 돌아다닌다면 그 접근이 어려운데, 이러한 현상을 담으로 통칭하기도 한다. 그리고 이러한 고통은 정신의학에서도 매우 의미 있는데, 신체적 고통에 대한 해석과 이에 대한 접근은 의학적으로 받아들여지지 않는 환자의 고통을 해석하는 데 의미가 있다.

3) 고정된 고통: 어혈

'어혈'은 담보다는 명확한 개념으로서 고통 가운데 고정된다는 특징이 있다. 그리고 혈이라는 물질을 설명하고 있듯이 확인도 가능하다.

어혈은 도구를 통해 확인될 수 있을 것으로 보이지만, 한의학 상담에서 볼 때는 고정된 고통으로 해석하고 이에 대한 접근을 시도한다. 오랫동안 하나의 사건으로 인한 트라우마에서 헤어나지 못하고, 고정된 위치와 동일한 증상으로 나타난 데에도 어혈을 적용하는데, 한약과 함께 같은 목적성으로 접근할 수 있다.

4) 에너지가 부족하면 반복적으로 찾아오는 허약

서양의학에서의 질병 개념은 질병 자체에 관점이 있는 반면, 한의학에서의 질병 개념은 개별 인간에 대해 관점을 두는 면에서 '허'라는 개념은 매우 중요하다. 즉, 질병을 이길 힘을 가지고 있느냐의 접근으로서 그 능력이 부족하거나, 혹은 취약성이 있을 때 질병 발생의 원인 가운데 하나로 본다.

동양문화권에서는 정신적인 문제를 그대로 받아들이기에 앞서 이에 대한 신체적 해석을 시도한다. 또한 부족이라는 측면 역시 강조하여 보충하는 것을 치료의 원칙으로 보는데, 대표적인 사례가 '신경쇠약'이다. 정신적인 문제의 신체적 해석, 그리고 문제를 찾을 때 과로나 탈진으로 인한 허약이라는 개념을 활용한다. 한의학 상담에서도 이러한 동양문화권에서의 인간관에 대한 이해가 필요하다.

5) 감정적인 문제와 항상 동반되는 화

오행과 오장의 배속에서 볼 때 심장은 화를 주관하고, 감정을 주관한다. 그리고 심장은 감정의 변화에 매우 민감하게 반응하기 때문에 '화'는 정서의 최종적 측면이 있다. 화가 스트레스와 같이 폭넓은 개념으로 받아들여지는 이유가 바로 이러한 영향 때문이다.

정서의 문제가 안정이 깨져서 발생하는 문제로 보기 때문에 최종적으로는 감정 조절, 특히 심장의 조절로 연결된다.

2. 상담 장면에서 다뤄지는 질문

Q1. 몸이 여기저기 아픈 것 같네요. 아픈 이유가 무엇인지 생각해 보셨나요?

Q2. 예전에는 이런 병을 신경쇠약이라고 부릅니다. 신경쇠약과 불안장애 두 병명, 어떤 느낌이 드나요?

Q3. 같은 통증이라도 고정되어 있는 통증과 움직이는 통증이 있지요. 어느 쪽인가요?

Q4. 원래 화가 많으신 편인가요?

Q5. 오랫동안 탈진되었다고 하는데, 실제 몸이 허약해진 걸까요?

3. 정신의학적 의미

한의학이 기본적으로 정신 신체 의학적 개념이 있다는 것은 이러한 병리적 산물을 설명할 때도 그대로 적용된다.

어떤 물질을 명확하게 설명하기보다는 그러한 현상을 설명하면서 자연스럽게 명명하다 보니 그 현상이 가지고 있는 특성들을 통합하여 설명하는 면이 강하다.

담과 어혈은 물질적인 측면이 강한 용어다. 다만 담은 움직이는 물질이고, 어혈은 비교적 고정된 물질에 해당한다. 그렇다고 이것을 물질적 지표로 확정 짓는 것은 아니다. 종양과 같은 것을 어혈이라고 설명할 수는 있겠지만, 어혈은 종양보다는 훨씬 포괄적 의미로 쓰인다. 거기에는 현상이나 기능적 측면이 있으며 심지어 정신적인 측면도 같이 동반된다. 예를 들어 어떤 생각에서 헤어나지 못할 때도 어혈에 쓰는 약물을 활용하기도 한다.

'허'는 정신의학적 측면에서도 매우 중요한 개념이다. 이른바 '약하다'의 개념은 특히 동양문화권에서 많이 받아들이는 개념이다. 성격이 예민하여 사소한 것에도 모두 신경을 쓰는 사람에게 신경쇠약이라는 병명을 쓰기도 한다. 여기서 주목할 점은 '정신'이라는 용어보다는 '신경'이라는 말을 씀으로써 신체적 특성임을 설명하고, 특히 '쇠약'이라는 용어를 사용함으로써 신체의 허약으로 설명한다. 그래서 당연히 정신적인 문제를 주 특성으로 하는 환자에게 신체적 허약이라는 용어를 사용함으로써 환자가 자신의 질병을 이해하고 받아들이게 된다.

'화'는 심리적 문제에 포괄적으로 활용하는 용어이다. 화병이라는 개념이 분노의 개념에 국한된 것이 아니라 스트레스와 같이 폭넓은 개념으로 활용되는 것이 그 예이다.

4. 사례

1) 사례 G: 출산 후의 산후풍

의학적으로 설명되지 않는 증상의 병은 어떻게 접근할까?

산후풍은 명확한 원인이 있는 증상이기는 하지만, 다양한 증상과 예측할 수 없는 변화로 혼란스러운 질병이다. 서양의학의 산부인과나 정신과에서는 그 기전을 명확하게 설명하지 못하여 환자들은 한의원을 찾는다. 한의학에서 원인이 명확한 질환은 약물이나 침 치료의 반응 역시 예측 가능하므로 한의학 상담을 진행함에 유리한 측면이 있다. 질병에 모호함이 아닌, 원인과 해결책, 그리고 예측을 할 수 있어야 진료와 상담이 원활하다. 결국 한의학의 질병 개념을 적극적으로 상담에 활용해야 한다.

2) 사례 M: 섬유근통 증후군으로 고생하는 40대 후반 여성

만성통증과 여러 군데 고정되어 나타나는 통증을 어떻게 해석할까?

증상의 원인이 밝혀지지 않았지만 일정한 패턴을 보이는 것을 흔히 증후군이라 부른다. 특히 통증은 오로지 환자의 증상 호소에 의존하기 때문에 진료를 담당하는 의사 입장에서는 이에 대한 접근이 환자의 호소를 기준으로 받아들일 수밖에 없다. 상담 장면에서는 환자의 호소에 공감하는 것도 필요하지만, 그 호소에 대한 의학적 해석 역시 필요하다. 한의학에서 다루는 질병 개념으로 해석이 되는 증상이나 질병이라면 그러한 한의학적 해석이 적극 활용되어야 한다. 환자 입장에서 자신의 고통을 공감하는 것뿐만 아니라 판단하고 해석할 수 있다는 것이 질병 극복에 큰 도움이 된다.

5. 근거

1)『한의신경정신과학』

① 담음: 담음은 인체의 수액대사장애로 형성된 병리산물이다. 칠정내상으로 인해 진액이 화열을 받아 담이 형성되는데 신명을 손상시켜 어지러운 증상이나 정신의 불안정을 일으키고, 담미심규하거나 담화요심하면 신혼섬망, 전, 광, 경계, 정충, 건망 등을 일으킨다.

② 어혈: 어혈은 생리적 기능을 상실한 혈액이 체내 일정 부위에 응취되어 형성한 일종의 병리적 산물로 기혈운행에 영향을 미쳐 장부기능을 실조시킨다.
신체의 고정성 동통, 복통거안, 인체의 혈관과 관련된 증상, 출혈과 관련된 증상을 일으킨다. 경증(痙症), 두통, 후음, 축혈을 일으킨다.

③ 허: 한의학의 신체화적 경향과 결부되어 신경쇠약과 같은 개념을 포함한다. 혈허로 경계, 건망, 불면, 불안 등과 신허로 인한 전광, 간질을 설명하고, 심허로 슬픔, 두근거림, 불면, 다몽 등이 포함된다.

④ 화: 칠정내상, 오지과극이 모두 화로 변하여 정신증상을 발생시킨다.
심화, 상화, 간화상염, 수극화왕, 오지지화 등이 있다.

⑤ 변증: 변증은 장부변증, 팔강변증 등이 있는데, 증상을 변증체계를 통해 분석하고 이해하며 치료법을 찾는 과정이다. 동일한 원인으로 인해 증후군처럼 다양하게 나타나는 증상들을 통합적으로 이해하고 받아들일 수 있다.
환자와 함께 환자의 고통에 대한 특징을 찾고 평가하며 장부나 팔강을 통해 이해할 수 있다. 다양하게 나타나는 고통을 통합적으로 이해하고 동일한 원인에서 발생하는 것을 이해한다면 환자가 느끼는 불안감과 고통 역시 경감될 수 있

다. 미지의 다양한 증상보다 한 가지 원인에서 발생한 다양한 증상으로 받아들이는 것이 쉽기 때문이다.

더 읽을거리

[책] 담적. 최서형. 헬스조선. 2009.

담적병이란 한의학의 병리적 산물을 근거로 한 질병이다. 담과 적에 대한 한의학에서의 공통적 이해의 분모는 있지만, 이에 대한 의학적 해석과 견해를 밝힌 논문이나 책은 찾아보기 어렵다. 의학적 방법으로 진단내릴 수 없는, 그렇지만 한의학적 질병관에서는 명백하게 드러나는 질환에 의학적 해석을 함으로써 차후 한의학 · 의학에서의 연구 기초를 제공했다.

'신경성'으로 일컫는 증상이나 질병을 직접 장기와 연관시켜 설명하였다. 검사 소견에서 이상이 없어서 신경성이라고 통칭하는 증상을 위장의 질병으로 설명하는 것이 의미 있다. 이에 대한 설명을 위해 '제2의 뇌'와 'middle zone'의 개념을 설정하고, 특히 이 middle zone의 기능으로 정화조 기능으로 설정한 것이 흥미롭다.

3-14. 사상체질(태양 · 소양 · 태음 · 소음)

자신이 어떤 사람인지를 체질을 통해 이해한다.

• 사상체질은 4가지의 각기 다른 인간 유형이다.

한의학 상담은 '나는 어떤 유형인가? 그리고 사람들은 어떻게 서로 다른가를 이해하기'이다.

1. 주제

1) 사상의학은 한국의 전통의학이 중국과 다른 중요한 차이점

사상의학의 출발은 유학에서 비롯되었다. 한의학이 유 · 불 · 선의 동양학적인 지식이 통합되고, 합쳐서 만들어진 작품이라면 사상의학은 유학적 관점이 명확한 의학이다. 그리고 유학의 특성이 그대로 연결되어 있기 때문에 인문학적 관점에서 상담의 자료로 활용 범위가 매우 넓다. 기존의 한의학이 자연주의적 관점이라면 사상의학은 인본주의적 관점이어서 상담 장면에서 직접 활용할 수 있다.

2) 사상의학은 인간의 근본 입장에서 출발

사단론에서 다루는 내용을 그대로 네 가지 인간의 모습에 그대로 연결시켰다. 체질별로 상이한 성격적인 장점과 단점을 함께 보여준다.

3) 사상의학은 체질별로 이상적인 인간상을 제시

인간상에는 신체 건강과 함께 정신적 성숙을 함께 제시하였다. 이상적인 인간상을 만들어 가는 과정에 '자신의 체질'을 알아가는 것을 두고, 자신의 체질적 특성 때문에 나타나기 쉬운 자신의 약점에 대하여도 설명하면서 체질별로 성숙을 이루어 나가야 한다고 말하였다.

그러나 한의학 상담에서는 사상의학이 단지 자신의 어떤 체질에 속하는지에 대하여 아는 목적에 국한되지 않는다. 사상의학을 상담의 주제로 선정하여 자신의 원래 체질과 일그러져 보이는 체질을 상담의 주제로 삼을 수도 있다. 가령 태음인인데 세상을 살면서 마치 소양인처럼 변하여 살고 있다면 이렇게 다른 체질을 차용했을 때, 자신이 가지고 있는 본래의 특성과의 차이 때문에 심리적 갈등이나 부조화를 나타내어 이런 부조화로 인하여 마치 다른 체질로 보이고 무엇인가 어색한 모습을 보일 것이다. 이렇게 어색한 모습에서 자신을 새롭게 발견하는 것이 무엇보다 자신을 이해하는 데 도움이 된다.

스트레스를 통하여 변화하는 자신의 모습에서 진정으로 자신의 모습을 발견하게 되는 것이다.

4) 체질 상담의 하이라이트는 자신이 가진 열등기능의 극복 방법

성격과 관련된 상담에서 그 사람의 성격에 대한 이해에 초점을 맞추면서 성격을 바꿀 수 있는지를 이야기하게 된다. 사상의학에서는 박통과 독행이라는 성격 개선에 대한 명확한 행동 강령을 제시하고 있다.

2. 상담 장면에서 다뤄지는 질문

Q1. 스트레스를 받으면서 성격이나 행동이 바뀌는 경험이 있으신가요? 어떠셨나요?

Q2. 지금 힘들어 하는 그분과는 어떤 차이가 있나요? 혹 체질의 차이가 있는지 알아봅시다.

Q3. 자신의 강점과 약점이 무엇인지 찾아보죠. 그러면서 자신의 체질을 찾아봅시다.

Q4. 내가 가지고 있는 약점을 극복하려면 어떻게 해야 할까요?

Q5. 상대방의 행동을 보면서 나쁜 행동인지 아니면 나와 기준이 다른지 알아봅시다.

3. 정신의학적 의미

사상의학에서 '자신의 체질'을 발견해가는 과정은 흡사 융의 개성화와 성숙에 대한 개념과 유사하다. 자신의 기본적인 기능을 찾아가면서, 1차 기능과 열등 기능을 이해하는 과정이다.

1차 기능과 열등 기능은 또한 역학 관계가 있다. 융이 제시한 네 가지 기능은 직관, 감정, 감각, 사고이다.

기능을 처음 분류할 때는 합리적 기능과 비합리적 기능으로 나뉜다. 합리적 기능은 외부의 자극에 우선 받아들이느냐의 인식과 받아들일지 말지의 판단이 우선인지에 따라 나눠진다. 판단이 앞서는 기능은 감정과 사고이다. 감정은 호와 불호를 기반으로 판단하는 기능이며, 사고는 사고활동이나 인지활동을 기반으로 판단하는 기능이다. 비합리적 기능은 감각과 직관이 있다. 감각은 오감을 통해 있는 그대로 지각하는 것을 의미하며, 직관은 내적인 의미와 가능성에 대해 인식하는 것을 의미한다.

이러한 네 가지 기능은 누구나 가지고 있지만 주 기능에서 열등 기능까지 그 발달 정도가 다르다. 사고가 주 기능인 사람은 감정이 열등 기능이 되어 미성숙하고 조절되지 않는 형태로 나타난다. 융은 이에 대해 주 기능을 발달시켜 개성화하고 미성숙한 열등

기능을 중년이 되어가며 점차 발달시켜 인격의 성숙을 이루어야 한다고 하였다.

이러한 융의 네 가지 기능에 기반을 둔 유형론은 Myers-Briggs Type Indiator(MBTI)를 통하여 더욱 정교하게 설명하였다. 외향—내향과 판단—인식을 추가하여 8가지 요소로 사람의 성격 유형을 나누어 총 16가지 인격 유형으로 분류하였다.

또 하나의 유형론 가운데는 기질 및 성격 유형을 종합적으로 보는 TCI가 있다. TCI는 사람의 기질이 4가지 요소의 자극추구, 위험회피, 사회적 민감성, 인내력으로 선천적으로 결정이 되며, 성격이 자율성, 연대감, 자기초월이란 3가지 요소로 후천적으로 성숙되어 개인의 인격이 형성된다고 본다.

이러한 유형론들은 모두 인간에 대한 이해를 폭넓게, 그리고 정교하게 하는 목적으로 연구된다. 인간을 생각할 지표를 만들고 그 지표를 통하여 스스로를 맞춰보면서 자신에 대한 설명력을 높였다.

사상의학은 이러한 유형론의 심리적 특성을 의학적, 그리고 사회적 영역까지 확충하였다. 마음뿐 아니라 몸의 문제를 다루고, 심리적 문제에서 그 사람의 본성, 그리고 그것을 어떻게 수행하여야 하는지에 대하여도 다루었다. 공통적으로는 인간의 성숙을 지향하고 있다.

4. 사례

1) 사례 T: 체질이 궁금한 40대 여성

체질을 찾아가는 과정에서 나를 찾을 수 있을까?

체질은 한의학 영역에서 매우 독특한 의학 체계로서 그 사람에 대한 이해뿐 아니라 건강에도 영향을 미치기 때문에 체질이 궁금한 사례는 많다. 때로는 체질에 대한 궁금증으로 여러 한의원을 방문하기도 하고 결국 체질이라는 것을 믿기 어렵다고 결론을 내려버리는 사례도 있다. 한의학 상담에서 다루는 체질은 물론 그 개인의 체질을 찾아가는 것도 있지만, 상담에서는 그 찾아가는 과정이 중요하다. 결국 체질은 자신이 어떤 사람인지를 알아가는, 즉 자신에 대한 관심에서 시작한 인간의 본능적 행동이다. 일상에서 매번 바뀌는 외부의 환경이나 이에 따른 반응, 그리고 그로 인한 다양한 증상이나 질병으로 인하여 체질이 혼란스러워질 수 있다. 상담을 통해 체질을 찾아가는 과정은 그러한 변화 가운데서 자신의 고유 모습을 찾아가는 과정이다. 그렇기 때문에 시간을 두고 자신을 관찰하는 여유가 필요하다.

2) 사례 U: 열심히 꾸준히 살아왔는데 결과는 혈압이 잘 조절되지 않는 60대 남성

내 체질을 더 발달시키고 완성시킬 수 있을까?

성격은 행동 패턴을 만들고, 그 성격은 체질에 따라 달라진다. 사상의학에서는 각 체질의 장점과 취약점을 알아보게 된다. 특히 지금 앓고 있는 병이 체질적 특성으로 인하여 발생하였거나 악화되었는지를 찾는다. 성실함과 꾸준함을 특징적으로 보이는 환자를 다른 신체적 조건들과 조합하여 검토해보고 체질에 대한 가설을 세울 수 있다. 이후에는 그 체질의 장점 역시 찾아보아야 한다. 자신의 행동 패턴이 체질의 특성과 맞고 그 특성으로 인해 성공했다면 굳이 체질을 부정적으로만 볼 필요는 없다. 다만, 그 체질의 다른 측면을 꺼내어 자신의 행동 패턴을 수정한다면 체질을 잘 활용한 치료라고 할 수 있다.

5. 근거

1)『동의수세보원』

태양인의 본성의 기운은 항상 나아가려 하고 물러서려 하지는 않는다.

太陽之性氣, 恒欲進而不欲退.

소양인의 본성의 기운은 항상 벌이려고 하고 그만두려 하지는 않는다.

少陽之性氣, 恒欲擧而不欲措.

태음인의 본성의 기운은 항상 고요하려 하고 움직이려 하지는 않는다.

太陰之性氣, 恒欲靜而不欲動.

소음인의 본성의 기운은 항상 안에 머물려 하고 밖에 나가려하지 않는다.

少陰之性氣, 恒欲處而不欲出.

2)『사상 심학』

농부는 농부답게, 선비는 선비답게 사는 것이 온전해지는 것이다. 농부든 상인이든 선비든, 너나 할 것 없이 모두가 공통된 한 가지 이상적인 목표나 모델을 지향하는 것이 온전함을 뜻하지는 않는다. 다만 각자 부족한 부분을 보완하여 주어진 역할을 온전히 할 수 있을 때 호걸이며 성인의 경지로 본 것이다.

사상 심학에서는 검도수련을 병행한다. '본능적 격투기'인 검도를 통해 인간의 본성을 잘 느낄 수 있으며 이를 통해 스스로의 본능을 느껴보고 마음을 공부하는 기회로 삼는다. 검도를 할 때 체질별로 나타나는 행동이 다르며 부족한 점 또한 다르다. 검도 수련을 통해 스스로를 이해하고, 꾸준한 수련과 교정을 통해 의식의 수정과 무의식의 각성을 일으킬 수 있다.

더 알아보기

[검사] 기질 및 성격 유형 검사(TCI)

체질을 이해하는 검사는 주로 어떤 체질인지를 아는 데 목적이 있다. 그렇지만, 체질의 심리적 특성, 즉 기질 및 성격 유형을 검토하는 '기질 및 성격 유형 검사'는 사람을 폭넓게 이해하는 데 도움이 된다. 한의학의 체질과 심리 유형을 일대일로 대비하여 설명하는 것이 무리일 수 있지만, 체질을 가정하고 자신의 기질과 성격을 검토하면, 체질 이해의 폭을 넓히고, 어떤 생각과 행동, 그리고 습관을 가질지의 논의를 할 수 있다.

[검사] MBTI

MBTI는 융의 심리유형론을 근거로 하여 Katharine Cook Briggs와 Isabel Briggs Myers가 일상생활에서 유용하게 활용할 수 있도록 만든 자기보고식 성격유형지표이다. 이 검사는 기본적으로 융의 4가지 심리 기능을 기반으로 만들었으며, 여기에 그 사람의 태도에 해당하는 외향, 내향 및 판단, 인식을 구분하여 심리적으로 흐르는 에너지의 방향 및 생활양식을 16가지의 유형으로 나눠서 제시하였다. 체질을 구별하면서 각 사람의 일상에서의 행동 양식을 심리유형론적으로 검토하는 데 유용하다.

더 읽을거리

[책] 애노희락의 심리학. 김명근. 개마고원. 2003.

사상체질에 따른 성정을 기본으로 각 체질의 사고방식과 태도를 분석하고, 사상체질에 따른 약점과 극복 방안을 제시하였다. 이 책은 갈등의 원인을 이해함에 서로 다른 것을 '틀리다'라고 인식하는 데에서 시작한다고 하면서 다름이 생기는 이유를 선천적인 체질의 차이로, 사상의학의 성정을 통해 설명하였다. 체질 문제의 극복을 위해 박통과 독행을 제시하였는데, 노력을 통해 한계를 극복하고 갈등을 줄일 수 있다고 하였다.

[책] 칼 융의 심리 유형. 칼 구스파프 융. 정명진 옮김. 부글. 2014.

심리 유형을 알면 내가 보이고, 타인들이 보이고, 세상의 이치가 보인다. 칼 융이 제시한 심리 유형은 내향형과 외향형이라는 큰 원칙에서 출발을 하는데, 음양적 사고에 익숙한 한의사는 이해를 하기에 좋다. 또한 4가지 기능으로의 직관, 감각, 감정, 사고는 사상의학에서 제시하는 인간의 특성과 대비하면 이해하는 데 도움이 된다. 사상의학에서 설명하는 내용을 심리학적인 언어로 풀어서 재조명할 수 있다.

3-15. 양생

질병에 들기 이전에 스스로 건강을 지키기 위한 노력을 한다.

• 양생은 자신이 가진 자연치유력을 키우는 작업이다.

한의학 상담은 '건강과 행복을 위해 스스로 무엇을 해야 하는가?'이다.

1. 주제

양생을 위한 구체적인 행동 강령을 찾는다.

여러 양생법 가운데 어떤 양생법을 찾을 것인가?

1) 질병에 걸리기 이전에 미병

한의학에서 설명하는 미병, 즉 아직 질병의 상태는 아니지만 언제든 질병으로 이행할 수 있는 단계를 알아내는 것은 질병을 예방하고 건강을 지속시키는 데에 중요한 과제이다. 물론 자신이 병이 있는지를 알아보기 위해 여러 건강 검진을 하는 것도 중요하겠지만, 한의학에서는 그 이전에 자신이 가지고 있는 증상이나 고통, 그리고 몸과 마음의 컨디션을 점검하고 문제점을 찾을 것을 강조한다.

2) 건강 추구

양생을 다룸에 있어서 시기를 다루는 문제가 있다. 『동의보감』에서는 명확하게 나이에 관계없이 깨달은 바가 있으면 된다고 하면서 그 깨달음부터 자신의 몸과 마음을 관리하고 다스리면 건강을 찾을 수 있다고 하였다.

그렇지만 자신의 목표를 어디에 두느냐에 따라서, 추구하는 건강의 정도에 따라서 나이는 다를 수 있다. 한의학 상담에서는 상담을 받으러 오는 시기에 맞춰 적용할 양생법과 기대 효능을 명확하게 할 필요가 있다.

3) 습관을 고치려는 노력

양생은 자생력을 키우는 방법임은 분명하지만, 이 방법들이 일상에서 어떻게 활용될 수 있는지가 관건이다. 바로 일상에서의 잘못된 습관을 건강을 위한 습관으로 바꾸는 작업이다. 습관이라는 것은 그 행위가 몸에 배어 별도의 추가 노력 없이도 그 삶을 보낼 수 있어야 한다. 그 행위를 고통을 동반하면서 지속하는 것은 어렵다. 한의학 상담에서는 개인의 습관 교정뿐 아니라, 건강을 위한 습관을 꾸준히 실천하고, 이 습관이 몸에 배어 자신의 삶 속에 녹아들도록 하는 것을 목표로 한다.

4) 웰빙과 힐링을 향하여

건강이 위협받기 이전에 자신의 몸과 마음을 점검하고, 자신이 추구하는 방향으로 자신을 만들어 가는 작업이 웰빙과 힐링이다.

웰빙은 육체적 · 정신적 건강의 조화를 이루어 스스로 안녕감 · 행복감을 추구하고 느끼도록 하는 것을 의미한다. 행복의 추구란 신체적 · 정신적 건강, 사회적 안녕을 유지하며 삶을 영위하는 것을 말한다. 한국에서는 2003년 이후부터 트렌드로 자리해 사람들의 삶의 방향성 중 일부가 되어 있다.

힐링은 웰빙 이후에 나타나는데 건강과 안녕을 유지하는 것에서 정신적, 마음의 상처와 피로를 회복하고 치유하려는 것으로 개인이 내면을 바라보며 숨기고 있던 트라우마와 상처를 치유하고 극복하는 의미도 있다.

2. 상담 장면에서 다뤄지는 질문

Q1. 건강을 위해 어떤 노력을 하고 계신가요?

Q2. 꼭 지켜야할 원칙은 무엇이 있을까요?

Q3. 삶의 리듬을 잘 타고 계신가요? 혹 다른 사람에게 끌려가고 있는 것은 아닌가요?

Q4. 힘들지만 꼭 지키고 넘어가야 할 일은 있지요. 한 단계 한 단계 우선 할 수 있는 것부터 실천을 합시다.

Q5. 지금은 여러 생각보다는 하나라도 실천하는 것이 더 필요하네요. 무엇부터 한번 해볼까요?

3. 정신의학적 의미

양생은 자신이 가지고 있는 에너지를 극대화하기 위한 작업이다.

단지 쉰다고 문제가 해결되는 것은 아니다. 그저 편안하고 안정된 상태를 지속하는 것이 아니다. 양생은 차라리 무언가 스스로 주도적으로 자신을 다듬고 만들어 가는 작업이다.

양생을 현대인에게 가장 쉽게 설명할 수 있는 말은 "건강을 위한 개인의 맞춤형 습관들이기"라고 할 수 있다. 습관들이기에서 이시형 박사는 네 가지 습관에 대하여 이야기를 하였다. 생활리듬 습관(수면습관), 식습관, 운동습관, 마음습관으로, 양생도 이러한 습관을 자신에게 익숙하게 하는 것이다.

정신의학적 입장에서 마음습관이 가장 중요할 것 같지만, 다른 습관이 따라오지 못하면 실제 양생의 의미는 없다. 마음습관은 다른 습관을 이끌어 가고, 또 다른 습관을 꾸준하게 실천하기 위한 마음가짐이라고 보는 것이 더 타당하다.

4. 사례

1) 사례 A: 건강에 위협을 느낀 50대 남성

건강은 주어진 것이 아니라 관리하는 것으로 사고의 변화를 가져올 수 있을까?

흔히 아홉수라고 하여 조심하라는 말이 있듯이 일상에서 건강에 대한 위협을 느끼는 시기가 있다. 일반적으로 매우 심각한 중병이 아니면 젊은 시절에 건강을 걱정하는 경우는 많지 않다. 그러나 중년에 접어들면 조그마한 변화에도 이전보다 훨씬 민감하게 반응하게 된다. 『동의보감』에서는 "양생을 실천함에는 때가 없다"고 하며, 어느 시기라도 자신의 건강에 관심을 가지고 양생을 실천하면 건강을 회복할 수 있다고 하였지만, 질병을 이겨낼 자생력이 있는 시기에 병을 얻는 것은 도리어 다행스러운 일일 수 있다. 건강에 위협을 느낀다면, 우선 내 몸이 그 병을 극복할 자생력이 있는지를 확인하고, 그 자생력을 활용할 수 있는 그 나이까지는 질병을 자신의 대한 경고로 생각하고 생활을 바꾸는 것이 필요하다. 그렇게 자신의 생활을 바꾸고 질병을 극복하며, 그 습관을 지속한다면 그 질병은 경고로써뿐 아니라 축복이기도 하다.

5. 근거

한의학에서 제시하는 양생은 건강의 회복, 무병장수, 그리고 행복한 삶을 지향한다. 그러나 그런 모습을 실현하기 위해서는 적절한 수행이 필요하다.

1) 『동의보감』

도를 배우는 데는 때가 없다(學道無早晚).

양생을 실천하는 데에는 늦는 것이 상관없다.

양생요결(攝養要訣)을 다룬 내용으로 태을진인(太乙眞人)의 칠금문(七禁文)에는 "첫째로 말을 적게 하면서 속에 있는 기운을 보양할 것, 둘째로 성생활을 조절하면서 정기(精氣)를 보양할 것, 셋째로 기름기 없는 음식을 먹어 혈기(血氣)를 보양할 것, 넷째로 침을 삼켜서 오장의 기운을 보양할 것, 다섯째로 성을 내지 않고 간기(肝氣)를 보양할 것,

여섯째로 맛있는 음식으로 위기(胃氣)를 보양할 것, 일곱째로 사색과 걱정을 적게 하여 심기(心氣)를 보양할 것"을 언급하였다.

七禁文曰, 一者少言語養內氣, 二者戒色慾養精氣, 三者薄滋味養血氣, 四者嚥精液養藏, 氣五者莫嗔怒養肝氣, 六者美飮食養胃氣, 七者少思慮養心氣.

2) 『중의심리치료』

기공행위(氣功行爲)편에서는 오늘날 행동치료법(Behavior Therapy)과 유사한 중국 전통 건강증진 및 심신조절방법으로 명상과 정신수양 면의 구체적인 방법들이 제시되어 있다. '징심정묵치료(澄心靜默治療)'는 참선 정좌하여 욕망을 비우고 '관심(觀心)'을 하여 마음의 병을 고치는 치료법을 제시하였으며, '조신양심치료(調神養心治療)'에서는 마음을 제어하여 신으로 인해 신체에 질병이 생긴 것의 치료를 언급하였다.

더 읽을거리

[책] MBSR 마음챙김에 기반한 스트레스 감소 프로그램 매뉴얼. 정애자. 전북대학교 출판문화원. 2015.

흔히 명상은 매우 어려운 수행방법이라고 생각하는 경향이 있다. 또 반대로 너무 쉽게 생각하여 명상은 자신도 할 수 있다고 이야기를 하기도 한다. 마음챙김에 기반한 스트레스 감소 프로그램은 동양의 명상을 의학 분야에까지 발전시킨 모델이다. 이 프로그램은 표준화된 프로그램으로 이 방법을 차근차근 배우면 자신의 스트레스를 관리하도록 도와준다. 일상에서 스스로 할 수 있는 양생법을 익히는 것은 바로 건강에 직결된다.

[책] 이시형처럼 살아라. 이시형. 비타북스. 2012.

젊은 시절 건강에 위협이 찾아왔을 때 습관을 바꾸면서 건강을 회복하고, 80이 넘은 지금까지 건강을 유지하는 비결을 설명하였다. 건강한 삶을 위한 습관이 소개되어 있으며, 그런 노력을 통하여 건강이 지켜지는 이야기를 하였다. 질병을 일으키고 노화를 가속시키는 생활습관을 뇌과학적인 이론에 근거하여 바꾸도록 하였다. 이는 바뀐 건강한 생활습관을 통해 노년에도 건강을 유지할 수 있다고 주장하여 나이에 상관없이 시작하여 지속하는 양생법과 내용이 서로 통한다.

3-16. 진인

건강하고 행복하게 살아가기

• 진인은 한의학에서 추구하는 가장 이상적 인간의 모습이다.

한의학 상담은 '추구해야 할 이상적 모델은 무엇인가? 삶의 의미는 무엇인가?'를 찾는 작업이다.

1. 주제

동양학에서는 인간의 본성을 다룬다. 각각 학파별로 인간의 본성에 대해 보는 관점의 차이는 있지만, 최종적으로 인간이 추구해야 할 가치와 의미가 무엇인지에 대해 논의한다. 이것은 기본적으로 삶에 대한 철학을 제시하는 것이고, 이러한 철학은 이정표처럼 방향을 잠시 잃었을 때에도 다시 자신이 추구한 방향으로 삶을 살아갈 수 있도록 도와준다.

1) 유학에서의 이상적 모델은 '군자'

유학에서는 이상적 모델로 군자를 꼽는다. 군자는 자연의 원리를 터득하고, 현실세계에서 올바른 사회를 이룩하려는 능동적인 인간이다. 본인의 선한 인성을 키우며 전하고, 도덕적 인격을 갖추며, 가정에서 국가까지 화평하도록 만드는 사람이다. 또한 군자는 중용을 지키며 예를 통해 세상을 이롭게 만든다.

2) 불교에서의 이상적 모델은 '부처'

불교에서 부처는 석가모니를 의미하면서도 중생 중 이치를 깨달아 성불한 사람을 의미한다. 불교의 가르침을 따라 연기설을 이해하고, 삶과 번뇌에 대해 이해하고, 자비와 자애를 통해 성숙되는 사람이다.

3) 도교에서의 이상적 모델은 '성인'

도교에서 이상적으로 생각하는 성인은 인위적인 것 없이 자연에 순응하며 '무위자연'을 스스로 행하며, 세속적인 것에 속하지 않고 자유롭고, 자연을 따르는 사람이다. 노자는 '상선약수'를 말하며 억지로 행하는 것 없이 자연스러운 사람을 이상적으로 보았고, 장자는 명예나 돈과 같은 세속적인 가치를 벗어나 도 아래 만물이 평등하다고 여기는 자유인을 이상적으로 보았다.

4) 한의학에서의 이상적 모델은 심신이 균형 잡힌 사람

『황제내경』을 시작으로 『동의보감』까지 한의학에서 이상적 모델로 추구하는 사람은 우주와 자연의 법칙에 따라 순응하며, 음양과 오행에 맞춰 기거하며 섭식하고 생각하며 행동하는 사람이다. '천인상응'의 대원칙 하에서 의식주를 행하여 음양, 오행의 조화를 이루며, 정서적 안정을 유지하여 건강과 장수를 이루는 것을 이상적으로 보았다.

사상의학에서는 이상적 모델이 한 단계 발전하는데, '독행'과 '박통'의 개념이 생기며 타고난 자신의 체질에서 부족한 점을 메우고, 발달한 부분을 더욱 발달시켜 성숙되는 사람이다. 곧 인격적 성숙과 완성을 목표로 노력하고 이를 이루는 사람을 이상적으로 보았다.

이러한 동양학과 한의학에서 추구하는 이상적 모델은 조화를 이루며 완성된 형태를 이룩하는 것을 의미한다. 그러나 모호하고 추상적이며, 현대에는 일부 맞지 않는 내용들이 있어 이를 그대로 상담에 적용하는 것은 어렵다.

따라서 환자와 함께 이러한 동양학의 이상적 모델을 근거로 현대 한국에서는 어떤 사람이 이상적인 모델일 수 있는지에 대해 논해보고, 환자가 앞으로 지향해야 할 목표를 함께 설정한다.

2. 상담 장면에서 다뤄지는 질문

Q1. 어린 시절에 꿈이 무엇이었나요?

Q2. 이렇게 힘들게 생활하고 계시는데, 이런 모습을 극복하고 있는 힘은 어디서 나왔나요?

Q3. 앞으로 10년 후의 모습은 어떠실 것 같나요?

Q4. 이제는 100세까지 사시는 시대인데요? 무엇으로 100세를 살아갈까요?

Q5. 병에 걸린 것에 머물러서는 안 되죠. 그리고 이 병을 극복하면서 무언가 배우는 것이 있어야죠? 건강에 대한 공부 제대로 했잖아요.

3. 정신의학적 의미

바람직한 이상형을 설정하는 작업이 의학에서 강조되고 있지는 않는다. 그렇지만, 한의학에서는 의학의 초기부터 바람직하고 이상적인 인간의 모습을 다룬다.

물론 이상적인 인간상을 설정하는 것은 전적으로 개인의 몫이어서 가치관에 따라 다를 것이다. 특히 서구에서의 관점에서 본다면 그런 모습을 개개인이 자신을 실현해 나가는 과정으로 설명할 수 있다.

그렇지만, 동양문화에서는 바람직한 모습에 대한 사회적 합의가 있었고, 그런 모습을 지향한 면이 있다. 이것이 현대 사회에서 바로 적용되어 나가는 데 분명 무리가 있지만, 오랜 기간 쌓아온 문화적 관점에서 이를 조명할 필요는 있다.

더구나 의학에서의 입장은 기본적으로 건강하고 행복한 삶을 추구하는 것이고 질병과 고통으로부터 벗어나는 것이기 때문에 일정 부분의 노력이 필요하다. 그리고 일정 부분의 노력을 위해서는 자신의 노력이 동반되어야 하고, 이러한 노력을 추구하는 데에는 지향점이 필요하다.

동양의 고전에서는 이러한 지향점을 각기 언급을 하고 있다. 때로는 범접할 수 없을 정도의 높은 단계가 있기도 하지만, 그냥 일상에서 마음가짐을 어떻게 갖는 것이 좋은지도 소개되어 있다. 이러한 고전의 내용 가운데 건강을 위협하는 장면에 직면했을 때 어떤 것이 이 상황으로부터 벗어날 수 있는지를 찾아야 한다.

빅터 프랭클의 『삶의 의미를 찾아서』를 보더라도, 자신이 살아야 할 이유가 있는 사람은 어떤 역경에서도 이를 이겨낼 힘을 갖게 된다는 설명을 참고하면, 결국 질병에 걸렸을 때에도 삶의 의미와 지향점이 있다면 이를 극복할 수 있다는 것이다.

한의학에서 제시하는 진인이라는 모습은 깨달음을 얻는 사람, 도와 통한 사람의 모습으로 볼 수도 있지만, 일상에서 소박하게 자연의 법칙을 거스르지 않고 살아가는 평범한 모습이라는 점도 주목할 만하다. 이상은 높은 곳을 향해 있지만, 다리는 튼튼하게 땅을 딛고 있다.

4. 사례

1) 사례 C: 학교 공부가 싫은 중학교 2학년 학생

목표가 생기면 방황에서 벗어날 수 있을까?

어느 시기이든 방향성을 잃고 방황하거나 때로는 가만히 움직이지 않는 경우를 상담사례에서 많이 만나게 된다. 특히 청소년기에서 미래에 대한 불투명은 현재의 충실한 삶에도 좋지 않은 영향을 미친다. 진인이라는 주제는 너무 높아서 힘들어 보일 수는 있다. 그렇지만, 동양의 여러 고전에서는 힘든 시기를 헤쳐 나가면서 삶의 의미를 제시해 주는 사례가 많다. 그 상황에 맞춰서 전달할 메시지가 있다면 이를 제시하여 그 시기를 잘 넘어갈 수 있도록 돕는 것이 필요하다.

고민에만 빠져 있는 학생에게 『논어』의 한 구절을 인용할 수 있다. “학이불사즉망(學

而不思則罔) 사이불즉태(思而不學則殆)"로 배우기만 하면서 생각이 없으면 아무것도 없고, 생각만 하면서 배우는 것이 없으면 독단에 빠지게 된다는 내용이다. 현재 학생의 상태는 정체되어 있지만 다른 자극이나 노력이 생기지 않아 사고에 빠져 있는 상태이다. 이를 인용하며 변화를 가져올 전략을 함께 세워보고 순차적으로 실행하고 점검해본다.

5. 근거

한의학에서 설정한 이상적인 인간의 모습을 보여준다.

도교 이론에서 영향을 받은 내용이긴 하지만 건강을 위해 어떻게 살아야 하는가에 대해 알려주고 있다.

1) 『동의보감 · 신형편』

옛날에 진인(眞人), 지인(至人), 성인(聖人), 현인(賢人)이 있었다(古有眞人至人聖人賢人).

황제가 말하길, 내가 듣건대 상고시대(上古時代)에는 진인(眞人)이 있었는데 그는 자연의 법칙을 잘 알고 있었다. 뿐만 아니라 음양과 호흡과 정기를 잘 파악함으로써 그에 맞게 잘 지켜서 신기와 근육을 온전하게 하여 오래 사는 것이 천지와 같이 끝이 없었다. 이것은 그가 양생하는 법칙에 맞추어 살았기 때문이라고 하였다.

> 黃帝曰, 余聞上古有眞人者, 提挈天地, 把握陰陽, 呼吸精氣, 獨立守神, 肌肉若一. 故能壽弊天地, 無有終時, 此其道生.

중고시대(中古時代)에 지인(至人)이 있었는데 그는 도덕을 잘 지켰고 음양에 적응하였다. 그리고 사철의 기후에 맞게 생활하였고 세상풍속을 떠나서 정을 간직하고 신을 온전히 하여 천지 사이를 오갈 수 있었으며 먼 곳까지 보고 들었다. 그리하여 그는 오래 살게 되었으며 건강해서 역시 진인과 같이 되었다.

> 中古之時, 有至人者, 淳德全道, 和於陰陽, 調於四時, 去世離俗, 積精全神, 游行天地之間, 視聽八遠之外, 此盖益其壽命而强者也. 亦歸於眞人.

더 읽을거리

[책] 이상적 인간형론의 동 · 서 비교. 조긍호. 지식산업사. 2006.

동양문화에서의 이상적인 인간형론을 소개하면서 동양문화에서의 심리치료 목표를 설정해 두었다. '더불어 사는 존재로서 상호의존성과 조화성을 인식하고, 가능한 한 자기의 사적 감정과 욕구를 억제하고 드러내지 않으며, 자기의 단점을 수용하고 상황에 따라 유연한 적응성을 보이는 사람'이 되도록 도와주는 것을 동양 사회에서는 추구한다고 밝혔다.

[책] 본성실현상담. 이형득. 학지사. 2003.

상담에 일반적으로 서양에서 연구되어왔던 내용들이 주로 임상현장에서 활용되고 있는데, 점차 동양에서의 상담에 대한 관심이 높아지면서 이를 구체화하는 상담 방법들이 소개되고 있다. 이 책은 그런 우리 문화에서 추구하는 본성을 다루면서 한국적 상담의 모델을 제시하였다. 인간에 대한 긍정적인 본성관을 기초로 개발된 이론과 함께 구체적인 상담과정과 기술이 설명되어 있다.

[책] 동양의 고전

동양의 고전에 친숙하면서도 이에 대한 적용과 응용에 어려움이 있을 수 있지만, 최근 여러 고전들이 상담 장면에서 활용되는 사례가 늘어나고 있다.

- 공자, 마음의 병을 치유하다. 김기. 북성재. 2012.
- 이기적 논어읽기. 김명근. 개마고원. 2015.
- 마흔, 논어를 읽어야 할 시간. 신정근. 21세기 북스. 2011.
- 하코미 심리치료와 노자 도덕경. Greg Johanson 외. 이너북스. 2008.
- 노자와 융. 이부영. 한길사. 2012.

4. 한의학 상담의 과정

한의학 치유상담을 진행할 때 상담은 단계적으로 진행해야 한다. 일반적으로 환자가 상담을 통해 자신의 삶을 조정해 나가는 과정은 시간이 필요하고, 또 순서가 필요하다. 환자가 채 준비도 되지 않은 상태에서 몰아붙이거나 혹은 순서의 혼란으로 이전 상담의 내용이 필요 없이 중복되거나 뒤죽박죽되지 않도록 체계적 계획이 필요하다.

한의학 치유상담은 먼저, 환자가 상담을 하겠다는 마음의 준비, 그리고 한의사의 상담계획 수립, 그리고 한의학 상담에 대한 이해와 동의에서 시작한다. 이어 한의학에서 제공하는 건강한 삶에 대한 상담을 하게 된다. 그것은 한의학 전통의 양생 방법과 철학이 현대의 일상에서 치유의 힘으로 작용하기 위한 노력이다. 마지막으로 그간 상담했던 내용을 기반으로 일상에서 어떤 삶을 살 것인지를 상담하면서 마무리한다.

"한의학 상담은 몸과 마음을 그 사람에 맞게 최적으로 변화시킴으로써 자연치유력을 극대화시키는 과정이다"

4-1. 한의학 상담의 과정

한의학 상담의 과정은 기본적으로 3단계, 10세션으로 나눠진다.

3단계는 환자에 대한 이해 과정, 개입 과정, 종결 과정으로 나눠지고, 이는 순서에 따라 시행된다. 10세션은 단계 내에서는 변화할 수 있으며, 필요에 따라서는 순서가 바뀌거나 세션 수가 늘어날 수도 있다. 10세션을 기본으로 하는 것은 1주에 한 번의 상담을 기본으로 했을 때 2달 정도의 상담 기간을 의미하고, 2달 정도의 기간이면 그동안의 습관적인 마음과 행동에 변화를 줄 수 있기 때문이다. 그렇지만 상담 기간을 줄이거나 늘이거나하는 문제는 상담을 진행하면서 유연하게 조절할 수 있다.

각 세션은 짧게는 30분에서 45분 정도, 길어도 1시간을 넘지는 않도록 배치한다. 각 세션의 구성은 다음과 같이 구성된다.

- 공감을 만들어 나가는 시간
- 이전에 제시했던 과제가 있었다면 이에 대한 점검의 시간
- 본격적으로 주제를 중심으로 하는 시간
- 앞으로의 과제 부여를 통한 마무리 시간

표 4-1. 한의학 상담의 단계 및 세션

1. 이해 과정
1세션. 환자와의 전인적 만남 • 한의학 상담에 대한 이해와 한의사-환자 치료 동맹 구축 • [과제] 한의학의 치료에 대한 자각을 확인하는 작업
2세션. 환자의 호소를 청취하기와 몸의 증상에 대한 해석 • 자신의 고통과 증상에 대한 이해와 알아차림 • [과제] 고통의 변화를 객관적으로 평가하는 작업
3세션. 환자에 대한 이해의 폭 넓히기 • 자신과 상대방에 대한 이해 • [과제] 인간이 가진 상대성, 다름을 이해하는 작업
4세션. 환자의 장점 찾기 • 질병 극복을 위한 자신의 장점과 자원의 발견 • [과제] 장점과 자원을 활용해 보기
2. 개입 과정
5세션. 자신의 고유 리듬 찾기 • 자신의 리듬에 맞는 생활을 하고 있는지에 대한 점검과 해결 방안 • 호흡법을 익힘으로써 외부 자극에 대하여 자신의 리듬을 찾아가는 과정 • [과제] 호흡법을 통한 자신의 리듬 깨달음
6세션. 이완을 통한 에너지의 회복 • 충분히 편할 수 있는 상태를 만들 수 있는지에 대한 점검과 해결 방안 • 이완법을 익힘으로써 이완에 대한 경험과 함께 에너지를 회복하는 과정 • [과제] 이완법을 통한 자기치유력 깨달음
7세션. 지금 여기에 머무르기 • 지금 여기에 충실하게 머물고 있는지에 대한 점검과 해결 방안 • 현재에 집중하여 지금 여기에 머무는 것의 중요성 인식 • [과제] 마음챙김을 통한 깨달음
8세션. 영적인 건강을 위한 교류하기 기술 • 자기 주도적으로 삶을 살아가고 있는지에 대한 점검과 해결 방안 • 기를 이해하고, 활용하여 성장하는 방법 모색 • [과제] 기의 느낌과 강화 훈련을 통한 자기치유력의 활용
3. 종결 과정
9세션. 일상에서 어떤 마음을 가질 것인가? • 자신에게 필요한 마음가짐 찾기 • [과제] 찾고 행동하기
10세션. 일상에서의 어떤 행동을 지속할 것인가? • 자신에게 필요한 행동수칙과 습관 찾기 • [과제] 찾고 행동하기

1. 상담 과정

1) 이해 과정

한의학과 환자의 만남의 과정이다. 한의학 상담이라는 분야가 생소한 환자라면 우선 한의학 상담에 대한 이해가 필요하다. 한의사와 환자 간에 치료적 동맹을 갖기 위해서는 한의사가 도움을 줄 수 있는 것이 무엇이고 또 환자가 한의사로부터 도움을 받을 수 있는 것이 무엇인지가 명확해야 한다. 한의학 상담이 환자의 자기 치유력을 극대화시키는 상담임을 이해하는 것에서 시작한다.

한의사가 환자를 이해하는 과정은 시간과 노력이 필요하다. 그것은 전인적인 이해를 위해서이다. 물론 짧은 시간 내에 환자의 상황을 파악하는 것이 필요하겠지만, 상담은 특정한 목표점을 가지고 진행할 때는 별도의 시간적 안배가 필요하다. 환자에 대한 이해는 그 사람이 가지고 있는 고통의 이해와 함께 개인적인 특성, 그리고 가지고 있는 장점이나 자원을 확인하는 작업이다. 병을 극복하고 건강을 회복하기 위하여 환자를 전인적으로 이해해야 한다.

2) 개입 과정

한의학의 강점인 양생을 환자와 함께 실천해보는 과정이다. 한의학에서 양생은 자생력 회복을 위한 여러 방법들을 제시하고 있다. 여러 방법 가운데 환자에게 필요한 양생법을 찾고, 이를 환자가 실천에 옮길 수 있도록 도와주는 과정이 필요하다.

그렇지만, 한의학 상담은 단순하게 양생법을 가르치는 교육에 국한된 것이 아니다. 이해 과정을 통하여 확인된 환자에게 필요하고, 실천 가능하며, 또 궁극적으로 자신이 가지고 있는 치유력을 적극적으로 실천할 수 있도록 돕는 과정이다.

개입 과정을 진행할 때 상담자는 특히 서두르는 자세를 주의해야 한다. 환자의 눈높이에 맞춰 하나씩 실천되는 것을 확인하면서 순차적으로 진행해야 한다. 그렇기 때문에 한 세션이 1회로 한정되지 않을 수도 있다. 꼭 환자가 자신의 것으로 만들도록 해야 한다. 개입 과정의 대부분은 이렇듯 '알아차림'과 '깨달음'이 중요한 과제이다. 스스로 자신의 상태를 알아차려야 결국 자신의 행동을 변화시킬 수 있고, 행동이 변화되어야 궁극적으로 자기 치유력을 느끼고, 활용할 수 있기 때문이다.

3) 종결 과정

이해 과정을 통해 얻은 환자의 특성에 개입 과정을 통해 학습된 방법들이 지속적이면서 자발적으로 수행될 수 있도록 하는 과정이다. 그렇기 때문에 단순히 상담을 끝내는 과정이 아닌, 새로운 시작을 의미하기도 한다.

실제로 습관이 바뀌기까지는 꽤나 오랜 시간이 필요하다. 상담을 진행하는 과정에서는 매번 방문 시마다 상태를 측정하고, 변화를 확인하고, 또 이를 수행할 수 있도록 격려를 하기도 한다. 그렇지만, 종결을 한 이후에는 결국 환자 스스로 자신이 상태를 측정하고, 변화를 확인하고, 그리고 실천해 나가야 한다.

그렇기 때문에 종결 과정은 환자가 상담을 통해 확인한 자기 치유력을 실제로 일상에서 확인하고 활용하는 방법들이 충분히 논의되어야 한다. 이는 환자의 체질적 특성, 가지고 있는 강점, 그리고 자원을 충분히 활용하는 것도 포함한다. 또 환자에게는 언제나 방문할 수 있는 안전하고 편안한 의료 기관으로서의 역할을 설명하고, 증상이 나타나 스스로 조절하기 어려울 때 재방문을 하는 것도 안내한다.

2. 상담 참고 사항

① 3단계, 10세션으로 구성된 한의학 치유 상담에서 상담의 가장 중요한 요소 가운데 하나인 대인관계의 상담이 빠져 있다. 이것은 한의학 치유 상담이 환자의 자연치유력을 극대화하기 위한 상담의 목적에 충실하기 위함이다. 상담을 진행할 때 초점을 대인 관계 위주로 진행하면 많은 노력이 대인관계 회복에 집중할 수밖에 없고 도리어 자신에게 집중하기 어려운 측면이 있다. 그래서 대인관계 문제를 중점에 두는 상담, 예를 들어 부부 상담 같은 것은 별도의 상담 스케줄을 잡는 것이 필요하다.

② 10세션은 매우 부족한 시간이다. 예를 들어 체질을 파악하는 상담 시간이 한 세션만 배정된 것은 매우 아쉬운 대목이다. 실제 체질을 파악하고 이에 대한 생활을 상담하기에는 1시간이라는 시간은 턱 없이 부족하다. 체질에 대한 본격적인 상담, 그리고 체질을 주제로 자신의 삶을 고찰하고 성숙에 이르는 체질 상담은 특화상담을 소개하는 장에서 별도로 8회기 구성으로 설명을 하기로 한다.

4-2. 1회기: 전인적 만남

1. 상담의 내용

한의사와의 상담에서 진행될 특징을 설명하고, 상담을 통해 이룰 목표를 설정하며, 이를 위한 과정에 대한 환자의 동의를 구한다. 한의학 상담이 다른 한의학의 치료와 병행되어 더욱 효과적으로 작동될 수 있음도 이해를 시킨다.

환자가 고통을 받고 있는 '지금', 그리고 다른 곳이 아닌 한의원 '여기'에 와 있는 이유와 의미를 찾아봄으로써 한의학 상담의 목적을 명확하게 한다.

한의학 상담을 진행하면서 치료라는 공공의 목표를 두고 한의사와 환자가 동맹을 맺는 것에 대하여 이해를 하고 상호 간 신뢰를 바탕으로 노력할 것을 확인한다.

1) 한의학 상담의 특징

한의원을 방문하는 환자는 이제껏 기존의 의학적 치료를 받았던 환자이다. 이들은 이전에 의학적 치료 이외에 심리 상담 등의 상담도 받아본 적이 있을 수 있다. 그렇기 때문에 이들에게 우선적으로 한의학 진료의 특징, 그리고 한의학 상담에 대한 설명을 할 필요가 있다. 한의학의 특성에 대하여 이야기를 하면서 한의학 상담의 특징을 우선 이야기한다.

① 한의학 치료는 약물 치료, 침 치료와 함께 활용되는 명상이나 기공 등의 여러 방법들이 서로 간에 통합적 목표를 위해 활용된다. 그 중 하나가 상담이다.

② 한의학 치료는 증상의 개선과 질병의 치료에 목적이 있지만, 그 가운데 환자의 특징과 장점을 파악하여 환자 고유의 자생력을 키워나가는 것이 중요한 목적이 된다.

③ 한의학은 인간에 대한 이해가 뛰어난 학문이다. 동양학의 여러 인문학적 지혜가 한의학에 녹아 있어 철학적 배경이 탄탄하다. 한의학은 동양학문의 종합이다. 한의사는 질병의 치료뿐 아니라, 예방, 그리고 건강을 위한 생활의 교정을 담당한다.

④ 체질의학은 인간에 대한 유형학적 이해를 시도한다. 개별적 특성이 있는 인간에 대한 이해가 포함된다. 그런데 이런 유형학적 이해는 성격이나 기질과 같은 정신적인 측면뿐 아니라, 용모나 행동, 그리고 병의 양상과도 밀접한 관련이 있다.

⑤ 환자에 대한 생활 지도를 해 줄 수 있다. 건강에 대한 다양한 정보와 함께 일상에서 시행할 수 있는 음식, 차, 지압, 명상, 운동, 마음가짐에 대한 여러 가지 이야기를 나눌 수 있다.

그러므로 한의학 상담은 한의학 진료 가운데 하나로서 인간에 대한 폭넓은 이해를 기반으로 하여 환자의 특성을 고려한 질병의 치료와 예방, 그리고 건강 증진을 위해 그 사람이 가지고 있는 자연치유력을 극대화하는 한편 몸과 마음에 대한 일상생활을 점검하고 문제점을 깨닫게 하여 생활을 바람직하게 하는 특징이 있다.

2) 전인적인 만남을 통한 의사와 환자의 관계 설정

한의학 상담을 진행하면서 한의학에서 보는 인간관을 가지고 전인적인 만남을 기초로 하여 환자와의 관계를 설정한다.

한의학에서 보는 인간관은 인체란 온전한 인격체로서 자연의 모든 것을 갖춘 소우주이며, 우주의 변화 원리가 그대로 인간에게 적용되고, 인간의 다양한 측면을 고려하여 신체적, 정신적, 마음과 혼에 통합적 접근을 하며 스스로 자기 치유력이 있다고 본다.

한의학 상담에서 특히 주목할 점은 한의사가 어떤 위치에서 환자와 상담을 하느냐의 문제이다.

① 환자의 고통에 전인적인 접근을 한다. 환자의 고통이 단지 물리적인 질병만이 아닌 정신적인 고통, 그리고 여러 다양한 삶 속에서 드러나는 고통임을 이해하고, 때로는 사회적 혹은 영(靈)적 문제로부터도 발생할 수 있음을 이해한다.

② 한의사는 이처럼 전인적인 문제를 가지고 있는 환자에게 안전한 의료서비스를 제공한다. 한의원은 환자가 고통을 받을 때 고통에서 잠시 벗어날 수 있는 안전한 공간이다. 그리고 안전한 공간에서 인간과 인간의 전인적 만남이 이뤄진다.

③ 한의학의 치료 공간은 환자의 고통 해결뿐 아니라, 환자가 건강에서 벗어나게 된 습관이나 환경의 문제, 환자의 특성과 이를 활용한 자가 문제 해결, 그리고 성숙 등 질병을 중심으로 한 다양하고 포괄적인 주제가 논의될 수 있다.

한의학의 진료가 환자의 전인적인 면을 이해하고, 이에 대하여 공감을 하면서, 그 사람이 가지고 있는 자연치유력으로 이 문제를 극복하는 데 치료적 동맹을 맺음에 대한 이야기를 나눈다.

3) 상담의 과정 이해와 목표 설정

목표를 설정하고 공유하는 작업은 우선적으로 현재의 고통에서 벗어나는 것이 목표이기는 하겠지만, 어떤 목표를 설정 하느냐에 따라 상담에서의 개입에도 차이가 있다. 한의학 치유 상담의 궁극적인 목적은 환자가 자신의 자연치유력을 확인하고 이를 적극 활용하는 것이다. 그렇지만, 그 과정에 이르기 위해서는 몇 가지 과정이 있고, 이 과정을 하나하나 밟고 가면서 목표를 달성해야 궁극적인 목적을 이룰 수 있음을 이해하도록 한다.

상담의 목적을 충분히 달성하기 위해서는 한의사와 환자가 치료적 동맹을 구축해야 한다. 치료적 동맹이란 치료를 진행하면서 의사는 환자가 실천할 수 있는 내용을 제시하여 환자가 이를 꾸준하게 적용할 수 있도록 도와주어야 하며, 환자는 의사와 상담을 통해 얻은 과제를 충실히 수행하겠다는 다짐을 하는 것이다. 즉 치료에 있어서는 같은 공동체임을 확인하는 것이다.

4) 한의학 상담 기초 이론 중에서 참고할 주제

한의학 상담의 주제 가운데는 '천인상응'과 '진인'이 이에 해낭한나.

자연의 의미를 담고 있는 인간에 대한 이해를 하고, 자연과 환경과의 끊임없는 교류 속에서 자신의 모습을 찾아가는 이야기를 나눈다.

한의학 상담의 궁극적인 목표인 진인에 대하여 이해한다. 물론 진인이 이상적인 인간상이라 이룰 수 없는 목표더라도 그러한 방향성은 가지고 있어야 함을 이해한다.

2. 상담의 과정과 주요 질문

1) 방문 목적을 들어보기

Q1. 그동안 여러 병원이나 진료를 받아보셨을 텐데, 오늘 우리 한의원을 방문하게 된 이유는 무엇인가요? '지금' 그리고 '여기'에 와 있는 것이 어떤 의미가 있겠죠.

Q2. 환자분은 저와의 상담을 통하여 어떤 것을 얻고자 합니까? 고통에서 벗어나기 위해 한약이나 침 등의 치료는 진행될 예정입니다. 그렇지만, 근본적인 치료를 위해 상담이 함께 진행됩니다.

한의원에 방문하는 많은 사람들이 직접 정신적인 문제를 호소하면서도 이 문제만을 해결하기 위해 방문을 하지는 않는다. 그렇지만, 한의원을 찾는 또 다른 많은 사람들이 이미 여러 병원에서 별다른 성과를 거두지 못하고 방문하는 경우가 있기 때문에, 일반적으로 치료에 쉽게 반응하는 사람들이 아니며, 또 여러 의료 기관을 방문한 후의 방문은 그만큼 고통이 배가되어서 방문하는 경우가 많다. 그렇기 때문에, 질병의 특성과 함께, 오랜 기간 치료되지 않고 고통받아온 환자의 특성, 그리고, 한의원을 선호하는 특성들을 고려하여 상담을 해야 한다.

환자에게 해야 할 중요한 질문은 '왜 이 시점에서 한의원을 방문했는지'를 명확히 하는 것이다. 시간적으로 '지금', 그리고 공간적으로는 '여기' 한의원에 와 있음을 정의한다.

2) 한의학 상담에 대한 소개와 상담의 필요성 안내

Q3. 한의사로부터 상담을 받는 것이 약간은 어색하기도 할 것 같군요. 한의사로부터 상담을 받는 것이 이번이 처음이신가요?

Q4. 한의학 상담에 대하여 들어보신 적이 있나요? 물론 질병을 치료하기 위해 방문을 하였지만, 환자분의 질병이나 증상은 여러 요소들이 합해져서 발생한 것이기 때문에 치유를 위한 상담이 필요합니다.

한의학 상담은 환자가 이전에 받았었던 적이 있는 의료 상담과 심리 상담과는 유사성과 함께 차이점이 있다. 특히 한의학 상담의 특징을 이야기를 하고 한의학 상담의 필요성에 대한 이야기를 나눈다.

3) 한의학 상담의 목표

Q5. 한의학 상담을 진행하려고 합니다. 이전에도 상담을 받아보신 적이 있었을 텐데, 혹시 상담을 받고 어떤 도움을 받으셨나요?

Q6. 한의학 상담을 통해 신경이 좀 덜 예민해지셨으면 하지요? 바로 예민한 신경을 스스로 다스리는 힘을 만들어 가는 과정이 한의학 상담입니다.

한의학 상담은 환자의 자연 치유력을 확인하고, 이를 환자 스스로 활용하도록 돕는 것이 궁극적 목적임을 이야기한다. 현재 고통받는 문제들에 대하여 이것이 생긴 원인을 파악하고, 이를 해결하기 위한 방법으로 어떤 것이 있는지 구체적으로 이야기를 나눈다.

4) 상담 진행에 대한 동의

Q7. 한의학 상담에는 시간이 필요하고 또한 체계적인 상담이 진행될 것입니다. 매주 방문하여 상담을 하셔야 하고 10번 정도의 상담이 진행될 예정입니다. 상담에 대한 계획은 상세하게 설명을 드리지요.

Q8. 10번이라는 기간이 좀 길게 느껴지시죠? 그런데 사람이 가지고 있는 오래된 습관을

바꾸기 위해서는 100일이 필요하다고 합니다. 상담을 통해 환자분의 잘못된 습관을 건강한 습관을 바꿔지도록 할 것입니다.

상담의 필요성과 목표를 논의한 이후에는 상담을 지속적으로 진행할 것인지에 대하여 동의를 구한다. 3단계 10세션의 기본 구성에 대하여 이야기하고, 환자가 이러한 순서로 진행되는 상담에 동의하는지에 대한 여부를 확인한다. 환자에 따라서는 어떤 특징적인 주제로 상담을 진행하고자 하는 경우가 있으며, 이럴 때는 특별히 한 주제로만 상담하는 특화상담을 진행하는 것에 동의하도록 한다.

5) 첫 번째 상담에서 주는 과제 정리

Q9. 한의학 상담은 한의원에서 상담하는 것으로 끝나는 것이 아닙니다. 저와 상담한 이후에 간단한 과제를 드릴 것입니다. 그것을 1주일 동안 해 오시기 바랍니다. 물론 그렇게 힘든 과제는 아닙니다. 같이 상의하여 하실 수 있는 과제를 드릴 것입니다.

Q10. 다음 주까지 과제를 수행하면서 어떤 변화가 나타나는지를 관찰해 주세요. 자신의 놈과 마음의 관찰이 치료의 시작이니까요

앞으로의 상담 계획에 대한 설명을 하고 이에 대한 동의를 한 이후에는 한의사와의 상담이 어떠했는지에 대한 피드백을 받아 본다. 그리고 다음 번 상담까지 일상에서 할 수 있는 과제를 제시한다.

한의학 상담의 시작은 자신에 대한 이해로부터 시작되기 때문에 첫 번째 상담 이후에는 자신의 몸과 마음에 대한 관심을 가지도록 하며, 이런 가운데서 자신의 고통이 무엇이고, 어떤 상황에서 변화가 있는지를 정리해 오도록 한다.

3. 케이스 점검

1) 사례 B: 남편의 외도로 충격에 빠진 40대 여성

환자는 최근 발생한 남편의 외도에 따른 충격으로 심한 화병 증상으로 병원을 방문하였다. 이 환자에게 상담의 필요성에 대하여 이야기하고, 상담이 어떻게 진행되는지에 대하여 이야기하는 첫 번째 상담을 진행한다.

- 외도 이후 충격이 단기간 내에 해결이 되지는 않는다.
- 약물 치료 등을 통하여 증상을 어느 정도 개선시킬 수는 있지만, 근본적인 문제 해결은 남편과의 관계를 어떻게 만들어 갈 것인지에 대한 상담이 필요하다.
- 마음의 트라우마를 치료하는 데는 시간이 걸린다. 트라우마를 온전하게 해결하기

위해서는 순서에 맞는 체계적인 상담이 필요하다.

- 남편과의 관계 개선을 위한 노력이 필요하겠지만, 트라우마를 스스로 마음속에서 지우고, 예민해진 신경을 누그러뜨리는 힘을 키우는 것이 필요하다.
- 한의학 상담을 진행하면서 자신의 고통을 객관적으로 평가하고, 남편에 대하여도 이해를 하며, 자신의 감정을 조절하는 능력을 키워서 2개월 정도 후에는 충격에서 벗어나 일상적인 모습으로 돌아갈 수 있도록 상담을 진행한다고 설명하고 상담 치료에 대하여 동의를 받는다.

4. 실천 과제

한의학의 일반적인 치료는 약물이나 침치료를 겸하는 경우가 많다.

한의학 상담에서 중요한 접근은 환자가 자신의 몸과 마음의 상태를 관찰하고 알아차리는 것이다. 특히 자신의 고통을 객관적으로 관찰할 능력을 키우는 것인데, 첫 번째 상담 이후에 두 번째 상담으로 재방문할 때까지 자신의 관찰, 특히 약물이나 침 치료 후 몸에서 나타나는 반응과 변화를 관찰해 볼 것을 과제로 설정한다.

"다음 방문까지 몸과 마음의 상태를 관찰하도록 합니다. 특히 한약이나 침 치료 이후에 몸과 마음에서 어떤 변화가 있는지를 관찰해주세요. 이렇게 자신의 몸에 대한 관찰이 다음 번 상담의 주제가 되기 때문에, 관찰하시고 기록해 주시기 바랍니다."

숙제

ㅁ관찰일지ㅁ

일상생활을 하는 중 몸과 마음의 증상이나 고통이 나타나거나 변화가 심할 때를 기록하십시오.

- 언제:
- 어디서:
- 무슨 일로:
- 몸과 마음의 증상:
- 지금의 고통 점수는(최저 0점에서 최고 10점):
- 1시간이 지나고 나서의 변화는(증상과 점수):
- 한약이나 침 치료 이후의 몸과 마음의 변화:

4-3. 2회기: 호소를 청취하고 해석하기

1. 상담의 내용

환자가 호소하는 고통과 증상에 공감하고 그것이 생긴 의미를 찾아보며, 이를 한의학적으로 해석하고, 환자가 객관적으로 받아들일 수 있도록 한다.

환자들이 병원을 방문하는 동기의 대부분은 자신의 신체적 고통 때문이다. 신체적인 증상만을 호소하는 사람 중 간혹 "스트레스 같은 것도 원인이 될 수도 있겠군요" 하고 말하기도 하지만, 대다수 환자는 심리적인 문제가 명백한 경우에도 도리어 스트레스가 원인인 것을 부정하고 자신의 신체적 증상 호소에만 더욱 열을 올린다. 한의학의 강점은 이렇게 몸에 대한 문제만 집중 호소하는 환자일지라도 증상을 종합하여 해석한다는 것이다. 특히 증상 간의 상호 연관성, 그리고 증상과 심리적 문제나 성격과의 연관성 등을 함께 살펴보는 강점이 있다.

1) 환자의 호소에 대한 공감

한의원을 방문하는 환자는 이미 여러 의료기관을 다녀본 경험이 있다. 모든 의료기관에서는 환자의 상태에 대하여 묻기는 하지만, 충분히 들어주는 곳은 그렇게 많지 않다. 질병 중심으로의 접근은 진단 도구에 기준하여 정의되기 때문에 효과적인 진단을 위해서는 많이 듣기 보다는 적절한 검사를 우선적으로 시행하는 경우가 많다. 한의원 진료의 특징인 고통이나 증상 중심, 그리고 인간 중심으로의 접근은 환자의 증상을 자연스럽게 충분히 듣게 된다.

① 우선은 충분하게 듣는다. 한의학 진단의 기본은 환자로부터 충분한 정보를 얻은 후, 이를 종합적으로 분석하는데, 환자의 호소를 듣는 것이 정보를 가장 많이 얻을 수 있기 때문에 그만큼 듣는 시간이 길어진다. 다만, 이렇게 듣는 것 가운데 상담의 주제가 될 수 있는 것을 추출해야 한다.

② 고통 받고 있는 환자와 공감한다. 환자의 고통을 순수하게 받아들이고 공감하는 것이 필요하다. 이제껏 자신의 고통에 대하여 많이 호소를 하였지만, 질병으로 인식하면서 어쩔 수 없는 것으로 치부되어 왔던 고통에 대하여 실제 환자가 괴로워하는 것을 이해하고 공감하자는 것이다. 공감은 한의원이 환자에게는 자신의 고통을 위로 받는 안식처가 됨을 의미하기도 한다.

2) 환자의 고통에 대한 의미 찾기

환자들은 자신의 고통을 이야기를 하지만, 그것을 찬찬히 바라보는 여유는 부족하다. 질병으로 고통을 받아들이면 어쩔 수 없는 고통으로 치부되고, 사람으로 고통을 받아들이면 참고 이겨야 한다는 말을 듣는 경우가 많다.

① 환자의 고통이 과거의 상처로부터 발생한 것이 아닌지 찾아본다. 정신적인 증상은 더욱이 과거의 상처와 현재의 고통 간의 관계를 알아보는 것이 필요하다. 또한 신체적인 증상이나 고통이더라도 그 고통을 자세하게 관찰하면 과거의 경험이나, 이로 인한 기억으로 인하여 발생하는 경우가 많다.

② 환자의 고통이 미래에 대한 걱정으로부터 생긴 것이 아닌지 찾아본다. 미래에 대한 걱정 역시 환자를 편안하게 두지 않는다. 그런 걱정이 생길 때마다 증상이 더 심해지는지 확인하고, 구체적으로 어떤 것이 걱정인지, 그리고 증상과 어떤 관련성이 있는지 알아본다.

③ 환자의 고통을 통합적으로 이해하고 의미를 찾는다. 환자의 고통을 이해하는 것은 그 고통이 과거와 미래에 대한 걱정으로 인한 것인지, 현재의 고통이 지나가는 시간상에 있는지 포괄적으로 환자를 이해한다. 그리고 이러한 고통의 의미가 무엇인지도 찾아본다. 도리어 자신의 마음을 편안하게 해주기 위해, 다른 것에 신경을 쓰지 않기 위해 고통이 생긴 것은 아닌지 살펴본다.

3) 환자의 고통에 대한 한의학적 해석

이제껏 의학적 판단을 통해 진료를 받아왔지만, 만족스런 진료 성과를 보지 못했다면, 한의학적 관점에서 질병을 해석할 필요가 있다. 특히 기존 양방의학적 진단 및 검사에서 증상을 나타낼 만한 원인이 밝혀지지 않더라도 한의학 이론에서는 해석이 가능할 수도 있다. 전인적인 측면에서의 해석하고, 질병에 대한 다른 해석이 있는지를 검토한다.

① 고통의 양상이 음양적 관점에서 어떤지를 살펴본다. 한의학의 질병관에서 가장 기본이 되는 불균형에서 파생된 문제인지에 대하여 알아본다. 가지고 있는 고통과 성질이 어떤 특성이 있는지, 그리고 그러한 양상이 음양적 관점에서 불균형으로 인해 발생했는지에 대하여 이야기 한다.

② 고통을 오행과 오장으로 설명한다. 환자가 가지고 있는 증상의 특성을 고려하여, 한의학적으로 어떤 속성에 속하는지를 검토한다. 오행과 오장으로의 접근은 전인적 접근의 시작이며, 고통에 대한 몸과 마음의 통합적 이해에 도움이 된다.

③ 가지고 있는 증상이 자신의 체질적 특성에서 비롯될 수 있는지에도 검토한다. 특히 사상체질의 특성상 증상이나 고통과 어떤 관련이 있는지 알아본다. 예를 들어 같은 불안이라고 하여도 소음인의 불안은 과거나 미래와 연관되어, 태음인의 불안은 증상과 연관되어 나타남을 확인한다.

4) 환자가 고통을 객관적으로 이해하도록 함

환자가 가지고 있는 고통이 시간이나 공간 등의 상황에 따라 변화하는 것을 알아차리고, 어떤 상황일 때 악화되는지 물어보고, 그 내용을 점수로 객관화하는 작업을 한다.

① 고통의 순간, 고통에 몰입되어 현재의 고통에 대한 평가를 하기란 실제로 어렵다. 그렇기 때문에 시간을 대비하여 과거의 고통 시점과의 비교, 그리고 반복되는 고통이 변화하는 차이를 살펴본다.

② 고통을 객관적으로 평가하기 위해 점수화할 것을 고려한다. 이른바 고통스케일을 설명하고 고통을 평정할 방법에 대하여 이야기 한다. 고통을 객관적으로 볼 수 있으면, 현재의 고통 순간에 함몰되지는 않을 것이다.

5) 한의학 상담 기초 이론 중에서 참고할 주제

한의학 상담의 주제 가운데는 '병인'과 '칠정'에 대한 이해에 해당한다.

병인은 주로 자신의 몸의 반응과 현상을 관찰하는 것으로 외부 환경으로부터 나타나는 자신의 몸과 마음의 반응과 현상을 한의학적으로 점검하는 것이다. 외감과 같은 외부적인 원인과 함께 자신의 몸에서 나타나는 담 · 어혈 · 허 · 화 등의 현상을 상담의 주제로 논의한다.

칠정은 정서적 측면에서의 증상과 고통에 대하여 다루는데, 정서로 인하여 다양한 신체적 증상이 유발되며, 또 반대로 신체적 증상으로 칠정의 변화가 있음을 알아본다.

2. 상담의 과정과 주요 질문

1) 지난주 자신의 상태를 관찰한 것을 주제로 이야기하기

Q1. 지난번 방문에서 치료와 상담을 진행했습니다. 한의학의 치료(침 혹은 약)를 받으시면서 달라진 것이 있으신가요?

Q2. 지난주에 일상생활을 하는 중 몸과 마음의 증상이나 고통이 나타나거나 변화가 심할 때를 어떠했는지 기록을 부탁했는데요. 어떠셨나요?

상담은 그동안의 변화에 대한 확인부터 시작된다. 한의학의 치료를 받고 나서 환자들의 변화는 매우 다양하기 때문에 이에 대한 확인 작업은 향후 한의학 치료를 진행하면서 검토해야하는 중요한 자료가 된다.

환자에 따라서는 한의학적 치료로 극적인 변화를 가져온 사람도 있다. 흔히 침 한 방에 다 나은 것 같다고 말하는 경우이다. 꽤 오랫동안 고생했던 증상이 치료를 통해서 즉각 회복되었다면, 그 원인을 주목하고 검토해야 한다. 좋아진 것이 의사의 치료 방침이나 과정과 일치한다면 문제가 될 것이 없지만, 만일 지나치게 신속하게 혹은 지나치게 과도한 반응이 나타났다면 주의해야 한다. 일부에서 극적인 호전만큼이나 극적인 악화도 올 수 있기 때문이다. 반대로 많은 사례에서는 약간 좋아진 것 같기는 하지만, 별로 달라진 것이 없는 것 같다고 호소한다. 이런 경우는 환자의 특성이나 진료의 특성에 대하여 이야기를 하며, 달라진 것이 무엇인지에 더욱 주목한다. 달라진 것을 확인하는 과정은 치료의 목표와 과정을 점검하는 계기가 되기도 하며, 또한 환자의 질병 인식을 찾아가는 작업이 되기도 한다.

2) 환자의 증상을 자세히 듣고 공감하기

Q3. 오늘은 환자가 가지고 있는 증상에 대하여 자세하게 말씀을 듣도록 하겠습니다. 한의학에서는 여러 증상을 종합하여 진단을 합니다. 우선 요즘 들어 가장 힘든 고통과 증상이 무엇인지요?

Q4. 증상이 어떤 성질을 가지고 있나요? 열이 있나요? 아니면 도리어 찬가요? … 그런 증상이 있다면 저라도 무척 힘들었을 것 같네요.

환자의 증상을 꼼꼼하게 들어본다. 환자가 대답한 이후라도 자신의 고통이 잘 표현되지 못했다고 판단되었을 때는 재 질문을 하여 확인을 한다. 재 질문을 하는 경우는 신체를 여러 부위로 나눠서 진행하기도 하고, 증상의 특성에 따라 묶어서 질문을 하기도 한다. “머리 앞인가요? 뒤 쪽인가요?” 혹은 “열이 나나요? 아니면 차가운 느낌이 드나요?”와 같은 특성을 물어봄으로써 환자의 고통을 스스로 관찰할 수 있도록 돕는다. 그리고 그런 고통을 많은 사람들이 가지고 있음에 대하여 확인하고 때로는 한의사 스스로도 그 고통에 대한 경험 혹은 다른 환자 사례를 들면서 이해하고 있음을 이야기한다.

3) 증상이 무엇 때문에 온 것인지 인과적으로 접근하고 증상 이해하기

Q5. 증상이 언제 시작되었나요? 그리고 언제 가장 심했지요? 지금은 가장 심했을 때 보다는 조금 나은 상태인가요?

Q6. 어떤 일이 있으면 더 힘드나요? 또 반대로 조금 더 좋아질 때는 언젠가요?

Q7. 힘들 때면 예전에 어떤 시절이 떠오르나요? 아니면 앞으로의 걱정이 밀려오나요?

증상의 변화를 시간의 축으로 검토하면서 증상에 대하여 인과적인 접근을 시도한다. 고통이 어느 시점에서 시작하였고, 어떤 사건 때문에 일어났는지 알아가는 과정이다. 그러나 그보다 더 중요한 것은 시간의 흐름에 따라 어떻게 변화하는지 알아봐야 한다. 증상이 어떤 상황에서 더 심해지고, 반대로 어떤 상황에서는 안정되는지를 시간을 축으로 찬찬히 알아봐야 한다. 그리고 증상을 악화시키는 핵심적인 기억이 무엇인지? 때로는 미래에 있을 걱정이 무엇인지도 알아봐야 한다.

때로는 아예 직설적으로 "이런 증상이나 질병이 발생한 이유는 무엇일까요?"라고 물을 수도 있다. 이것은 증상이나 질병 발생에 대한 환자의 자각을 높이기 위한 질문이고, 이에 대한 해답을 찾아가는 과정이 치료에 중요하다.

4) 증상을 한의학적으로 해석하고 이해하기

Q8. 환자분이 여러 증상 가운데 무엇이 가장 힘들지요? 대표적인 증상 혹은 다른 증상을 모두 유발하는 원인은 무엇일까요?

Q9. 증상들을 종합해보니, 모두 열과 관련이 있는 것 같군요. 화가 나거나 짜증이 나면 증상들이 더 악화가 되지요?

Q10. 다른 사람과는 달리 유독 본인만 더 심하게 느끼는 것, 혹시 다른 사람과는 다른 무슨 특별한 개인의 특성, 예를 들어 체질 같은 것에 차이가 있는 것은 아닐까요?

증상에서 공통적인 특성이 나타나면 이를 연결하여 설명한다. 이것이 한의학의 음양. 오행 이론이나 체질적 측면에서 이해가 된다면 이에 대한 자세한 대화가 필요하다.

환자의 증상을 해석하는 과정에서 치료 방안에 대한 구체적인 상담을 진행한다. 특히 한의학의 질병 개념에 대하여 환자와 자연스럽게 대화한다. 환자와의 자연스런 대화는 한의학 치료에 대한 설명으로 이어지고, 지속적으로 환자—의사 관계를 만들어 가는 데 기여한다.

5) 증상의 심리적인 문제와 신체적인 문제를 통합하여 이해하기

Q11. 가지고 있는 증상을 신체적 증상과 심리적 증상으로 나눠보면 어떨까요? 무엇이 먼저였던 것 같나요? 혹시 심리적 증상이 생기면서 신체적 증상이 더 악화되지는 않았나요?

Q12. 마음이 편하면 신체적 증상도 조금 줄어들까요? 상담하는 과정 중에 그런 시도를 해 볼 것입니다.

증상은 크게 심리적인 증상과 신체적인 증상으로 나눌 수 있지만, 이 두 가지는 서로 연결된다. 특히 육체적인 증상 이후에 심리적인 증상이 추가됨으로써 나타나는 양상에 주목해야 한다. 이른바 심리적 고통(psychological pain)은 처음에는 육체적 고통에 동반되는 고통으로 인식되지만, 점차 육체적 고통을 악화시키는 인자가 되며, 치료를 어렵게 한다. 그렇기 때문에 이를 통합적으로 이해하면서 이를 분리시키는 노력이 이어져야 한다. 또한 심리적 고통을 조절하면 신체적 증상의 개선에도 기여함을 이해한다.

6) 증상을 객관적으로 평가하기

Q13. 고통을 어떻게 점수를 매겨볼까요? 고통이라는 것이 항상 변하니까 상태마다 점수를 매겨볼 필요가 있습니다.

Q14. 고통이 없는 것을 0점으로 하고, 지금까지의 고통 가운데 가장 심했을 때의 고통을 10점으로 한다면, 지금의 고통은 몇 점 정도가 될까요?

환자가 자신의 증상에 대하여 깨어 있는 방법들에 대하여 논의한다. 증상에 지나치게 예민하게 반응하는 환자에게 자신의 증상을 객관적으로 보는 방법을 제시한다. 일반적으로 Visual Analogue Scale(VAS)를 활용하여 0점에서 10점으로 평점하는데 개인이 주관적으로 판단하므로 스스로 객관성을 부여하는 것이 중요하다.

3. 케이스 점검

1) 사례 A: 갑자기 건강에 적신호가 들어온 50대 남성

환자는 중년에 갑자기 찾아온 고통으로 병원을 방문하였다. 환자는 다양한 증상을 호소하였다. 처음에는 허리가 아파서 정형외과를 방문하였고, 소화가 안 되어 내과를 방문하기도 하였다. 증상이 반복되면서 짜증과 화가 심해지고 결국 직장을 그만두어야 하지 않은가 하는 불안감이 있다.

- 고통과 증상이 무엇인지 충분히 듣고, 그 양상이 어떤 성질인지 검토하고 해석한다.
- 중년에 찾아온 고통은 과거의 여러 상황에 따른 종합적인 결과물임을 안다.
- 지난날 앞만 보고 달려오면서 생긴 탈진과 미래에 대한 걱정에서 비롯된 증상임을 알아간다.
- 자신이 가지고 있는 핵심 고통을 가려내고, 그 고통이 상황에 따라 변화함을 인지시

키고, 시간에 따라 변화하는 것을 객관적으로 평가하도록 한다.

4. 실천 과제

증상의 일중 변동을 지속적으로 기록하게 한다. 스스로 객관적인 관찰을 위해 VAS를 활용하도록 하며, 일기장을 제작하여 주기도 한다.

증상을 명확하게 인지하지 못하였을 때는 여러 증상 가운데 대표 증상을 선정하여, 이를 확인하도록 한다.

증상이 항상 지속된다는 사람은 특정시간(예를 들어 기상하고 나서 30분 정도 지났을 때, 식후 1시간 정도 후의 양상)에 1~2분의 시간을 내어 자신의 증상을 관찰하게 하고 이에 대한 평가를 VAS와 주관적인 평가를 기록하도록 한다.

"다음 방문까지 자신의 증상과 고통에 대한 관찰과 평가가 필요합니다. 증상이나 고통은 시간에 따라 변화하고, 또 상황에 따라서 좋아지기도 하고 또 나빠지기도 합니다. 그런 것들을 기록에 담는 것은 자신의 몸과 마음을 이해하는 데도 도움이 되고, 또 그럼으로써 자신에게 애징을 갖게 되고, 치료에도 도움이 됩니다. 증상일지를 잘 기록해 보십시오."

숙제

ㅁ증상 일지ㅁ

날짜	상황	증상	평정(0~10)	의미 찾기
10/2 오후 2시	회사에서 일이 잘 되지 않은 이후 회사를 그만두어야 하지 않을까 하는 생각이 들면서	답답함, 짜증, 무기력감, 억울함, 설사, 두통	심리적 증상(9점) 신체적 증상 (6점)	심리적 증상에 압도당해서 신체 증상도 심해지는 것 같음

4-4. 3회기: 이해의 폭 넓히기

1. 상담의 내용

환자의 고통에 대해 상담한 이후, 이와는 다른 관점, 즉 자기 자신의 특성을 찾아보는 작업을 진행한다. 질병을 앓는 환자는 물론 외부적인 자극이 있겠지만, 이와 연관된 내부적인 문제도 있을 수 있다. 성격이나 기질, 그리고 한의학에서 말하는 체질에 따라 다르게 나타나는 사례가 많다.

한의학 상담의 핵심적인 주제인 자신에 대한 이해를 주제로 상담을 진행한다. 변화하는 환경, 그리고 이로 인한 증상이나 고통뿐 아니라, 그런 고통을 받는 자신에 대한 이해를 다룬다.

1) 자신의 체질 알아가기

한의학 상담에서 중요한 과정 중 하나가 체질을 아는 것이다. 체질은 그 사람의 특성을 신체적 · 심리적인 측면뿐 아니라 평소의 증상이나 현재 앓고 있는 질병에 대한 진단에도 응용이 되기 때문에 매우 중요한 작업이다. 그러므로 한 번의 상담으로 체질을 판정하고, 이를 근거로 상담과 진료를 이어가는 것은 바람직한 것이 아니다. 상담 장면에서는 자신의 체질을 알아가는 과정 자체가 매우 중요한 상담 주제로 여기기도 한다.

① 인간은 각각의 체질을 가지고 태어난다. 체질과 기능에 대해 서로 다르게 표현되지만, 이제마의 사상의학과 융의 분석심리학에서는 선천적인 측면을 강조한다.

② 스트레스가 없을 때는 자연스럽게 자신의 체질을 유지하면서 자신의 고유한 체질적 강점을 살려나갈 수 있다.

③ 스트레스를 받으면 각 체질의 유형에 따라 대처 방식이 달라진다. 이 대처방식은 처음에는 반응으로 나타나지만, 점차 심리적 대처와 행동적, 혹은 습관적 태도로 바뀌게 된다.

④ 스트레스를 받으면, 자신의 일그러지고 취약한 모습을 보이기도 하지만, 스트레스를 극복하는 과정에서 자기 성찰을 이루게 되면, 자신의 결점을 승화시킬 수 있다.

⑤ 체질을 이해하는 과정에서 주위의 다른 사람을 이해하고, 다른 사람들과 살아가는 방법을 알아나간다.

2) 자신의 특성 이해하기

체질은 결국 그 사람이 가지고 있는 이해의 폭을 넓히기 위한 과정이다. 사람이 태어날 때부터 가지고 있는 기질은 그 사람이 살아오면서 만나는 환경과 연계되어 때로는 쉽게 상황을 극복할 수도 있고, 반대로 매우 어렵게 적응해 나갈 수도 있다. 그렇기 때문에 어쩔 수 없는 환경에서 자신의 특성을 평가하고 이를 토대로 문제를 풀어나가는 것은 스트레스를 풀어 가는 데 매우 중요한 단초가 된다.

① 일상적인 생활에서는 그 사람의 개성이 잘 드러나지 않을 수 있지만, 스트레스 상황에서는 그 사람의 특성이 잘 드러난다. 그것은 그 사람이 어려운 환경에서의 대처 전략과도 연관이 있다.

② 그렇기 때문에 이런 상황에서 관찰된 자신을 알면, 자신의 특성을 알게 된다. 일상생활, 특히 어려운 상황에서 자신의 모습을 관찰하는 것은 결국 자신을 이해하는 좋은 기회가 된다.

3) 현재 앓고 있는 병과 자신의 체질 간의 관계 이해하기

사상의학에서는 체질적 특성에 따라 쉽게 걸리는 질병을 정리해 놓고 있다. 현재 앓고 있는 고통이나 증상 역시 체질적 측면에서 어떻게 해석될 수 있는지를 검토하는 것이 필요하다.

① 자신이 고통 받는 것이 체질적 문제에서부터 비롯되었는지를 알아본다. 같은 정신적인 문제이더라도 체질에 따라 취약한 특성이 있기 때문에, 이를 검토하면 자신의 문제가 체질 때문인지 아니면 환경 때문에 어쩔 수 없는 것인지에 대하여 판단할 수 있다.

② 평소 자신이 가지고 있는 소증(素症)을 검토하면, 체질을 아는 데 도움이 된다. 또한 이러한 소증을 기반으로 하여 앞으로 어떻게 질병이 전개 혹은 악화될 수 있을지도 예측할 수가 있다.

4) 대인관계에서 체질의 문제 알기

개인의 특성은 다른 사람과의 관계에서 더욱 극명하게 드러날 수 있다. 각각 비슷한 유형, 혹은 상반되는 유형의 문제로 갈등의 폭이 더 커지기도 한다. 체질에 대한 이해를 자신에게 한정하는 것이 아니라, 주위 사람까지 확대하여 그 사람과 자신의 동질성과 이질감을 이해한다면 대인관계의 문제를 풀어가는 데 도움이 된다.

특히 스트레스의 가장 큰 원인이 사람과 사람 사이의 갈등인바, 각자의 체질을 이해하는 것은 스트레스로부터 발생하는 고통에서 벗어나는 데 도움이 된다.

① 스트레스를 주는 사람이 어떤 체질인지를 알아보고, 자신의 체질과 비교해 본다. 그리고 체질적인 차이 때문에 상대방을 잘못 이해하고 있었는지를 검토한다. 갈등의 원인이 체질의 차이로 인하여 발생한 것으로 판단한다면 앞으로 어떻게 생각하고 행동하는 것이 바람직한지 논의한다.

② 때로는 체질이 달라서가 아니라 같아서 문제가 발생할 수 있다는 점도 고려해야 한다. 서로 간의 경향이 달라서도 문제가 발생하지만, 서로 같아서도 발생할 수 있기 때문에 이러한 경우에도 어떻게 생각하고 행동하는 것이 바람직한지 논의한다.

5) 한의학 상담 기초 이론 중에서 참고할 주제

한의학 상담의 주제 가운데는 '사상'이 이에 해당한다.

사상은 자신이 가지고 있는 특성에 대한 이해를 시작으로 이를 통해 자신의 약점을 극복하는 방법, 자신의 강점을 발휘하는 방법 등이 제시된다. 사상은 또한 자기 자신의 문제에 국한된 것이 아니고 다른 사람에 대한 이해를 통해 올바른 대인관계를 만들어 나가는데 기여할 수 있다.

사상을 설명함에 객관적인 검사가 필요할 때 사상체질 검진과 함께 그 사람의 기질과 성격을 검토하는 기질 및 성격 검사(TCI)가 활용된다.

2. 상담의 과정과 주요 질문

1) 고통과 증상이 자신의 문제에서 출발했는지를 검토

Q1. 지금의 증상이나 질병의 원인이 무엇 때문이라고 생각하나요? 상대방의 문제가 큰가요? 아니면 본인의 문제가 큰가요? 또 원인은 어디서부터 출발한 것이라 생각하나요? 상대방의 잘못된 행동인가요? 아니면 성격, 기질과 같은 그 사람의 내부적인 문제인가요?

Q2. 이 문제에 있어서 본인의 문제가 더 크다고 생각하나요? 그럼 본인의 어떤 점이 그런가요? 성격이나 기질인가요, 습관이나 행동에 문제가 있나요?

자신이 가지고 있는 질병의 원인이 어디에서 왔는지에 대한 검토를 한다. 환경 탓으로 돌리기 이전에 자신에게는 문제가 없었는지를 알아가는 과정으로, 100%는 아니더라도 자신에게 문제가 있음을 알았다면, 체질 점검이 필요하다.

흔히 “나는 어쩔 수 없다”, 혹은 “나는 원래 그런 사람이다”라는 말을 할 때가 있는데, 이렇게 자신에 대해 규정하는 근거들에 대해 이야기를 나눠보고, 더욱 명확하게 기질이나 체질적인 측면을 고려해야 할 필요성에 대하여 이야기를 나눈다.

2) 체질을 알아가는 과정

Q3. 본인은 어떤 특성을 가지고 있나요? 남들은 어떤 사람이라고 이야기를 하나요?

Q4. 본인은 어떤 성격을 가지고 있다고 생각을 하나요? 그것이 어렵다면 자녀나 직장부하가 어떤 성격을 가졌으면 좋나요?

자신에게 어떤 특성이 있는지를 알아본다. 주위에서 자신을 어떻게 평가하는지도 알아본다.

- 독불장군적인 요소, 남들과는 특별하다는 생각
- 자신의 표현을 잘 하는 사람/남들과 어울릴 때 분위기를 주도하는 사람/감성을 가지고 소통을 하고자 하는 사람
- 꾸준하게 일을 하는 사람/현실적이고 경험에 충실한 사람
- 논리적인 사람

어떤 처리 방식을 좋아하는지 알아본다. 자신이 되고 싶은, 혹은 어떤 사람을 좋아하는지를 알아본다.

- 독창적인 생각, 때로는 기발한 아이디어/의외여서 도리어 받아들이기 어려운 제안
- 빠른 처리, 때로는 급한 마음
- 넓은 자료, 현실감 있는 제안, 경험이 뒤받침되는 것
- 깊은 분석, 논리 정연함, 명확한 판단으로 이끌 수 있는지

표 4-2. 체질 상담 기초 자료-체질 심리 패턴

체질	성격과 특성	행동 패턴
태양인	독불장군적인 사람	기발한 제안
소양인	표현을 잘 하는 사람	빠른 처리
태음인	꾸준하게 일을 하는 사람	넓은 자료
소음인	논리적인 사람	깊은 분석

3) 상황에 따라 변화하는 자신의 모습 관찰

Q5. 환자분은 스트레스에 잘 견디나요? 그리고 스트레스에 대한 반응은 어떤가요? 스트레스를 받으면 어떤 행동을 하나요?

Q6. 스트레스에 따라 변화하는 특성을 알아봅시다.

(체질이 어느 정도 판단이 되었다면, 이에 맞는 특성을 순차적으로 짚어 가면서 진행하게 된다.)

- 본인은 원래 인자한 타입인데, 스트레스를 받으면 도리어 그들 앞에 군림하고 싶나요? 또는 차라리 리더가 되어서 문제를 내가 해결하려고 하나요?/그런 것도 잘 되지 않으면서 무기력해지면 차라리 살짝 속이고 넘어가려고 하나요?/때로는 적극적으로 상대방을 벌하려는 양상이 있나요?
- 본인은 원래 의로운 타입인데, 스트레스를 받으면 도리어 문제를 해결하기 위해서 옳고 그름을 따지려 하나요? 그래서 남을 비난하나요? 그런 후에야 마음이 편안해지나요?/그런 것이 잘 되지 않으면 차라리 포기하고 게을러지나요?/때로는 적극적으로 문제를 해결하기 위해 지나치게 과장을 하지 않나요?
- 본인은 원래 예의바른 타입으로 법과 원칙, 규칙에 충실한 타입인데, 스트레스를 받으면 차라리 틀어박혀 나가지 않으려 하지는 않나요? 상대방이 와서 말을 해야 비로소 겨우 대답을 하지는 않나요?/그런 것이 잘 되지 않으면 차라리 마음속으로 포기하고 스스로 사치스러워지지는 않나요? 상대방이 알아서 봐주겠지 하면서 화려하게 변신하지는 않나요?/때로는 이 문제를 극복하기 위해 잘난 체하지는 않나요?/내가 제일 잘 났다고 떠들어 대지는 않나요?
- 본인은 원래 지적인 타입으로 분석을 잘하는데, 스트레스를 받으면 나를 이해 못하는 사람과는 관계를 끊고 나를 이해하는 사람과만 대화를 시도하려고 하지는 않나요?/무리를 지어야 편안하지는 않나요?/그런 것이 잘 되지 않으면 차라리 문제 해결을 포기하고 다른 관심거리에 몰두하지는 않나요?/그리고 그 문제에 지나치게 집착하려고 하지 않나요?/때로는 이 문제 해결을 위해 자신의 자원을 그저 아끼려고만 하지는 않나요?/매사에 아까워서 남을 위해서는 한 푼도 쓰지 않으려고는 하지 않나요?

표 4-3. 체질 변화 패턴

	태양인	소양인	태음인	소음인
태행	절심	나심	치심	탈심
독행	방략	재간	위의	식견
사심	벌심	과심	교심	긍심
박통	행검	도량	주책	경륜

4) 다른 사람과의 체질을 알아감으로써 인간관계에 대하여 이해하기

Q7. 이렇게 환자분의 특성을 알아보았는데, 혹시 상대방은 어떤 특성이 있나요?

Q8. 상대방은 본인과 비슷한가요? 아니면 다릅니까? 스트레스 상황에서 같은 행동을 하나요?

자신과 상대방의 체질상 특성을 비교하여 대인관계에서 어떤 문제가 발생할 수 있는지를 이야기하고, 자신의 문제가 크다면 어떤 생각과 행동을 할지를 논의한다.

상대방에 대한 이해의 폭을 넓히면 이전과 같은 상황에도 문제없이 넘어갈 방안을 논의하고 상황이 벌어졌을 때 어떻게 할지를 결정한다.

구체적으로 자신과 갈등이 있는 사람의 구체적인 행동을 설명하고, 또 성격이나 기질에 대하여 이야기를 나눔으로써 자신과 다른 사람 혹은 비슷한 사람임을 확인하고, 이러한 차이나 유사성으로 서로 간에 갈등이 많음을 이해한다.

3. 케이스 점검

1) 사례 U: 열심히 꾸준히 살아왔는데 결과는 혈압이 잘 조절되지 않는 60대 남성

환자는 열심히 운동을 하면서 살아왔는데 나이가 60세에 접어들자 고혈압이 찾아왔다고 한다. 건강에는 여전히 자신이 있는데 병원에서 고혈압이라고 하니 기분이 나쁘다. 또 혹시 다른 병, 예를 들어 중풍 같은 것이 올지 걱정이다.

- 그동안 건강하게 자신의 몸 상태를 유지한 점에 대해 이야기를 나누며 격려한다.
- 자신의 성격이나 기질, 그리고 살아온 삶에 대하여 이야기를 나누면서 고혈압이 환경 혹은 개인의 특성으로 인해 유발될 수 있는지를 검토한다.
- A형 성격 혹은 태음인이 해당 질병에 취약함에 대하여 이야기를 나누고, 그렇지만 이제 알게 되었으니 앞으로 다른 질병으로 확대되는 것을 예방할 수 있으니 도리어

운이 좋다는 이야기를 나눈다.

• 앞으로 체질적인 측면을 고려하여 어떤 생활 태도와 마음가짐을 가지는 것이 좋을지에 대하여 이야기 한다.

4. 실천 과제

자신과 타인에 대한 이해를 가지고 일상생활을 점검해보는 과제를 정한다.

자신의 특성으로 인해 증상이 악화되는지를 검토한다. 그리고 이때 어떤 생각과 행동을 할지 결정하고 이를 실천에 옮겨본 이후 평가한다.

다른 사람과의 관계에서 증상이 악화되는지를 검토한다. 그리고 이때 어떤 생각과 행동을 할지 결정하고 이를 실천에 옮겨본 이후 평가한다.

"다음 방문까지 벌어지는 일에 대하여 혹시 자신의 성격이나 체질이 관여하고 있는지에 대하여 알아봅시다. 상황이 벌어지면 증상을 적어보고, 이러한 증상이 나의 체질과 어떤 관계가 있는지 찾아봅시다. 체질을 잘 모르겠다면 나의 성격이나 특성 등을 한번 생각해 보고, 또 이렇게 성격이나 특성 때문에 증상이 나타날 수도 있구나하고 이해하고, 어느 정도 시간이 경과된 이후 증상이 안정되었는지 알아봅시다."

숙제

◻ 체질 검토 일지 ◻

날짜	상황	증상	대체 생각과 행동	체질 평가
10/5 오후 2시	중간고사 일정이 발표되었다.	갑작스럽게 머리가 멍해지면서 걱정이 생겼다.	미래에 대한 불안은 나의 특성임을 알고, 우선 지금 해야 할 일이 무엇인지 찾기로 했다.	미래 불안은 소음인의 특성임을 알았다.

4-5. 4회기: 장점과 자원의 확인

1. 상담의 내용

환자의 장점과 자원을 알아보고 질병 치유에 대한 해결 능력을 검토하고, 이를 활용하고 키울 방법에 대한 이야기를 한다.

지금까지 주로 문제점이나 부정적인 측면에 대한 상담을 진행했다면, 한의학의 강점에 해당하는 자기치유력 회복을 위해 필요한 장점과 자원 등의 긍정적인 측면에 대한 이야기를 나눈다. 그리고 이러한 작업을 통해 궁극적으로 어떤 목표를 삼아야 할지도 상담한다.

한의학 상담의 가장 중요한 목적은 자기 치유력을 확인하고 이를 키워서 질병에서 벗어나고 건강을 유지하는 것인데, 이러한 목적을 달성하기 위해 필요한 것이 자신의 장점과 가지고 있는 자원의 확인이다.

1) 자신의 장점 확인

자신의 장점을 찾는 것이 그렇게 쉬운 작업은 아니다. 실제 그간 전통적인 상담 장면에서도 그 사람의 문제점을 찾아내는 것에는 익숙해 있지만, 정작 그 사람의 장점을 찾는 것이 쉽지만은 않다. 특히 환자가 고통을 겪는 경우에 장점을 찾아가기란 더욱 어렵다. 그렇기 때문에 환자의 이야기를 차분히 들어가면서 그 속에서 개인의 힘과 에너지를 확인하는 것은 환자에 대한 관찰을 잘 해야 할 수 있는 작업이다.

① 자신이 가진 기질이나 성격적 특성은 3세션에서 체질 상담을 하면서 얻은 내용을 기반으로 그것이 장점으로의 의미를 강화한다. 기질은 그 사람이 태어났을 때부터 가지고 있던 특성으로 꾸준하게 그 사람을 지탱했던 특성이다. 성격은 상황에 적용하면서 바뀐 특성으로 스트레스 문제를 풀어가는 대처 방식에 대한 논의가 된다. 한의학 상담에서는 바로 체질, 기질, 성격에의 긍정적인 측면을 끌어내는 것이다.

② 자신의 신체적 특성 역시 중요하게 다뤄야 한다. 자칫 장점이 정신적인 측면으로 치부될 수 있고, 또 정작 스트레스 상황에서는 정신적인 괴로움 때문에, 자신의 장점이 발견되지 않은 경우, 신체적 특성을 찾아내는 것은 더욱 중요해진다. 예를 들어 스트레스를 아무리 받아도 밥은 잘 먹는다는 것이 그러한 예이다.

2) 자신의 자원 확인

자신의 자원은 유형적 자원이 있고, 무형적 자원이 있다. 유형적 자원은 물질적인 자원을 위주로 하여 관찰이 가능하다. 그런데 고통을 겪는 사람은 다른 사람이 인정할만한 유형적 자원을 가지고 있음에도 불구하고 이를 인정하지 않으려는 경향이 있다. 그렇기 때문에 객관적인 시각을 가지는 것이 필요하다. 무형적 자원은 주로 과거의 경험이나 희망 같은 것을 말하는 것으로 관찰되지는 않지만, 자원으로서의 가치는 유형적 자원 이상이다. 사람들이 가지고 있는 자원의 활용은 자신의 역량을 극대화하기 위해서 반드시 필요하다.

① 유형적 자원은 그 사람이 가지고 있는 물리적이거나 인간적인 관계 등 명확하게 정의될 수 있다. 경제적인 여유, 건강한 신체, 그리고 가족이나 친구, 혹은 스승 등의 인간관계를 포괄적으로 설명한다. 나를 옆에서 바라보면서 지원해줄 사람이 있느냐? 잠시 숨 돌릴 공간이 있느냐와 같은 것들을 찾아보는 것이다. 작정하고 찾아보는 것이 중요하다.

② 건강한 시절의 경험 역시 소중한 자원이 된다. 기억이라는 것은 사건과 정서가 함께 있을 때 명확해지는데, 이런 기억은 쉽게 끌어낼 수 있기 때문에, 정작 힘이 드는 경우에 활용도 가능하다. 명상을 수행하면서 이미지 떠올리기와 같은 훈련을 할 때, 이런 경험은 소중한 자산이 된다. 이런 자산을 모호한 상태로 두는 것이 아니라 어떻게 드러나고 있는지를 구체적으로 표현하는 것이 필요하다. 즉 환자에게 그런 표현을 유도하고, 그때 느껴지는 감정과 감각을 알아차리도록 한다.

③ 건강한 시절의 꿈은 건강했던 경험이 잘 떠오르지 않는 사람이라고 하여도 논의를 할 수 있다. 가급적 어린 시절의 꿈을 떠 올리면서 그 꿈의 의미를 찾아본다. 구체적으로 어떤 직업이나 생활을 떠올리기도 하지만, 다소 추상적인 꿈을 이야기 하는 것도 도움이 된다. 예를 들어 자유롭게 세상을 살고 싶다는 꿈은 현재의 괴로움에서 벗어나는 힘이 된다.

3) 장점과 자원의 활용 방안 모색

장점과 자원의 확인에서부터 시작하여 지금의 어려움을 극복하기 위해 어떠한 활용방안이 있는지 알아보고, 이에 대한 구체적 실천 방안을 모색한다. 상담 현장에서 대화하면서 감정과 감각을 느껴보기도 하고, 일상에서 어떤 방법으로 이를 활용할까에 대한 대안을 이야기 할 수도 있다.

① 상담 장면에서 장점이나 좋았던 기억을 하다보면, 환자의 변화를 느낄 수 있다. 표정이 밝아지고, 때로는 가볍게 웃는 모습을 관찰할 수도 있다. 이런 느낌을 의사가 공감을 하면서 실제 환자에게서 어떤 감정과 느낌이 일어나는지 확인하는 것이 필요하다. 때로는 가볍게 명상을 하면서 그것을 확인할 수도 있는데, 그것을 확인하고 상담 이후에도 이를 활용할 수 있도록 어떤 느낌인지를 자세하게 설명하도록 한다.

② 상담 장면에서 어떻게 느낄 수 있는지를 체험하고, 이를 일상생활에서 어떻게 적용할 것이지를 찾는 작업을 진행한다. 일상에서 스트레스 상황이 반복될 때, 이를 극복하는 방법으로의 활용 대책이다. 우선은 자신의 강점을 적극적으로 활용하는 것이다. 자신에게 도움이 되는 자원이라고 생각되는 사람이거나 환경 역시 적극 활용한다.

4) 이상적인 상태를 만들어 보는 작업

자신의 장점을 극대화되기 위해서는 가장 이상적인 상태를 만들어 보는 노력이 필요하다. 한의학에서 이상적인 모델로 설정한 '허심합도(虛心合道: 마음을 비우면 도와 만나게 된다)'에 관한 이야기를 나누고, 이를 체험해 본다. 마음을 비웠을 때 우리의 몸과 마음의 상태가 어떻게 바뀌고, 또 스트레스 상황에서 어떻게 될 것인지를 이야기한다.

① 앞으로 진행될 여러 개입에 앞서서 간단한 체험을 해본다. 호흡을 규칙적으로 그리고 심호흡을 하면서 나타나는 몸의 변화를 확인한다. 교감신경과 부교감신경이 적절하게 균형을 유지한 상태를 만들어 보고, 이때의 느낌을 깨닫고 기억한다.

5) 한의학 상담 기초 이론 중에서 참고할 주제

한의학 상담의 주제 가운데는 '기', '오신', '양생'과 '진인'이 이에 해당한다.

기는 기본적으로 자신의 기운, 즉 에너지를 확인함에 있어서 중요한 개념이다. 기를 실제적인 주제로 삼아 상담하다보면 자신의 고통을 극복함에 있어서 기의 중요성을 이해할 수 있다.

오신은 정신의 역동에 대한 설명으로 의식화, 무의식화되는 과정을 이해하고 이를 적극적으로 활용하는 것이다. 자신의 잠재의식 속에 숨어 있는 자신의 긍정적인 측면을 끌어내는 것을 주제로 이야기하게 된다.

양생과 진인은 건강한 자신을 만들기 위한 과정과 목표이다. 지금 이 시점에서도 얼마든지 수행할 수 있는 양생법이 있음을 확인하고, 목표를 설정한다.

2. 상담의 과정과 주요 질문

1) 지난 상담에 대한 점검

Q1. 지난번 상담에서는 환자분의 특성에 대하여 이야기를 나눠보았습니다. 이후에 혹시 더 힘들지는 않았는지요? 환자분 가운데는 자신의 특성에 대하여 이야기를 하고 나서 더 힘들다고 하는 경우도 있습니다. 어떠셨는지요?

자신의 특성에 대한 이해를 통해 자신에 대하여 생각할 기회가 제공된 이후, 환자들은 도리어 당황스러워 할 수도 있다. 특히 질병에 대하여 스트레스가 외부에서 온 것이 아닌 자신의 문제일 수도 있다는 것에 쉽게 동의하지 못하는 경우에는 더욱 그러하다. 그렇기 때문에 1주일 동안 겪은 일상을 자세하게 질문하는 것이 필요하다. 자신의 문제를 찾아가는 과정에서 더욱 부각된 문제가 있다면 이에 대한 검토 역시 필요하다.

2) 자신의 장점에 대해 검토

Q2. 자신의 장점은 무엇인가요? 성격적으로나 신체적으로 어떤 것이 있을까요?

Q3. 그런 자신의 장점을 언제 잘 발휘하시나요? 그런 장점이 있다면 비록 힘든 상황에서도 잘 극복하신 적이 있었을 것 같은데요.

개인의 본성, 특히 장점의 측면에서의 본성을 찾아가는 작업이 필요하다. 성격이나 기질, 혹은 행동이나 습관 등에 대하여 검토하면서 장점을 확인한다. 긍정심리학에서 제공하는 인간의 장점을 설명하고, 이 가운데서 자신에 해당되는 장점을 체크하도록 한다.

더 읽을거리

[책] 긍정심리학. 마틴 셀리그만. 물푸레. 2006.

24가지의 긍정적 측면으로 www.authentichappiness.org에서 행동가치(VIA: Values In Action) 강점 검사를 받아볼 수 있다.

1. 호기심, 세상에 대한 관심/2. 학구열/3. 판단력, 비판적 사고, 열린 마음/4. 창의성, 독창성, 실천적 지능, 세상을 보는 안목/5. 사회적 지능, 대인관계 지능, 정서지능/6. 예견력/7. 호연지기와 용감함/8. 끈기, 성실, 근면/9. 자조, 진실, 정직/10. 친절

과 아량/11. 사랑할 능력과 사랑받을 줄 아는 능력/12. 시민 정신, 의무감, 협동 정신, 충성심/13. 공정성과 평등 정신/14. 지도력/15. 자기 통제력/16. 사려, 신중함, 조심성/17. 겸손과 겸양/18. 감상력/19. 감사/20. 희망, 낙관주의, 미래지향성/21. 영성, 목적의식, 신념, 신앙심/22. 용서와 연민/23. 명랑함과 유머 감각/24. 신명, 열정, 열광

24가지의 특성 가운데 자신은 무엇을 가지고 있는지 확인해 본다.

[책] 본성실현상담. 이형득. 학지사. 2003.

- 불교: 인간은 원래 불성을 지닌 존재로서 부처, 나한 또는 보살이 소유한 여러 성격적 특징을 그 본성으로 지니고 있다.
- 도교: 인간을 덕이라고 하는 신비한 능력을 소유한 존재로 인정하여 누구든지 도인 또는 성인이 될 자질을 생래적으로 갖추고 있다.
- 유교: 인간은 생래적으로 인 · 의 · 예 · 지의 네 가지 단서를 본성으로 지니고 태어나기 때문에 누구든 성현, 군자가 될 수 있다.
- 기독교: 인간을 하나님의 형상으로 지음을 받은 존재로 보고, 그 표본적인 인물인 예수의 성격적 특징을 모든 인간도 그 본성으로 지니고 있다.
- 전통사상: 인간은 원래 신의 성품을 지닌 존재로서 신선 또는 철인이 지닌 성격적 특성인 덕과 지혜와 능력을 천부적으로 지니고 있다.

3) 자신의 자원에 대해 검토

Q4. 어린 시절에 어떤 꿈을 가지고 있으셨나요? 혹시 아직도 그런 꿈을 가지고 있나요?

Q5. 매우 어려운 상황이기는 하지만, 그래도 무언가 도움이 될 만한 것이 있을까요? 예를 들어 가족이나 친구, 혹은 내가 잠시 피할 곳 같은 거요.

자원은 매우 다양하다. 인간, 경제, 직업 등의 유형적 자원도 있으며, 성격이나 기질, 그리고 가지고 있는 꿈과 경험도 자원이 된다. 고통받는 시점에서 이러한 숨겨진 자원을 드러내는 것이 필요하고, 스스로 저 평가하였던 자신의 자원을 제대로 평가하는 것이 필요하다.

화병으로 병원을 찾은 환자는 남편에 대한 억울함과 분함이 있다. 남편 때문에 인생이 이렇게 힘들다고 하소연한다. 자신에게 스트레스를 극복할 자원이 있는지 찾아본다. 이 환자는 자녀와 매우 친밀하다. 나의 고통을 알고 있는 자녀들은 남편과는 사이가 좋지 않고, 나와는 좋은 관계이다. 이 경우의 나는 자녀라는 매우 귀중한 자원을 가지고

있다. 지금은 남편이 더 잘나가고 있는 듯하지만, 시간이 지나고 나면 도리어 남편은 외롭고 힘 없는 존재가 될 것이고, 나는 자녀와의 행복한 미래가 있다고 볼 수도 있다. 이때 자녀는 질병 극복을 위한 훌륭한 외적 자원이 된다.

4) 환자의 좋은 시절에 대하여 기억을 꺼내는 작업

Q6. 이제껏 살아오면서 가장 건강하고, 행복했던 시절은 언제였나요? 그 시절을 자세하게 설명해 주시지요? 혹시 지금 그런 모습을 가지고 있다면 지금의 고통도 벗어날 수 있을까요?

Q7. 기억을 해 보시지요. 아주 어린 시절이라도 좋습니다. 물론 기억이 잘 나지 않을 수 있습니다. 그런데 이렇게 기억이 잘 안나는 이유 가운데, 현재의 스트레스도 존재합니다. 현재의 문제에서 벗어나 기억을 떠 올려 봅시다.

지금껏 살아오면서 가장 행복했던, 가장 건강했던 자신의 모습을 설명하도록 한다. 너무 빠른 답변을 들으려 하지 말고, 여유를 가지고 충분히 듣도록 한다. 처음 말한 것에 한정되지 말고, 다른 상황도 들어보도록 한다. 이 작업에게 가장 중요한 것은 그러한 경험이 있다는 것을 기억으로 끌어내는 것이고, 그 기억을 치료에 활용하는 것이다.

그 시절과 지금이 너무 대비될 때는 주의해야 한다. 현재 달라진 남편의 모습을 보고, 이전에 사랑받던 시절이 가장 좋았다고 이야기하는 경우에는 주의해야 한다. 이 경우에는 남편과 연관되지 않은 장면에서의 행복한 시절, 건강한 시절을 찾도록 한다(행복이 남편과 연결되어 있어서, 남편이 없으면 또는 남편이 돌아오지 않으면 행복을 찾을 수 없을 것 같다는 식으로 상담이 진행이 되지 않도록 주의해야 한다).

5) 고통을 극복한 경험을 이야기한다

Q8. 과거에 스트레스를 극복했던 경험이 있나요? 지금과 같은 상황은 아니라고 하여도 좋습니다. 당시에 활용했던 전략이나 극복을 위해 도움을 주었던 사람도 알아봅시다.

Q9. 혹시 스트레스 때문에 아무런 시도도 하지 않고 계신 것은 아닌가요? 문제를 해결할 수 있는 본인의 장점은 무엇일까요?

Q10. 체질적인 문제가 있다고 하더라도 체질적인 문제에서 이를 극복하기 위한 방법이 있는데, 이런 노력을 진행할 수는 있을까요? 마음이 어떤 한 곳에 치우쳐 있다면, 이를 극복하기 위해 두루 알려는 노력이 필요합니다. 문제를 해결할 의지가 없고, 게을러져 있다면, 우선은 무엇 한 가지라도 작정하고 노력을 해야 하는데 가능할까요?

어려운 상황에서 자신이 스스로 문제를 극복한 경험을 들어 본다. 그런 경험이 없다면 그 기억을 끄집어내도록 돕는다. 과거의 고통을 들어봄으로써 그 문제를 해결해나가는 방식을 찾아낼 수 있다. 또 그런 경험 속에 등장하는 인물도 주의를 기울여야 한다. 문제 해결에 도움을 줄 환경을 찾아가는 과정이다.

체질이 검토되었다면 체질적인 속성이 고통 극복에 기여한 것인지 확인한다. 고통의 극복에 어려움을 호소하는 경우에는 극복 사례를 이야기한다. 환자가 스트레스를 받으면서 사심과 태행에 머물러 있는 경우에는 이에 대한 해결을 위해 독행과 박통이 있음을 제시하고, 이런 방법을 활용했을 때 달라질 모습을 이야기한다.

(체질에 대한 검토를 진행했다면, 이에 대한 평가와 함께 방법도 모색을 해 본다.)

3. 케이스 점검

1) 사례 P: 교통사고 후에 달라진 인생 때문에 괴로운 40대 여성

환자는 교통사고 이후에 커다란 인생의 변화를 맞았다. 그때의 충격으로 인생은 완전히 망가졌고 더 이상 회복될 수 없다고 호소한다.

- 다른 사람들은 이런 문제를 어떻게 극복했는지 알아본다. 그리고 이러한 문제가 해결하기 위해서는 어느 정도의 시간이 필요함을 이해한다.
- 주위에 나를 위해 도움을 줄 사람을 찾아본다. 실제 아무도 도와줄 수 없다고 생각이 들지만, 주위에 언제든 도와줄 사람이 있음을 확인하고 도움을 요청한다.
- 그동안 열심히 살아왔던 자신의 모습을 떠올려보고, 시간이 지나 문제가 해결되고 나면 다시 이전 자신의 모습으로 돌아갈 수 있음을 이야기한다.
- 문제 극복 이후, 어떤 삶을 살아갈지 이야기를 나눈다. 트라우마 이후에는 더 성숙된 자신을 만날 수 있음을 이야기한다.

4. 실천 과제

자신의 장점을 찾아보는 작업을 일상생활 가운데서 진행한다.

잠을 자기 전에 그날 하루 동안 자신의 장점이 발휘된 적이 있는지 검토하고 자신의 역량에 감사한다. 본인에게 최적인 상태를 만들어 보고 이때의 느낌으로 문제 해결에 도전을 해보고, 그 결과를 정리해 본다.

자신의 약점을 알고 있다면 이를 극복하기 위한 방안으로 사상의학에서 제시하는 박통과 독행에 도전해 본다.

"다음 방문까지 1주일 동안 어떤 좋은 일이 있었는지 잘 기록해 둡시다. 원래 좋은 일들은 당연한 일이라 생각하고 휙 넘어가 버리고, 나쁜 일은 재수 없다고 하면서 마음에 담아 두는데, 이번 주에는 좋은 일들을 찾아서 기록해야 합니다. 자신의 성격이나 환경이 좋은 일을 만드는 데 도움이 되었다면 그 점을 특히 중점적으로 알아봅시다."

숙제

▫ 긍정적으로 하루 정리하기 ▫

날짜	하루 점검	오늘 좋았던 일	감사할 점	성격
11/5 저녁 11시	그 날 하루를 돌아본다.	아침에 일어났는데 날씨가 너무 좋아서 밖으로 나갔다.	밖으로 나갈 수 있는 날씨	나도 밖으로 나가는 것을 좋아하는구나.

4-6. 5회기: 고유 리듬 찾기

1. 상담의 내용

5세션부터는 적극적인 개입이 들어가서 행동 수정 작업이 들어가기 때문에, 구체적으로 설명하여 환자의 행동 변화를 이끌도록 한다. 4세션까지의 이해 과정을 통해 환자에게 어떤 문제가 있는지, 그리고 그 문제를 어떻게 풀어갈 힘이 있는지를 충분히 이해하고 난 이후, 적극적으로 문제 해결을 위한 노력을 실행한다.

여기서는 환자 스스로가 자신의 리듬으로 살아가고 있는지를 점검하고, 호흡법을 익힘으로써 자신의 고유 리듬을 찾아본다.

1) 일상생활의 점검

일상생활을 점검하고 문제점이 있다면 이를 수정하는 작업을 상담의 개입 과정에서 가장 먼저 하게 된다. 즉 이제부터는 무엇을 알아가느냐의 문제에서 어떤 행동을 하느냐의 문제로 방향을 전환하게 된다. 그렇기 때문에 일상생활의 하루하루, 그리고 이제껏 살아왔던 삶을 다시금 점검하는 것이다. 그리고 그러한 생활과 삶이 자신의 리듬에 맞추어 살아왔는지, 혹 외부 환경이나 사람에 끌려서, 또는 떠밀려서 살아온 것은 아닌지를 확인하고, 어떻게 자신의 리듬을 찾아 갈 것인지에 대하여 이야기 한다.

① 일상적인 하루 생활을 점검한다. 아침에 일어나서 자기까지의 일과를 보면서, 그 생활이 자신의 고유 리듬에 맞춰 살아가고 있는지, 혹은 끌려가는지를 알아보게 된다. 그리고 하루 가운데 자신을 위한 시간이 있는지를 알아보고, 특히 어느 시간에 자신에게 쉼이 있는지, 그리고 에너지를 충전할 시간이 있는지를 확인해 본다.

② 이러한 생활 중에서 자신이 온전하게 쉴 시간이나 장소, 그리고 방법이 무엇인지를 알아본다. 충분하게 이완된 상태에서 자신의 몸과 마음을 가장 기본적인 상태로 만들어 보는 것은 에너지를 충전하는 데 매우 중요한 작업이 된다. 이렇게 기초적인 상태가 되어 자신을 돌아볼 시간을 만들어 가는 것은 명상 수행에서도 강조하고 있다. 이런 상태에서의 자기 점검이 필요하다.

2) 과거의 삶에 대한 점검과 건강한 자신의 모습 찾기

자신이 살아온 삶을 돌아보면서 스스로가 자신의 리듬을 잘 유지하고 있던 시절이 언제였는지를 찾아보도록 한다. 실제 여러 어려운 환경 속에서도 자신의 리듬을 유지하면서 꿋꿋하게 살아온 자신을 찾아가는 작업이 필요하다. 그것은 기억 속에서 주로 부정적인 자신의 모습에만 제한되어 있는 경우가 많기 때문에 건강했던 자신의 모습을 찾는 것은 노력이 필요한 작업이 된다.

① 자신의 인생의 변화를 정리해 보고, 어느 시기가 자신의 주도적 리듬으로 생활을 했었는지 알아본다. 실제 살아온 과거를 알아보면, 건강하고 행복하면서 일이 잘 풀렸던 시기가 있었던 반면, 일이 꼬여서 힘들었던 시기도 있었을 것인데, 각 시기에 자신의 몸과 마음 상태가 어떠했는지를 알아보는 것이 필요하다. 이런 점검을 하다보면, 자신의 현 상황을 객관적으로 관찰할 수 있을 뿐 아니라, 힘든 시기를 어떻게 벗어날 수 있는지 찾아갈 수 있게 된다.

② 건강했던 시절을 떠올릴 수 있다면, 그 시절 자신의 몸과 마음의 상태를 자세하게 설명을 들어 본다. 그 시절을 떠올리면서 당시의 상태를 듣다보면, 그 당시로 부터의 기운을 얻을 수 있다. 그리고 그 시절 자신의 마음가짐을 알아봄으로써 현재의 어려움을 극복할 힘을 얻기도 한다.

3) 호흡법 익히기

전통적인 동서양의 수행법 가운데 호흡은 가장 먼저 다뤄지는 주제다. 호흡은 사람이 살아가면서 매순간 알아차릴 수 있는 대상이 되며, 일순간도 쉼 없이 지속되고 있기 때문이다. 그리고 호흡은 자신의 몸과 마음의 상태에 따라서 매우 유동적으로 변화를 하기 때문에 호흡의 상태를 점검하는 것이 자신의 몸과 마음 상태의 척도가 될 수도 있다. 물론 호흡은 개인이 주도적으로 조절할 수 있기 때문에, 스스로 호흡을 조절함으로써 몸과 마음의 상태를 어느 정도 자신의 리듬에 맞출 수 있다.

① 호흡은 기본적으로 리듬이 있는 운동이며, 자신의 습관이나 상태에 따라 다르게 변화한다. 그렇지만, 호흡은 어느 정도의 범위 내에서는 스스로 조절이 가능하며, 훈련을 통해서는 리듬의 변화를 점차 바꾸어 놓을 수도 있다. 호흡은 리듬이므로 규칙적이고 부드러운 호흡을 이상적으로 본다. 또 호흡은 역량이므로 깊고 느리게 할 것을 권장한다. '규칙적으로', '부드럽게', '깊게', '느리게'는 바람직한 호흡의 4가지 요소다.

② 바람직한 호흡에 맞춰 충실하게 호흡을 하면 복식호흡과 단전호흡이 자연스럽게 실행된다. 호흡은 폐의 능력을 최대한으로 발휘를 하는 것이 바람직한데, 그러기 위해서는 폐를 감싸고 있는 근육의 힘을 활용해야 한다. 그 가운데 복부에

자리 잡은 근육은 폐의 확장성을 키우는데, 이를 충실하게 하면 자연스럽게 복식호흡이 된다. 또한 호흡을 통해 기운을 아래까지 내리는 연습을 하면 자연스럽게 단전호흡이 실행된다.

③ 호흡은 들숨과 날숨으로 이뤄지는데, 들숨은 몸을 긴장시키고, 날숨은 몸의 힘을 빼는 역할을 한다. 그렇기 때문에 들숨과 날숨은 자율신경계의 핵심 요소인 긴장과 이완의 조절에도 관여한다. 그렇기 때문에 때로는 들숨에 집중하고, 때로는 날숨에 집중하면서 자신의 자율신경계를 조절한다. 물론 일반적으로 평안함을 얻고자 할 경우에는 날숨을 통한 이완을 강조하여 다룬다.

4) 호흡법 응용하기

호흡법이 가장 기본적인 수행법이기는 하지만, 한편으로는 다양한 영역에서 활용할 수가 있다. 특히 정좌명상이나 단전호흡과 같이 고정된 자세에서 호흡법을 익히는 것에 부정적인 사람에게는 다양한 호흡법을 응용하여 이를 그 사람에게 맞게 적용할 필요가 있다.

① 호흡은 개인이 임의적으로 1분에 2~3회의 매우 느린 호흡을 할 수도 있으며, 반대로 100회까지의 강제로 빠른 호흡을 할 수도 있다. 여러 리듬의 호흡을 해보면서 자신의 상황에 맞는 호흡법을 찾을 수 있다. 일반적으로는 느리게 호흡하지만, 우울하고 가라앉아 있을 때는 강제적으로 빠른 호흡을 시행할 수도 있다.

② 호흡은 리듬이라는 원칙에서 볼 때, 호흡과 더불어 우리 일상에서 가장 쉽게 수행할 수 있는 반복적 리듬의 활동은 '걷기' 이다. 걷기 명상과 같이 걷기 자체를 명상의 주제로 삼고, 또 명상을 하면서 호흡에 집중하고 알아차림 하는 방법이 있다. 반면에 그저 무작정 걷는 행위는 반복된 동작을 계속 일으키기 때문에 의식적이지 않으면서 반복적으로 행동하는 호흡과 맥을 같이 한다.

5) 한의학 상담 기초 이론 중에서 참고할 주제

한의학 상담의 주제 가운데는 '천인상응', '음양', '기', '양생'이 여기에 해당한다. 자연의 법칙에 적응하면서도 자신의 리듬을 유지하는 것에 대한 이야기를 하게 된다.

천인상응은 자연의 법칙에 맞춰서 살아가는 모습을 알아보는 것이다. 자연의 법칙에서 벗어나서 살아가는 모습을 찾아보고, 또 이를 극복하는 방법을 찾아본다.

음양에 대한 이해를 통해 자신이 지금 어떤 리듬에 치우쳐 있는지를 알아본다. 음양은 균형과 조화를 강조하기 때문에 어느 한 편에 치우쳐 있느냐에 대한 점검을 통해 원하는 목표를 얻을 수 있다.

기는 호흡을 통하여 확인할 수 있다. 자연의 기운을 받아들이는 것으로 기를 함양하며, 자신의 몸과 마음에서 일어나는 불균형을 기의 상태를 통해 알아낼 수도 있다.

양생법 가운데 가장 많이 언급되는 것이 바로 호흡법이다. 양생과 호흡은 밀접하게 관련이 있다.

2. 상담의 과정과 주요 질문

1) 일상생활의 점검

Q1. 혹시 무엇엔가 쫓긴다고 생각되지는 않나요?

Q2. 누군가에 의해 끌려간다고 생각되지는 않나요?

Q3. 하루 일과를 보내면서 어떤 경우가 가장 기분이 좋나요? 저녁 시간 잠을 청하면서 오늘 하루를 뿌듯하게 보냈다는 생각을 해 보신 경험은 어떤 것이죠?

Q4. 아침에 일어났을 때 그날 할 계획이 있나요? 혹시 아침부터 오늘 무엇을 하고 지낼까 하면서 고민이 시작되는 것은 아닌가요?

일상에서 자신의 리듬을 잘 유지하면서, 자신의 의도대로 삶을 살아가는지를 알아보는 과정이며, 어떻게 자신의 리듬을 찾아가야 할지를 이야기한다.

우선 자신이 끌려가거나 떠밀려가는 삶은 아닌지 점검하고, 구체적으로 그런 사례에 대해 이야기를 나눈다. 그리고 아침부터 일어나서 밤까지 잘 보낸 경험을 공유하며, 그런 경험이 없다면 하루 일과를 어떻게 짜는 것이 좋은지에 대한 이야기를 나눈다. 환자에게 그런 리듬을 가지도록 권하며, 어떻게 할 것인지 구체적으로 찾아본다.

2) 행복한 삶에 대한 정의

Q5. 하루 중 어느 때가 가장 행복하시나요? 무엇을 하고, 누구와 함께 있고…. 구체적으로 말씀을 해 주시죠.

Q6. 스트레스를 받고 집에 돌아와서 1시간 정도의 여유시간이 있다면 무엇을 하실 건가요? 소파에서 편안하게 쉬고 싶으신가요? 밖으로 나가 산책이라도 하실 건가요? 그렇게 했을 때 몸이 어땠는지요?

개인에 따라서는 활동을 하지 않고 혼자 있는 것이 더 좋기도 하고, 또 반대로 사람을 만나고 활동량을 늘리는 것이 좋다고 하기도 한다. 그렇지만 이 역시 자신의 고유 리듬이 무엇인지에 따라 달라지기 때문에, 자신의 리듬을 찾는 작업이 필요하다. 특히 스트레스를 받고 나서 어떤 방식으로 이를 회복하느냐는 그 사람이 이차적으로 더 힘들어지는 것을 방지하고 실제 일상으로의 복원 방법을 알 수 있다.

3) 건강한 과거 찾기

Q7. 건강하고 행복했던 시절을 한번 찾아봅시다. 최근에는 어떤 시절인가요? 도리어 아주 어린 시절 중의 기억을 떠 올릴 수 있다면 더 좋겠네요.

Q8. 건강하고 행복했던 시절에 대하여 이야기를 해 주시죠. 언제인지, 어느 곳에 있는지, 무엇을 입고 있는지, 누구와 함께 있는지, 그리고 무엇을 하고 있는지 한번 얘기를 해 봅시다. 편안하게 눈을 감고 떠오르는 대로 말씀을 하시면 됩니다.

일생을 살아가면서 행복한 시절을 떠 올리는 작업은 자신의 현 위치를 점검할 수 있을 뿐 아니라 미래에 어떤 모습으로 살아갈 수 있을지를 판단하는 데 도움이 된다. 특히 과거의 좋았던 시절을 기억조차 못하는 사람에게 좋은 것을 새롭게 만들어 내는 것은 쉬운 일이 아니다. 우선은 과거의 건강한 모습을 찾아보고, 그 당시 자신의 모습을 세세하게 기억해 냄으로써 힘든 이 상황에서 벗어날 힌트를 얻게 된다.

4) 호흡법

Q9. 그렇게 어떤 자극이나 심지어는 생각만으로도 달라지는 나의 모습을 보면, 이것을 스스로 조절하는 것이 필요하지는 않을까요? 만일 내가 나의 리듬을 조절할 수 있다면 그런 혼란스러움은 안정이 되겠지요. 호흡법에 대한 설명을 드리도록 하겠습니다.

Q10. 호흡법을 배우면서 자신의 고유 리듬을 이해할 수 있나요? 일상에서 하는 데 어려움이 있지는 않을까요?

호흡법 학습에서 즉각적인 반응을 확인할 방법 제시가 필요하다. 숨을 들이 마시고 내쉬는 가장 간단한 차이에도 긴장과 이완의 조그마한 차이를 관찰하고, 상황에 맞춰서 어떤 방법으로 호흡할지 구체적으로 접근한다.

3. 케이스 점검

1) 사례 I: 암 진단 이후의 불안감에서 벗어나지 못하는 30대의 여성

환자는 암 진단 이후 불안감에 휩싸여 있다. 아침에 눈을 뜨면 어느새 불안이 엄습하여 자신의 삶의 리듬이 완전히 깨져 버린 것 같다.

• 불안에 따라 자신의 호흡에 변화가 있음을 알아차려야 한다. 불안이 엄습할 때 스스

로 심박동과 호흡을 관찰한다.

- 별도의 시간을 확보하여 호흡법에서 익힌 방법으로 훈련한다. 호흡을 안정시키면서 가슴이 두근거리고 호흡이 급해지다가 안정되는 것을 확인한다.
- 틈틈이 호흡 훈련을 해서 자신의 원래 리듬이 어떠했는지를 찾아간다.
- 건강했던 자신의 모습을 기억에 떠올리고, 투병하면서 병을 극복하고 난 이후 다시 건강한 원래의 모습으로 돌아갈 것을 떠올린다.
- 불안이 엄습할 때는 호흡법을 열심히 하여 불안감을 안정시키도록 노력하고, 전후의 차이를 비교한다.

4. 실천 과제

1) 심호흡을 통해 이완을 경험

심호흡을 하면서, 들숨과 날숨의 차이를 경험하고, 날숨이 이완과 관련이 있음을 알도록 한다.

2) 작정하고 호흡명상을 10분 수행

단기간에 호흡의 차이를 확인할 수는 없지만, 일정시간 이상 호흡을 지속함으로써 명상의 효능을 확인하도록 돕는다.

3) 불안할 때 호흡의 효능을 확인

불안 장면에 대비하여 미리 호흡법을 연습하고, 불안에 직면했을 때, 약물치료와 더불어 스스로 조절하는 방법을 익힌다.

"다음 방문까지 자신의 리듬을 찾아가는 작업을 해 보도록 합시다. 우선은 5분 정도의 짧은 호흡법을 하루에 2번 이상 연습을 하십시오. 일단은 호흡법이 몸에 익숙해야 합니다. 그리고 실제 필요한 상황이 나타난다면, 그때는 열심히 배운 호흡법을 활용해 보십시오. 어느 정도의 시간이 지난 후 다시 원래의 상태로 돌아오는지를 꼭 점검해 보세요."

숙제

▫ 호흡법 연습하기 ▫

1. 호흡법 연습

날짜, 시간, 장소, 호흡법을 시행한 이후의 변화

날짜	시간	장소	호흡법 시행 이후의 변화
12/5	오후 5시 30분~45분 저녁식사 이전	집 안의 내 방에서 조용한 분위기를 만든 후	복잡한 생각에서 벗어나 마음이 안정됨을 느낄 수 있음

2. 실제 상황에서의 호흡법

날짜	상황	나타나는 증상	호흡법	반응
11/5 오후 3시	업무 중에 상사의 호출이 왔다.	가슴이 두근거리면서 불안이 생겼다.	호출 가기 전에 심호흡을 다섯 번 했다.	가슴 두근거림이 줄어들었다.

더 읽을거리

[책] 마음챙김. 장현갑. 미다스북스. 2007.

▫ 호흡명상의 다양한 방법 ▫

1. 수식관: 셈을 하면서 하는 호흡으로, 호흡을 마음 챙겨 수를 세어가면서 한다. 토하는 숨을 마음챙김할 뿐 다른 생각을 전혀 하지 않고 오로지 호흡과 수에만 집중한다.

• 복식호흡을 시행하는데, 숨을 들이마시면서 아랫배까지 숨을 들이쉰 후 천천히 아랫배부터 숨을 내쉬는 동작의 반복이다.
• 처음에 숨을 토해내면서 열부터 세기 시작하여, 계속하여 아홉, 여덟, 일곱, 여섯, 다섯, 넷, 셋, 둘, 하나까지 쉰다.
• 하나까지 오면 다시 열부터 시작하여 하나까지 다시 센다.
• 이 과정을 반복한다.
• 중간에 집중하지 못하여 숫자를 잊어버리면 열부터 다시 시작한다.

2. 소망 기원: 마음속으로 '나는' 하면서 숨을 들이마시고, 마음속으로 '편안하다' 하면서 숨을 내쉰다. 이처럼 자신의 소망을 담아 호흡과 더불어 진행한다. 마음속으로 단어를 반복한다.

• '행복하다', '건강하다' 등 자신의 기원을 활용한다.
• 자신에게 알맞은 단어, 혹은 평소 자신이 소망하는 단어를 선택하여 시행한다.
• 숨을 마실 때는 아무런 단어를 사용하지 않고 내쉴 때만 '평화'(마음이 불안할 때), '사랑'(미운 감정이 많을 때), '행복'(불행하다고 생각 할 때), '건강'(오랫동안 건강이 약할 때) 등을 마음속으로 읊조린다.

3. 신성한 단어의 활용 — 만트라, 혹은 진언을 활용하여 명상을 시행한다.

• 자신의 믿음과 신념 체계에 따라 달라질 수 있으며, 자신의 종교에서 많이 쓰이는 단어, 문장을 선정하여 활용한다.
• 만트라를 활용하기도 한다. '옴~'과 같은 단어를 숨을 내쉬면서 길게 뽑아가면서 시행한다.
• 그 읊조림의 소리가 전신에 전달되도록 하는데, 소리의 파장이 전신으로 퍼지는 것을 느껴본다.
• 자신에게 맞는 만트라를 구해 본다. '옴~' 같은 의미 없는 단어를 읊조리다 보면 자신에게 맞는 만트라를 찾을 수 있다.

4-7. 6회기: 이완을 통한 에너지의 회복

1. 상담의 내용

호흡법 훈련과 같이 개입 과정에서는 행동의 변화를 일으켜야 원하는 목표를 달성할 수 있다.

이번에는 충분하게 안정된 상태를 만들고, 경험하며, 이완법을 익힘으로써 완전한 휴식과 함께 자신의 에너지를 회복하는 방법을 찾아본다. 특히 에너지가 충족되는 것이 어떤지를 체험한다. 그리고 일상에서 몸과 마음이 지쳐 있을 때 효과적으로 회복할 수 있는 방법을 찾아본다.

1) 충분한 이완 상태의 경험

5세션에서 자신의 고유 리듬을 찾아가는 연습을 수행한 이후에 이완을 만들어 갈 수는 있다. 일상생활 중에도 호흡법을 수행하면 평소의 긴장 상태가 이완 모드로 들어가는 것은 경험할 수 있다. 이제는 호흡법에 더하여 전신으로 느낄 수 있는 충분한 이완상태를 만들어 보는 것이다. 이 방법은 이완법이라고 알려진 '점진적 근육이완법'과 '자율훈련법'을 연습하면서 이완상태를 경험한다.

① 점진적 근육이완법은 '이완'이라는 상태를 잘 인지하지 못하는 사람에게 우선 이완이 무엇인지를 알게 하는 데 도움이 되는 방법이다. 힘을 빼는 것이 무엇인지 아는 것이 쉬운 일은 아니다. 그렇기 때문에 더 알기 쉬운 긴장을 이해하고 이와 상반되는 이완을 경험하게 함으로써 이완을 인지시킨다. 우선은 주먹을 강하게 쥐면서 긴장을 충분히 느끼도록 하는데, 숨을 들이쉬면서 하면 긴장도는 더 높아진다. 그리고 잠시 후 숨을 내쉬면서 주먹을 풀어주어 손에서 느껴지는 감각을 알아보는 것으로 긴장과 상반된 이완의 느낌을 알 수 있게 한다. 숨을 내쉬는 자체가 이완을 만들어 가는데, 주먹을 풀어가면 손끝까지 혈액이 원활하게 흐르면서 찌릿한 느낌과 따뜻해지는 감각과 함께 이완을 느낄 수 있다. 이렇게 한 손에서 시작하여 인체를 부위로 나눠 단계별로 이완의 영역을 넓혀 나가 최종적으로는 전신의 이완을 경험하게 한다.

② 자율훈련법은 점진적 근육이완법에서 느끼는 이완감을 자기 최면적 방법을 통해 확인하는 것이다. 이 방법은 이완된 상태의 경험에 대한 공통적 요소를 모아서 이를 자기 최면적 방법으로 실현하는 방법이다. 흔히 편안한 상태에서 경험

했던 몸의 현상들을 의도적으로 만들어 가는 것이다. 이것은 어린 아이가 신나게 놀고 돌아와서는 쓰러져서 자는 상태를 떠올리면 쉽게 이해할 수 있다. '손은 따뜻하고, 축 늘어져서 무겁다', '호흡을 편안하게 하고 있다', '심장이 규칙적으로 뛰고 있다', '아랫배는 따듯하다', '이마는 시원하다'와 같은 신체 내의 현상이다. 자율훈련법은 이런 현상을 스스로 만들어 나가도록 훈련을 하는 것이다. 본인이 쉽게 인지할 수 있는 감각을 중심으로 이완상태를 스스로 체험하게 한다.

2) 마음을 다스리는 방법

이완 상태를 만든 후에는 마음을 작동하는 작업을 진행할 수 있게 된다. 상담을 진행할 때도 이전에 다루기 어려웠던 주제로 이야기를 나눌 수도 있고, 상담을 통해 간접적으로나마 힘든 상황에서 자신이 무엇을 느낄 수 있는지도 논의를 할 수 있다. 때로는 힘든 상황을 떠올려보고, 그런 상황에서 어떻게 대처할지를 연습할 수도 있다.

① 이완된 상태에서 좋은 기억을 떠올리는 연습을 하는 것이 쉬워진다. 건강하고 행복했던 시절을 떠올리는 작업이다. 이완된 상태는 기본적으로 안정된 상태이며, 긍정적 상태이다. 그렇기 때문에 과거의 경험 가운데 건강하고 행복했던 시절을 떠올리는 것이 쉬워진다. 특히 우울증 환자와 같이 좋은 기억을 떠올리기가 어려울 때 적극 실행할 수 있다.

② 이완된 상태에서 자신의 힘들었던 상황을 떠올려 보고, 이때 나타나는 감정이나 증상, 혹은 고통에 대해 이야기를 나눈다. 이완된 상태에서는 고통스러운 과거를 떠올린다고 하더라도 이를 안정된 상태에서 관찰할 수 있기 때문에 힘든 상황에 대한 상담을 진행할 수 있다. 그리고 이런 상황에서 감정이 조절되지 않을 때는 생각을 다른 곳으로 흘려보내는 방법을 쓰기도 한다.

③ 이완된 상태에서는 자신의 몸과 마음을 잘 관찰할 수 있을 뿐 아니라 상상을 통한 상황을 만들어서 반응을 유도할 수도 있다. 먹기명상 방법 가운데, 맛있는 음식을 떠 올리고 이에 대한 반응으로 침이 고이는 것을 만들어 내는 방법을 실행하기도 하는데, 이를 수월하게 하기 위해서는 이완된 상태를 만들어 내는 것이 필요하다.

3) 최적의 상태에서 에너지를 충전하는 방법

충분한 이완의 상태에서 최종적으로 추구하는 것은 한의학 양생법인 '허심합도'에서 목표로 삼는 방법이다. 마음을 비우면 자연스럽게 도와 합치하면서 자연스럽게 에너지가 축적되고, 건강을 지킬 수 있다. 최적의 상태를 만드는 것은 일상에서도 바라는 바이지만, 정작 힘든 상황을 만났을 때, 빠른 속도로 회복하는 것이 실제적으로 유용하다. 또한 이완상태에서 일상의 일들을 점검하고, 이에 맞는 방법을 선택하여 실천할 수 있는지, 자신감이 있는지를 점검한다.

① 쉬운 말로 '쪽잠'은 충분한 이완상태를 만든 후 에너지를 급히 충전하는 대표적인 방법이다. 지친 상태에서 마치 신생아가 인큐베이터에 들어간 듯, 최적의 상태를 만들게 되면 몸과 마음의 에너지가 조정되고, 점차 지친 상태가 회복된다.

② 이완하면서 스스로 최적인 상태에서 에너지가 충전되는지를 알아차리는 것은 매우 중요한 과제이다. 회복되는 상태를 알아차릴 수 있는지 없는지에 따라 이 방법을 스스로 수행하는 데 유용성을 담보할 수 있다. 이완 상태에서는 감수성이 높아지기 때문에 알아차림이 쉬울 수는 있겠지만, 의도적으로 자신의 상태를 알아차리려는 노력 역시 필요하다.

4) 한의학 상담 기초 이론 중에서 참고할 주제

한의학 상담의 주제 가운데 '기', '심', '양생'이 여기에 해당한다.

기는 기분이 좋은 상태에서 기가 완만하게 바뀌는 것을 경험하면, 기분에 따라 기가 변화할 수 있음을 알게 된다. 그리고 이러한 경험은 실제 힘이 드는 상태에서도 스스로 기쁜 마음을 만들고, 그로 인해 기가 완만하게 되는 것을 만들어 나간다.

심은 마음가짐에 대한 이야기로, 충분하게 이완된 상태에서 마음이 어떻게 작동되는지를 알아보는 것이다. 특히 이완 상태에서 마음, 그리고 심장의 반응이 어떤지를 관찰하고, 편안한 상태에서 에너지가 충전되는 것을 경험한다.

양생은 호흡법에서와 같이 이완법에서도 추구하는 방법이다. 이완된 상태에서 몸과 마음의 상태가 어떻게 변화하는지를 알아보고, 충분한 이완상태를 만들어 보도록 한다.

2. 상담의 과정과 주요 질문

1) 이완을 만들어 가는 작업

Q1. 스트레스라는 짐을 벗고 나면 몸이 어떤가요? 등산을 하고 집에 와서 목욕을 한 이후에 편안하게 누워본 경험이 있죠? 그때 어떤 느낌이 들었나요?

Q2. 지금껏 살아오면서 가장 행복하고 건강했던 시절이 언제인가요? 그때의 몸과 마음의 상태가 어땠는지를 떠올려보고 관찰해 봅시다.

Q3. 이완을 하면서 몸의 반응을 관찰해 봅시다. 숨을 들이마시고 길게 내쉬면 몸에서 어떤 반응이 나타나나요?

Q4. 이완된 상태에서 손이 따뜻해지는 것을 느낄 수 있나요? … 몸의 다른 곳에서는 어떤 것을 느끼고 관찰할 수 있나요?

이완을 만들어 가는 작업을 진행하면서 환자가 이완감을 충분히 경험하도록 하는 것이 중요하다. 이완에 대한 충분한 경험이 있어야 상담을 진행하면서 다양한 2차적 작업을 진행할 수 있다. 이완을 실제 몸으로 느끼는 방법 가운데 손의 온감과 무거운 감을 느끼는 것이 가장 쉽다. 그것은 다른 신체 부위에 비하여 손의 감각이 가장 발달되어 있기 때문인데, 우선 손의 감각을 확실하게 만든 후 다음 감각으로 이어나간다. 이마가 시원하고 배가 따뜻한 감각은 실제 느끼기가 쉬운 것은 아니지만, 이상적 건강 상태의 몸이 몸의 아래쪽은 따뜻하고, 위쪽은 시원한 상태임을 확인시키면서 수행을 하면 경험을 하기가 쉽다.

2) 스트레스 상황과 이완 상황을 비교하는 작업

Q5. 스트레스를 받으면 몸이 어떻게 반응하나요? 통증도 잘 일어날 수 있고, 무기력하기도 한데, 어떠신가요?

Q6. 최근에 힘들었던 상황을 한번 떠올려 봅시다…. 그리고 그 상황에서 내 몸이 어떻게 반응했는지를 관찰해 봅시다. 어떤 반응이 나타나죠?

Q7. 스트레스 상황에서의 몸을 관찰했다면, 다시 편안하게 호흡을 하면서 이완상태를 만들어 봅니다. 몸이 어떻게 변하나요?

이완 상태를 경험한 이후에는 상담을 진행할 때 다소 무겁고, 어려운 주제를 다룰 수 있는데, 대화를 통한 상담에 부담이 있다면 명상을 통해 이완 상태를 만든 이후에 어려웠던 기억을 떠올리고, 또 그 상황에서의 몸과 마음의 상태를 관찰하는 방법을 활용할 수 있다. 이 경우에 언제든지 다시 안정된 상태로 돌아올 수 있도록 하는 방법을 모색해 두어야 하며 지금 상담하고 있는 장소가 안전한 곳임을 충분히 인지시킨 이후에 접근한다. 어려운 상황을 떠올리고 상담한 이후에는 다시 이완된 상태를 경험하게 하고, 이후에 상담을 끝내야 하며, 불안정한 상태에서 상담이 종료되지 않아야 한다.

3) 최적화된 상태에서 자신의 몸과 마음의 상태를 알아차리는 것

Q8. 몸이 충분하게 이완된 상태에서 에너지가 충전되는 것을 느낄 수 있나요?

Q9. 잠시 짧은 시간 수면을 취해 봅시다. 온몸의 힘을 모두 빼고, 완전한 이완상태로 들어가 봅니다…. 어떠신가요?

Q10. 낮잠이나 쪽잠을 자 본 경험이 있으시죠? 그리고 그렇게 잠시의 수면을 가진 후 몸이 회복되는 경험을 하셨을 겁니다. 우리가 지금 하고자 하는 이완 후의 최적 상태가 바로 그런 상태입니다.

충분한 이완 상태가 자신에게 어떤 영향을 미치고, 실질적인 이득을 줄 수 있는지를 경험하고 확인하도록 한다. 완전한 이완이란 무엇인지? 그 상태에서 몸과 마음은 어떻게 변화하는지? 그리고 이런 훈련을 한 이후에 몸과 마음에서 어떤 변화가 일어나는지를 구체적으로 경험하도록 한다. 그리고 결과적인 이득을 체험하게 하고, 이를 일상에서 적용하는 방법에 대한 실습을 함으로써 일상에서 벌어지는 상황의 대처 능력을 키우고, 또 피로나 탈진 시 빠른 회복을 할 수 있도록 한다.

3. 케이스 점검

1) 사례 O: 라이프 사이클이 깨져 잠 때문에 괴로운 40대 후반 여성

환자는 과로로 인하여 피로한 상태에서 잠조차 잘 자지 못하는 상황이다. 과로가 도리어 수면을 방해하고 있다.

- 이완법을 익혀서 수면을 편안하게 만들어야 한다. 상담을 진행하면서 쪽잠을 체험할 수 있다면 집에서의 수면도 가능하다.
- 이완된 상태에서 에너지가 충전됨을 이해하도록 한다.
- 탈진된 상황에서도 짧은 시간이나마 이완을 만들어 낼 수 있다면, 이때 탈진에서 잠시 벗어날 수 있다.
- 탈진이 반복되는 생활 중에도 스스로 휴식 시간을 확보하며, 그간의 과로에 대해 스스로 위로하도록 도와준다.
- 환경의 변화 가능성에 대해 상담하면서, 스스로 모든 것을 다 책임지겠다는 부담감에서 벗어나도록 도와준다.

4. 실천 과제

1) 점진적 근육이완법 익히기

긴장과 이완을 교차함으로써 이완의 느낌을 극대화하는 방법이다. 이것은 여러 근육의 긴장과 이완을 순차적으로 실시함으로써 각 근육의 이완을 충분히 유도하는 방법이다.

① 우세한 쪽 팔의 손과 하박부: 숨을 들이쉬면서 주먹을 쥐고, 내쉬면서 푼다.

② 우세한 쪽 팔의 상박부: 팔꿈치를 굽히면서, 긴장 그리고 이완한다.

③ 열세한 쪽 팔의 손과 하박부: 숨을 들이쉬면서 주먹을 쥐고, 내쉬면서 푼다.

④ 열세한 쪽 팔의 상박부: 팔꿈치를 굽히면서 긴장 그리고 이완한다.

⑤ 이마: 눈썹을 치켜 올리고, 이마에 주름이 잡히도록 긴장하고 이후에 이완한다.

⑥ 얼굴의 중간 부위: 눈을 감고 코를 주름지게 하면서 긴장하고 이후에 이완한다.

⑦ 얼굴의 아래 부위: 입술과 이를 꽉 다물면서 긴장하고 이후에 이완한다.

⑧ 목: 목을 당기면서 긴장하고 이후에 이완한다.

⑨ 등: 등을 앞으로 움츠리면서 긴장하고 이후에 이완한다.

⑩ 가슴과 배: 팔을 교차하고 앞으로 숙임으로서 긴장하고 이후에 이완한다.

⑪ 우세한 쪽 허벅지: 다리를 끌어 올리면서 긴장하고 이후에 이완한다.

⑫ 우세한 쪽 종아리: 발끝을 앞으로 향하게 하면서 긴장하고 이후에 이완한다.

⑬ 우세한 쪽 발: 발끝을 안으로 당기면서 긴장하고 이후에 이완한다.

⑭ 열세한 쪽 허벅지: 다리를 끌어 올리면서 긴장하고 이후에 이완한다.

⑮ 열세한 쪽 종아리: 발끝을 앞으로 향하게 하면서 긴장하고 이후에 이완한다.

⑯ 열세한 쪽 발: 발끝을 안으로 당기면서 긴장하고 이후에 이완한다.

2) 자율훈련법 익히기

이완 시에 나타나는 몸의 상태를 유도하는 방법으로 이완할 때 나타나는 감각을 자기 최면적 방법을 통하여 유도한다.

자율훈련법은 무겁거나 따뜻하거나 시원한 등의 감각을 신체 부위에서 느낌으로써 신체의 긴장을 풀고 이를 통하여 이완을 추구하는 방법이다.

① 팔과 다리의 무거운 감각을 집중하기

② 팔과 다리의 따뜻한 감각을 집중하기

③ 심장 부위가 안정되어 있는 것에 집중하기

④ 호흡이 안정되어 있는 것에 집중하기

⑤ 복부의 따뜻한 감각을 느끼는 것에 집중하기

⑥ 이마의 시원한 감각을 느끼는 것에 집중하기

표 4-4. 자율훈련법

단계	연습	표준 공식	목적, 효과
1	중감	오른팔이 무겁다.	근육 이완
2	온감	오른팔이 따뜻하다.	혈관 이완, 혈행 촉진
3	심장	심장이 고요하고 힘차게 뛴다.	심박의 조율
4	호흡	호흡이 고르고 고요하다.	호흡의 조율, 기의 흐름
5	복부	태양신경총이 따뜻하다.	복강의 이완, 기의 흐름
6	머리	이마가 시원하다.	사고와 감정의 정화

"다음 방문까지 충분한 이완의 상태를 만들어 봅시다. 실제 이렇게 병원에서는 잘 되다가도 집에서는 잘 안되고, 정작 이완이 필요한 상황에서는 잘 써먹지 못할 수 있습니다. 그렇기 때문에 이 방법은 반복 연습을 해야 합니다. 그렇지만, 한번 이 방법을 익히고 나면 그 다음부터는 자동적으로 만들어 낼 수 있습니다. 우선은 5분 정도의 짧은 연습을 하루에 2번 이상 연습을 하십시오. 그리고 상황이 벌어지면 적극 활용해 보시고, 어느 정도의 시간 후에 자신이 다시 원래의 상태로 돌아오는지 꼭 점검해 보세요."

숙제

□ 이완법 연습하기 □

1. 이완법 연습

날짜. 시간, 장소. 호흡법을 시행한 이후의 변화

날짜	시간	장소	이완법 시행 이후의 변화
12/5	저녁 8시 30분~50분	집 안의 내 방에서 조용한 분위기를 만든 후 이완을 해본다.	이완을 잠시 경험하는 것 같았는데, 어느새 잠이 들었다. 쪽잠을 자고나니 피로가 풀렸다.

2. 실제 상황에서의 이완법

날짜	상황	나타나는 증상	이완	반응
11/5 오후 3시	오후에 업무 과중으로 지쳐 있다.	머리가 멍해서 아무 것도 할 수 없다.	잠시 쪽잠을 자보기로 하고, 이완법을 수행했다.	쪽잠을 자고나니 다시 기운이 난다.

더 읽을거리

[책] 마음챙김. 장현갑. 미다스북스. 2007.

바디스캔명상이란 있는 그대로 몸에서 느껴지는 감각을 신체 한 부분, 한 부분으로 나누어 살펴보는 명상이다. 우리는 평소 몸이 느끼는 여러 감각에 무관심하게 살아간다. 하지만 우리가 무관심한 이 순간에도 온몸에서는 수많은 감각들이 끊임없이 나타났다 사라진다. 우리 몸에서 나타나는 감각을 아무런 판단 없이 그저 바라보기만 하면 온몸이 이완되면서 편안해지는 경험을 할 수 있다.

▫바디스캔명상▫

- 온몸의 긴장을 풀고 편하게 누워 편안하게 호흡한다. 숨을 들이쉬면서 아랫배가 올라왔다가 내쉬면서 내려가는 느낌에 주의를 집중한다.
- 발가락 끝에서 느껴지는 느낌에 주의를 집중한다. 차갑거나 따뜻한 느낌, 저린 느낌, 통증, 무딘 느낌 등 어떤 느낌이든 좋거나 나쁘다는 생각을 내려놓고 있는 대로 관찰한다. 발바닥, 발목, 종아리, 무릎, 허벅지까지 천천히 위쪽으로 올라오면서 느껴지는 감각에 주의를 집중한다. 좌측부터 시작하여 우측으로 이어진다.
- 배꼽을 중심으로 옆구리에서 허리까지 돌아가면서 느껴지는 감각을 살펴본다. 천천히 위로 올라오면서 명치에서 가슴까지 느껴지는 감각과 등 뒤에서 느껴지는 감각에 주의를 집중한다.
- 이번에는 천천히 주의를 손끝으로 옮긴다. 손가락 끝에서부터 손바닥, 손목, 팔, 팔꿈치, 어깨로 올라오면서 느껴지는 모든 감각을 있는 그대로 관찰한다(좌-우).
- 목에서 느껴지는 감각에 집중한다. 입 주위, 코, 눈 주위, 이마에서 두피까지 올라오면서 느껴지는 모든 감각을 있는 그대로 살펴본다.
- 혹시 불편한 느낌이 느껴진다면 들이쉬는 숨을 따라 외부의 좋은 에너지가 들어왔다가, 내쉬는 숨과 함께 긴장, 통증 등 불편한 느낌이 빠져 나간다고 생각한다. 도중에 마음이 산란해지면 아랫배에서 호흡할 때 느껴지는 움직임으로 돌아와 마음을 가라앉힌 후, 다시 신체 부위에서 느껴지는 감각에 주의를 집중한다.
- 마무리할 때는 하늘의 기운이 정수리로 들어왔다가 전신을 거쳐 모든 불편함과 함께 발바닥으로 빠져나간다고 생각한다. 점차 내려가면서 충분한 이완상태를 경험한다.

4-8. 7회기: 지금 여기에 머무르기

1. 상담의 내용

호흡법과 이완법을 익히고, 이를 일상에서 적용할 수 있다면 자신의 몸과 마음을 조절할 능력이 어느 정도 생긴 것이다. 또한 어려운 상황에서도 빠른 회복을 만들어 낼 수도 있다.

이번에는 지금 여기에 머물고 있는지에 대해 점검하고, 현재에 집중하여 지금 여기에 머무는 연습을 함으로써 스스로의 삶에 대한 조정 능력을 키운다.

지금 여기에 머무는 작업은 자신의 삶을 주도적으로 살 수 있게 해주며, 힘든 상황에서도 이를 극복할 힘을 얻게 된다.

1) 집중과 마음 챙김의 비교 이해

명상을 상담에 활용할 때 집중명상과 통찰명상에 대한 차이를 이해할 필요가 있다. 명상이라는 방법을 활용하는 것에 부담감을 가지지 않고, 일상에서 활용할 수 있는 방법임을 이해하고, 이에 대한 수행의 필요성에 대한 이야기를 한다. 특히 서구에서 명상이 의료 현장에서 활용되는 사례들을 소개하며, 질병의 치료에도 명상이 도움이 될 수 있음을 제시한다.

① 전통적으로 동아시아 국가에서는 '집중명상'이 발달하였다. 불교의 전통 가운데, 대승불교의 영향을 받은 점도 있지만, 종교가 수행의 도구라는 측면이 강하기 때문에 명상 가운데 비교적 고정된 자세와 특정한 장소 등이 강조되는 집중명상이 더 많이 활용되었다. 또한 집중명상은 한의학에서도 적용되어 이른바 '단전호흡'등의 방법으로 적용되는데, 단전호흡은 '단전'이라는 부위에 의식과 호흡을 집중함으로써 의학적인 효능을 극대화할 수 있다. 그렇기 때문에 의료적 접근을 할 때는 '단전호흡'을 중심으로 하는 집중명상의 활용이 필요하며, 이는 의념에 집중하는 것 등으로 발전하여 '자애명상'과 같이 자애를 대상으로 집중하는 방법으로 활용된다.

② 동남아시아 국가에서 발달한 '통찰명상'은 마음챙김 명상, 위빠사나 명상 등의 이름으로 서구에서 새롭게 적용되고 있다. 이 방법은 종교적인 측면도 있지만, 일상생활에서 주로 걷는 등의 활동을 하면서도 수행을 할 수 있기 때문에 삶의 전반적인 영역으로 확대되었고, 특히 서구의 의료 현장에서 받아들여져서 활용

되고 있다. 이 방법이 의료계에서 받아들여지게 된 이유는 명상이 비교적 쉽고, 체계적으로 학습할 수 있으며, 그 효능이 의료 현장에서 필요한 이완되고 편안한 마음, 자기 몸과 마음의 상태의 관찰이기 때문이다. 이 명상법은 MBSR의 방법으로 표준화되어 의료 현장에서 활용되며, 걷기명상 등으로 응용되어 서구의 수행처에서 활용되며, 의료 현장에서도 활용할 수 있는 강점이 있다.

2) 자신의 생각이 과거나 미래에 함몰되지 않은지 점검

한의학 상담 장면에서는 현재 자신의 상황이 과거의 생각이나 감정에 영향을 받지 않은지, 그리고 미래의 걱정 때문에 현재에 머물지 못하는지를 검토한다.

① 물론 힘든 삶을 살아 왔다. 과거의 힘든 삶을 부정하려는 것은 아니다. 과거의 힘들었던 삶에 대해 충분하게 이야기를 나눈다. 그러나 이것은 과거의 삶을 세세하게 기억하고, 반성하려는 것은 아니다. 과거에 덮여 있는 기억들을 꺼내어 이야기를 하면서 내가 힘들었던 과거를 조금은 객관적인 시각으로 밖으로 드러내어 보는 것이다. 도리어 그렇게 살아온 삶을 이해하고, 용서하고, 화해하는 작업이다. 그리고 궁극적으로는 혹 지금 이순간도 과거에 대한 후회에 빠져 있지 않은지에 대해 이야기를 나눈다. 지금 이순간이 어떠한지를 다시금 한의사의 도움을 받아 객관적으로 관찰해 본다.

② 환자를 괴롭히는 것은 힘들었던 과거의 기억만은 아니며, 미래에 대한 걱정에 쌓여 있지 않은지에 대해 이야기를 나눈다. 미래에 대한 걱정은 과거의 기억만큼이나 스스로 키워나가는 측면이 강하다. 또한 강한 왜곡을 보이기도 쉽다. 물론 미래에 어떤 일도 벌어질 수 있다. 그렇지만, 항상 최악의 일이 벌어지는 것도 아니며, 특히 스스로 그렇게 최악을 생각하면 그렇게 일이 진행될 가능성이 높아지는 것에 대하여도 이야기를 나눈다. 그리고 미래의 걱정에서 벗어나 현재에 머무는 방법을 진행한다. 마음챙김명상을 통해 지금 여기에 머무는 것을 학습한다.

3) 메타 인지를 이해하고 지금 이 순간을 스스로 조절해본다

메타인지는 '인지함을 인지하는 것', 또는 '알고 있음을 아는 것'으로 자신이 수행 중인 인지과정 자체를 인지하는 상위의 인지과정이다. 알아차림을 통해 지금 현재의 상황을 객관적으로 보는 방법을 익힌 이후, 자신의 감정과 생각이 조절될 수 있음에 대한 상담을 한다. 호흡법과 이완법을 학습한 이후로 자신의 몸과 마음의 상태가 고정된 것이 아니고, 변화하며, 특히 스스로 어떤 행동을 함에 따라 조절이 가능함을 알 수 있다. 심호흡을 통해 호흡을 안정시키고 이완을 이룬 이후에는 현재의 자신의 몸과 마음의 상태 관찰이 쉬워지고, 이 상태가 끊임없어 변화하며, 또 안정을 찾아갈수록 상태 역시 스스로 조절할 수 있음을 확인한다.

① 마음챙김은 지금 현재의 몸과 마음을 충분한 이완 상태에서 관찰하는 것에서 시작을 한다. '바디스캔'과 같이 신체의 곳곳을 순차적으로 천천히 관찰하는 것이 그러한 방법의 한 예이다. 편안하고 안정된 상태에서 관찰을 시작했지만, '바디스캔'을 하다보면 시작할 때 보다 더한 이완감을 만난다. 때로는 관찰하는 과정에 잠의 상태로 빠지기도 하는데, 이렇게 전신을 관찰하고 나면 편안함과 휴식을 만나게 되고, 그 과정에서 과거와 미래의 굴레에서 벗어나는 자신의 모습을 발견할 수 있다.

② 만일 복잡한 생각에 빠져 있는 경우, 그 생각에 빠져 있음에서 벗어나기 위해 걷기를 한다. 굳이 '걷기명상'이라고 하지 않고 그저 걷기만 하더라도 반복 걷는 행동, 그리고 오감으로 걸으면서 변화하는 자극과 몸의 변화를 관찰하는 것으로 명상의 효능을 얻을 수 있다. 그렇게 반복적으로 걸으면 몸과 마음은 자신의 고유 리듬을 찾고 안정된다. 특히 조금 무리를 해서 약간 지칠 정도로 걸으면 걸은 후의 이완감과 안정감을 더욱 강하게 느낄 수 있고, 이런 상태에서 자신의 몸과 마음이 조절됨을 경험하게 된다.

4) 한의학 상담 기초 이론 중에서 참고할 주제

한의학 상담의 주제 가운데는 '정 · 기 · 신', '오신', '인지'가 여기에 해당한다.

정 · 기 · 신은 정신과 육체의 상호 작용을 이해하고, 이를 조정하고 연결하는 기를 이해하여 지금 이 순간 몸과 마음의 교류를 원활하도록 한다.

오신은 자신의 마음의 역동을 이해하기 위한 개념이다. 무의식으로 굳어 있는 마음을 풀어 밖으로 꺼내고, 또 생각에서 힘든 것들을 의식의 차원에서 이해하는 작업을 진행하도록 한다. 혼과 백의 작용을 원활하게 조절하는 것이 지금 여기에 머물러 있음에 기여함을 이해한다.

인지에 대한 이해는 자신의 인지 상태가 어디에 머물러 있음을 알게 도와준다. 그리고 이러한 여러 과정 가운데 '마음 둠'이 가장 첫 번째 과정임을 알고, 어디에 마음 둘 것인지를 이야기한다.

2. 상담의 과정과 주요 질문

1) 나를 힘들게 하는 것이 무엇인가를 마음챙김을 통해 알아보기

Q1. 요즘 들어 가장 많이 떠오는 것은 어떤 것인가요?

Q2. 그렇게 떠오르는 생각을 적어 본 적이 있나요? 요즘 나를 힘들게 하는 생각이 무엇인지를 잠시 적어볼까요?

나를 힘들게 하는 것이 무엇인지를 환자들은 다 알고 있다. 그리고 그 힘든 것을 생각하면서 슬퍼하고, 불안해하고, 때로는 분노한다. 생각이 꼬리에 꼬리를 몰고 반복되면서 자신을 더욱 더 괴롭힌다. 그렇지만, 이렇게 반복되고, 긴 시간 지속되는 괴로움을 막상 적어 보면 적을 것이 그렇게 많지 않음을 알 수 있다. 두서너 가지의 생각이 순환고리를 만들면서 그저 반복됨을 알 수 있다. 이렇게 반복되는 생각이 스스로의 힘을 빼고 있음을 인지하고, 지속되는 가운데 그 생각이 왜곡되고 확대되고 있음을 알아본다. 그리고 마음챙김을 통해 이를 한발자국 떨어져서 관찰해보면서 만일 그런 문제로 고통받는 사람이 있다면 내가 어떻게 그 사람을 위로해 줄 것인지를 생각해보고, 정작 그 생각에 빠져 있는 나에게 스스로 위로와 격려를 한다.

2) 마음챙김을 통해 몸과 마음의 상태를 변화시키기

Q3. 호흡법과 이완법을 하는 동안에는 마음이 안정이 되나요?

Q4. 마음을 안정시킨 후에 자신의 마음을 한번 관찰해 볼까요? 여전히 괴로운 생각 속에 빠져 있나요?

Q5. 이제 그 생각을 마치 강물에 흘려보내듯이 한번 흘려 보내볼까요? 생각이 떠오르고, 가까이 오고, 또 점점 멀어져 갑니다.

호흡법과 이완법을 통해 이미 익힌 '충분하게 안정된 최적의 상태'에서는 몸과 마음의 고통을 조절할 수 있는지를 시도해본다. 괴로움과 고통이 고정되지 않고 변화하면, 스스로 안정이 된 상태에서는 그 강도가 약해지며, 그 정도가 어느 정도 약해진 상태에서는 스스로 조절할 수 있으며, 명상을 끝낸 상황에서 괴로움이 발생되면 수행을 했던 경험을 이용해 조절해 본다.

3) 일상에서 마음챙김을 어떤 방법으로 수행하나?

Q6. 아무 생각 없이 어떤 일에 몰두할 수 있을까요? 흔히 삼매라는 것을 어떤 상황에서 느낄 수 있나요?

Q7. 걷는 것을 좋아하시나요? 아무 생각 없이 걷는 시간을 만들어 보세요. 특히 복잡한 일이 있는 경우 걸어보세요? 그리고 걸은 후에 생각이 어떻게 정리되는지 알아봅시다.

Q8. 먹는 것을 좋아하시나요? 아마도 먹을 때만큼 집중하는 경우가 많지 않지요. 그런데 조금은 천천히 그리고 충분히 맛을 보면서 먹어보세요. 먹는 것을 명상의 대상으로 삼아보는 것입니다.

마음챙김의 방법은 기본적으로 집중명상에 비하여 일상생활에서 응용을 할 수 있다. 그리고 어떤 방법이더라도 스스로 마음을 '알아차림'하고 또 감정을 조절하는 경험을 하면 그 방법을 일상생활에서 응용하면 된다. 다만, 항상 한 가지 방법이 매번 효과적으로 적용되지 않을 수도 있기 때문에 몇 가지 방법을 활용할 수 있어야 하고, 또 변화를 주면서 적용해야 한다.

걷기와 먹기는 일상에서 매번 반복되는 일이어서 언제든지 할 수 있으며, 또 실제 그 행동 이외에 다른 행동을 하지 않기 때문에 '알아차림'을 이해를 하는 데 도움이 된다.

3. 케이스 점검

1) 사례 S: 감정기복이 심한 20대 여성

환자는 감정의 기복이 심해서 때로는 우울하고 반대로 때로는 지나치게 활기찬데, 문제는 이러한 감정의 조절이 쉽지 않다는 것이다.

- 자신의 감정에 변화가 있음을 인지한 것을 일상에서 구체적인 사례를 들어가면서 이야기 한다.
- 그렇게 드러나는 감정이 시간차를 두고 점검할 때 어떤 마음이 드는지에 대하여 알아본다. 혹 감정을 드러낸 이후 후회가 반복된다면 그 시간차를 줄일 필요가 있음을 이야기한다.
- 자신의 생활 가운데 어떤 일에 머물러서 있을 수 있는 것이 무엇인지를 확인하고, 그 상태에서 몸과 마음이 어떤지에 대해 이야기하고, 이러한 상태를 일상에서 적용할 수 있을지를 검토한다.
- 감정 조절에 어려움이 나타날 때, 마음챙김할 수 있는 대상을 떠올리고, 감정에서 잠시 벗어나 대상에서 머물러 보고, 결과적으로 감정 조절에 성공한 사례들을 모은다.
- 걷기와 먹기 등 일상생활에서 마음챙김할 방법들을 이야기하고, 일상생활에서 연습한다.

4. 실천 과제

1) 정좌명상

정좌명상은 바르게 앉아서 몸에서 느껴지는 호흡과 감각 모두를 있는 그대로 느껴보는 명상이다. 순간순간 변해가는 감각들을 있는 그대로 느끼면서 어떤 감각도 변하지 않는 것이 없음을 체험해본다. 나에게 고통을 주는 통증이나 불편한 감각들이 그저 있는 그대로 느끼는 동안에 어떻게 변해가는지를 살펴본다.

2) 걷기명상

알아차림의 대상을 걷기에 두는 명상이다. 처음에는 발바닥이 바닥에 닿는 것에서 시작하여, 발의 움직임, 그리고 전신의 움직임을 관찰한다. 이후에는 걸으면서 오감을 모두 활용하여 알아차린다. 걷는 행위를 하는 동안 생각과 감정도 알아차리는 대상이 될 수 있다.

3) 먹기명상

알아차림의 대상을 먹는 것에 두는 명상이다. 먹는 행위는 매일 반복되는 행위인데, 이 행위를 할 때, 먹는 것과 관련된 모든 감각과 생각을 담아본다. 눈으로, 코로, 입술로, 혀로, 목구멍으로, 위로, 가슴으로, 그리고 전신의 감각을 순차적으로 알아차려 본다.

"알아차림을 잘 하기 위해서는 정좌명상과 같은 명상훈련이 필요합니다. 시간을 내어 10분 정도의 시간이라도 고요한 가운데 자신의 몸과 마음의 변화, 그리고 혹 증상이나 고통에 대한 알아차림을 해 보십시오. 걷기와 먹기는 매일 반복하는 일상이기 때문에 틈틈이 시간을 내어 명상적 방법으로 적용해 보세요."

숙제

□ 지금 여기에 머무르기 연습하기 □

1. 알아차림 연습

날짜, 시간, 장소, 알아차림을 시행한 이후의 변화

날짜	시간	장소	알아차림 시행 이후의 변화
5/8	저녁 8시 00분~50분	공원에서 걷기	걷기를 하면서 주위에 펼쳐져 있는 풍경을 천천히 바라보았는데, 이전에 느끼지 못했던 아름다움을 느꼈다.

2. 상황에서의 알아차림

날짜	상황	나타나는 증상	알아차림	반응
5/9 오후 11시	남편의 늦은 귀가에 화가 났다.	분노가 치밀어 오르고 가슴에 열불이 난다.	화가 나 있는 나의 모습을 관찰할 수 있었다.	남편으로부터 늦은 귀가에 대한 이야기를 들을 여유가 생겼다.

더 읽을거리

[책] 마음챙김. 장현갑. 미다스북스. 2007.

□정좌명상 실습□

두 눈을 부드럽게 감고 명상에 들어간다. 허리를 곧게 펴고 바르게 앉되 명상 도중에 움직이지 않도록 가능한 한 편안한 자세를 한다.

- 먼저 조용히 숨을 쉬는 동안 콧구멍에 의식을 집중한다. 숨을 들이쉴 때와 내쉴 때, 콧구멍에서 느껴지는 감각에 마음을 집중한다.
- 의식의 초점을 아랫배로 옮겨 간다. 숨을 들이킬 때는 아랫배가 나오고, 숨을 내 쉴 때는 아랫배가 들어가는 것을 느껴 본다. 만약 잡념에 사로잡혀 있다면 의식을 아랫배의 움직임에 되돌려 놓는다. 오직 아랫배의 움직임만 살핀다.
- 콧구멍에 집중하고, 이후에 아랫배에 집중한 이후, 호흡이 들어가는 길에 마음을 두면서 호흡을 계속한다. 들이마시면서 코로 들어온 공기가 아랫배까지 내려가고, 이후 내쉬면서 아랫배부터 다시 코를 통해 나가는 것을 계속해서 좇아간다. 이때 온몸에서 느껴지는 어떤 감각이 있는지 알아차림 한다.
- 범위를 확장시켜 온몸 전체에 일어나는 신체감각에까지 알아차림을 확장해본다. 아랫배로 계속 호흡하면서 호흡과 관련 있는 신체감각으로부터 전 신체의 모든 감각들까지 두루 살펴본다. 엉덩이와 맞닿아 있는 부분에서 느껴지는 감각을 느껴본다. 뿐만 아니라 발 무릎 등 신체접촉 부분에서 느껴지는 촉각 · 압각 · 통각 등을 두루 느껴본다. 이러한 신체감각들이 나타났다 사라지는 것을 지켜보노라면 불편한 감각, 불편하지 않은 감각 모두 순간순간 나타났다 금방 없어지는 것임을 알게 된다. 온몸에서 느껴지는 모든 느낌을 있는 그대로 아무런 판단이나 생각 없이 있는 그대로 느껴본다. 특히 앉아 있는 자세에서 불편함이나 통증이 있다면, 호흡을 반복하면서 어떻게 변화하는지 관찰한다.
- 명상이 끝나면 천천히 부드럽게 두 손바닥을 비벼 눈에 살짝 댄 후 눈을 뜨고 서서히 몸을 좌우로 움직여 깨어나도록 한다.

□정좌명상 응용□

- 처음에는 호흡, 그리고 신체 감각을 알아차림 하면서 명상 이후, 보고, 들으면서 느껴지는 신체 감각을 알아차림하고, 이후에는 자신의 생각과 감정에도 알아차림 한다. 우리의 일상에서 있을 수 있는 감각, 감정, 사고로 알아차림의 범위를 넓혀간다.
- 주위에서 들리는 소리를 관찰한다. 그리고 그 소리를 따라간다. 그 소리로부터 일어

나는 나의 몸과 마음의 느낌, 그리고 감정을 관찰한다. 그 소리에 그대로 머무른다.

- 지금 떠오르는 감정을 관찰한다. 그리고 그 감정이 상황에 따라 변하면서 사라지는 것을 관찰한다. 분노의 감정이 일어나는 장면에서 그 감정을 계속 좇아가 본다. 그리고 최종적으로 그 감정이 사그라지는 것을 바라본다.
- 지금 떠오르는 생각을 관찰한다. 생각의 실마리를 찾아가는 것이 아니라, 그저 떠오르는 그런 생각을 관찰한다. 생각이 복잡할 때 명상을 시작하면 그 생각이 단순해지는 것을 관찰할 수 있다.

4-9. 8회기: 영적인 건강을 위한 교류하기

1. 상담의 내용

한의학 상담의 가장 큰 특징인 기를 상담의 주제로 삼고, 기를 활용하여 고통과 증상을 개선하고 건강을 회복하는 상담을 진행한다.

기에 대한 내용을 확인하고, 이를 통해 스스로의 에너지를 키움과 동시에 다른 사람 혹은 환경과 주도적으로 교류하는 능력을 키운다. 궁극적으로 자신의 삶에 스스로 주도적으로 살고 있는지 점검하고, 다른 사람 혹은 환경과 어떻게 교류하는지도 알아본다.

1) 기에 대한 이해

기를 주제로 상담을 진행하는 것은 한의학 상담만의 매우 독창적이고 또 한의학 치료와 직접 연결되는 것이기에 한의학 상담의 핵심이다. 앞서의 여러 주제로 상담을 진행한 이후 환자와 의사와의 관계가 견고해지면, 직접적인 치료를 위해 기를 주제로 상담을 이끌어간다.

① 기는 우리 몸과 마음을 삶으로 영위하게 하는 핵심적인 요소이다. 인간의 구성 3요소인 정 · 기 · 신 가운데 정과 신은 육체와 정신으로 크게 나누지만, 기는 그 가운데에서 가교 역할을 하여 육체와 정신을 연결시키면서 실제적으로 인간의 마음, 행동, 사고 등 인간 삶의 모든 것을 다룬다. 기는 또한 파동과 입자, 그리고 정보라는 것을 함께 가지고 있어서 기를 어떻게 작동시키냐에 따라 자신의 삶이 조절되며, 질병에 대하여도 이를 극복할 방안을 모색할 수 있게 된다.

② 기를 다루면서 고려할 사항 가운데 첫 번째로 기가 강한가, 약한가의 문제가 있다. 이는 건강의 기본 척도가 되므로 당연히 기를 강하게 만드는 방법이 모색되어야 한다. 한의학의 양생법에서도 양기(養氣) 즉 기를 기르는 방법들이 많이 소개되어 있다. 일상에서의 삶 속에서 기를 기르는 방법이 무엇인지를 알아가는 것이 상담에서 다뤄지게 된다.

③ 기의 강약 이상으로 고려해야 할 것은 어떤 속성의 기이냐이다. 음과 양이라는 상대적인 측면의 특성도 고려해야 할 것이고, 또 목 · 화 · 토 · 금 · 수와 같은 오행적 관점에서 어떤 특성을 가지고 있느냐도 중요하다. 그리고 체질적인 측면에서의 사상의학적 접근 역시 그 사람의 기질을 기의 특성을 고려하여 설정한다. 이렇게 특성이나 속성을 상담의 주제로 다루는 것은 그 사람이 원래 가지

고 있는 자신의 고유의 성향을 잘 유지하고 있는지, 혹은 여러 변수에 따라 변화를 겪고 있는지를 알아보는 것이고, 그러한 환경을 극복하고 자신의 모습을 찾아가거나, 혹은 환경에 적응하여 조화롭게 자신의 특성을 변화시키느냐에 대한 논의를 한다.

2) 자기 관찰

자신의 몸과 마음을 스스로 조절하기 위해 자신의 몸과 마음에서 일어나는 반응을 관찰하고, 이에 대한 조절을 시도하는데, 그것은 먼저 자신의 몸과 마음에서 일어나는 기의 변화에 대한 관찰이다. '바디스캔'이나 '정좌명상'에서도 관찰을 강조하는데, 이때는 주로 몸과 마음의 상태에 대한 관찰을 주로 한다. 그러나 한의학 상담에서는 기의 변화를 관찰하는 데 중점을 둔다.

① 마음챙김을 통한 관찰을 할 때, 자신의 신체 관찰은 신체의 증상이나 양상, 그리고 호흡에 대한 관찰을 주로 하는데, 자신의 몸과 마음의 상태를 충분하게 안정시켜야 관찰이 잘 된다. 이 관찰은 안정된 상태에서 지금 어떠한가에 초점이 맞춰져 있다.

② 기를 관찰하는 데는 마음챙김을 통한 변화를 관찰하는 방법을 사용한다. 분노라는 감정을 관찰함에도 화가 나는 마음을 관찰할 때, 분노할 때 몸에 나타나는 변화, 즉 치받아 올라가는 기운을 관찰하는 것이 기를 관찰하는 것이다. 그것은 자극에 대한 변화를 관찰하는 것이고, 그 작용과 움직임에 대한 관찰로써 의미가 있다. 이것은 끊임없이 변화하는 인간에 대한 관찰력을 높이는 방법이 된다.

③ 관찰을 통해 움직이고 변화하는 기의 변화를 알 수 있게 되었다면, 기를 어떻게 조화롭게 만들어 갈 수 있느냐에 대한 대안과 대처방법이 모색될 수 있다. 흔히 변화하는 반대의 방법을 통해 상쇄하는 방법을 모색한다. 분노로 인하여 기가 위로 치받아 오르는 것을 느낀다면 슬픈 감정을 통해 기를 아래로 내리는 방법이 모색될 수 있다. 그리고 자신의 기를 더욱 키워서 변화하는 기를 아우를 방법을 모색할 수도 있다. 결국 자신의 기를 활용하여 변화하는 기를 조절, 조정, 조화롭게 한다.

3) 자신과 환경의 연결

자연으로부터 기를 느끼는 작업은 기를 수련하는 데 가장 기본 방법이다. 즉 자신이 외부로부터 어떻게 기를 받느냐에 대한 문제이다. 이는 인간이 매일 음식을 섭취함으로써 에너지를 만드는 것과 같다. 그리고 인간은 단지 유형의 음식으로만 에너지를 충족시키는 것은 아니다. 자연으로부터 주어지는 여러 가지를 호흡을 통해서, 그리고 기를 받아들이는 방법을 통해 기를 충전한다.

① 호흡을 통해 기를 받아들이는 것은 한의학의 전통적인 호흡 수련에서 강조하는 방법이다. 단전호흡은 호흡을 통해 단전이라는 곳에 기를 모으는 호흡법이다. 호흡이 단지 공기의 순환이 아니라 맑은 기운을 받아들이고, 탁한 기운을 내보내는 과정에서도 공기가 주는 에너지를 단전에 축적한다. 단전에 축적된 에너지는 궁극적으로 인체가 원래 가지고 있는 원기(元氣)와 만나 기를 축적하게 된다.

② 기를 받아들이는 것은 호흡이 가장 명확하지만, 기감을 통해서도 얻는다. 일반적으로는 기감훈련을 통해 손바닥의 노궁이라는 혈자리의 감수성을 높인 후 이를 통해 기를 느끼고 받아들인다. 노궁을 통해서 받아들이는 것은 손바닥이 그만큼 기에 예민하기 때문이다. 그러나 도리어 기를 더욱 쉽게 받아들이는 방법은 오감을 통하는 것이다. 눈으로 보고, 귀고 듣고, 입으로 맛보고, 코로 냄새를 맡고, 그리고 피부로 느끼는 것이다. 한의학에서 기를 받아들이는 것은 단지 느낌에 그치는 것이 아니다. 그 느낌을 자기의 에너지로 받아들이는 것이고 이것이 궁극적으로 기를 제대로 활용하는 것이다.

4) 자신과 타인, 그리고 신의 연결

기감을 느끼는 작업은 호흡과 오감을 통한 것에 국한하지는 않는다. 기의 교류는 자연 환경과의 교류도 있지만, 다른 사람과의 교류, 그리고 신과의 교류도 중요하다. 다른 사람, 그리고 신과의 교류에도 기를 활용하는 방법이 모색된다. 그것은 기가 가진 역동성과 함께 정보의 의미가 있기 때문이다. 이러한 능력을 함양하는 것은 결국 영적 능력을 키우는 방법이다.

① 다른 사람의 감정이나 생각을 받아들이고, 이해하는 과정에는 공감이라는 것이 작동하는데, 이 공감은 느낌을 공유하는 것이다. 느낌은 기의 변화를 통하여 가장 두드러지게 나타나므로 공감은 상대방의 기를 알아차림 하는 것이다. 한의학 상담을 통해 감정이 기의 변화임을 알게 됨으로써 감정이 발생했을 때 기의 변화가 어떠한지를 관찰하게 되면 그 사람을 더 폭넓고, 깊게 받아들이고 또 이해하게 된다.

② 종교적인 접근을 할 때 신과의 교류는 신의 존재에 대한 공감에서 시작된다. 기감을 활용한다면 공감 능력을 향상시킴으로써 종교적으로 신의 존재를 받아들

임이 더욱 명확해질 수 있다. 그리고 이를 통해 영적 능력을 함양할 수 있다.

5) 자기조절 능력

기를 느끼는 것이 한의학 상담에서 추구하는 최종 목표는 아니다. 궁극적으로는 기를 느낀 후에 그 기를 자신의 것으로 만드는 것이고, 또 기를 활용하여 자기 조절 능력을 키우는 것이다. 물론 한의사라면 이를 통해 치료 능력을 함양할 수도 있다. 기를 통한 조절 능력을 키우는 수련법으로 기를 쌓아놓는 '축기'와 기를 운행시키는 '행기'가 있다.

① 기가 에너지로 작용하기 위해서는 단지 느끼는 것에 머물러서는 안 된다. 기를 저장하는 것이 필요하다. 기는 끊임없이 움직이고 변화하는 에너지이기 때문에 이를 저장하는 것이 쉽지 않다. 한의학에서는 전통적으로 단전호흡을 통해 단전에 기를 저장하는 훈련을 한다. 호흡을 통해 대기를 단전에 접속한 이후에 단전의 원래 기운에 더하여 기를 쌓는다.

② 기를 쌓는 것에 머무는 것이 최종적인 목표는 아니다. 또 축기를 지속적으로 하면 그것 역시 자신의 몸에 부정적인 영향을 줄 수 있다. 그렇기 때문에 효과적으로 기를 돌리는 행기의 방법들이 기공을 수련하는 경우에 축기 이후에 이어지게 된다. 행기는 축적된 기운을 전신으로 골고루 재분배하는 것을 목표로 하며, 때에 따라서는 다른 사람과의 교류에도 활용된다. 치료자의 입장에서는 행기를 통해 치료 효과를 극대화할 수도 있다.

6) 한의학 상담 기초 이론 중에서 참고할 주제

한의학 상담의 주제 가운데는 '정 · 기 · 신', '기'가 여기에 해당한다.

정 · 기 · 신은 기에 대한 역할을 설명할 때 매우 중요하다. 우리의 몸과 마음이 기라는 것을 통하여 융합되며, 이에 대한 조절에서 기를 어떻게 활용할지에 대한 기본 개념을 설명할 수 있다.

기는 이번 상담의 명확한 주제이다. 기를 실증적으로 활용하는 방법에 대한 이해를 하고 이를 일상에서 적용할 수 있도록 한다.

2. 상담의 과정과 주요 질문

1) 몸의 변화를 기를 통해 이해하기

Q1. 화가 나면 몸에서 어떤 변화가 나타나지요? 잘 지내다가 화가 나는 상태의 변화를 이야기해 봅시다.

Q2. 기분이 좋으면 몸은 어떻게 변하지요?

기를 이해하는 것은 그렇게 어렵지는 않다. 화가 났을 때 기가 치받아 올라가는 것을 이해하는 것이 실제로 겪는 예이다. 하지만, 이에 대한 실증적 증거를 대는 것이 어렵기 때문에 과학적으로 받아들이기 어려워한다.

그렇지만, 명상을 통해 알아차림을 할 수 있다면 기에 대한 이해는 단지 이해뿐 아니라, 관찰의 대상일 뿐더러 매우 명확하게 인지할 수 있다. 그리고 그런 인지를 기반으로 일상에서 쉽게 활용할 수 있다.

2) 기를 강하게 하는 방법

Q3. 몸을 건강하게 만드는 방법은 무엇일까요?

Q4. 우리가 에너지를 얻는 방법은 음식을 섭취하는 방법이 있는데, 또 다른 방법이 있을까요?

기를 강하게 한다는 것에 대해 여러 부정적인 시선이 있는데, 이를 어떻게 환자가 긍정적으로 받아들이느냐가 풀어야 할 숙제이다. 또한 한약에 익숙한 환자에게 약이 아닌 상담을 통해, 그리고 명상이나 기공이라는 훈련을 통해 기를 강하게 하는 방법에 대한 이야기를 나누며, 기를 강하게 하는 것의 중요성에 대해 이야기를 나눈다.

3) 기를 활용하는 방법

Q5. 산에 있으면 기분이 좋아지고 에너지가 충전되는 느낌이 있는데, 왜 그럴까요?

Q6. 기를 더 쉽게 받아들이는 방법은 없을까요?

Q7. 다른 사람과 공감하였을 때 공감된 것을 어떻게 확인할 수 있을까요?

기는 일상에 매우 근접해 있기 때문에 기를 활용하는 방법 역시 매우 다양하고, 사람에 따라 활용의 방법도 다를 수 있다.

기는 또한 자연, 다른 사람, 혹은 신과의 교류 장면에서도 응용할 수 있어서 그 사람의 필요에 맞춘 기 활용법을 상담의 주제로 삼아 이야기를 할 수 있다.

그렇지만, 기를 활용하는 방법을 구체적으로 설명하고, 실제 적용하는 것을 연습하지 않는다면 단지 개념적으로만 기를 받아들이고, 이후 신뢰감이 도리어 깨질 수도 있기 때문에 기의 활용법은 구체적이고, 실행 가능하며, 그 사람에게 의미가 있어야 한다.

3. 케이스 점검

1) 사례 R: 성생활이 어려운 50대 남성

환자는 무기력감에 빠진 이후 성생활에서도 어려움을 겪고 있다. 특히 성적 능력이 저하된 이후로는 자신감이 더욱 없어지고, 그야말로 무능력한 사람이라는 생각에 빠지면서 점점 더 우울해진다.

- 건강에 대한 여러 요인 가운데 성적 능력이 있기는 하지만, 성적 능력이 그 사람의 건강 능력의 전부가 아님을 인식시킨다.
- 무기력이나 성적 능력의 저하 때 어떤 증상이 있는지를 살펴보고, 이것이 기와 어떤 관련이 있는지를 검토한다.
- 다른 측면에서 건강한 자신을 찾아본다. 아직도 능력이 있는 부분이 무엇인지를 알아보고, 이것이 기와 어떤 관련이 있는지를 검토한다.
- 기를 느끼는 연습을 하고, 이러한 기를 쌓아가는 방법에 대한 이야기를 하고, 기를 활용하는 방법에 대하여도 논의한다.
- 자연, 다른 사람, 혹은 종교와 기를 통하여 교류를 하는 방법을 찾아보고, 이를 통해 기를 얻을 수 있음을 이해하고, 기를 보충한다.
- 우선 기의 변화를 유도하기 쉬운 것부터 연습한 이후 성적 능력을 키우는 데도 도전해 본다.

4. 실천 과제

1) 감기(感氣)

기를 이해하기 위해서는 우선 기가 무엇인지를 알고, 느끼는 작업이 필요하다. 일반적으로 손바닥을 통하여 기를 느끼고, 이후 점차 전신으로 기의 느낌 영역을 확대한다. 기의 감은 처음에는 느끼는 것에서 시작하지만, 점차 그 강도를 강하게 할 수 있으며, 스스로가 느끼는 것에서 벗어나 다른 사람에게도 기를 전달할 수 있고, 또 다른 사람의 기를 느낄 수도 있도록 한다.

2) 축기(蓄氣)

기를 쌓아두는 수행을 한다. 기에 대한 느낌을 명확하게 한 이후에는 기를 쌓아두는 작업을 진행하는데, 기가 쌓이는 단전에 대하여 이해하고, 단전의 감각을 키우도록 한다. 무형의 기운을 감각으로 느끼고, 이를 쌓는다는 것까지 인지하기 위해서 호흡법, 이완법을 적용하고, 또 참장공, 단전호흡 등을 익혀서 기를 쌓는다.

3) 행기(行氣)

기를 전신으로 보내는 것을 일차적인 목표로 한다. 느끼고, 쌓은 후에는 기가 전신에 골고루 순환하도록 동공(動功)에서 시행하는 동작을 익힌다. 행기를 위해서는 태극권과 같은 방법이 활용된다. 또한 몸과 마음이 고통스럽거나 증상이 있는 경우에는 기를 해당 부위에 집중적으로 보내서 고통과 증상을 완화하는 방법을 익힌다.

"기를 활용하는 것이 그렇게 어렵지는 않다는 것을 아셨겠죠. 기라는 것이 우리 문화에 뿌리 깊게 자리 잡고 있기 때문에 받아들이기 어렵지는 않습니다. 이제 기를 느끼는 연습을 하시고, 또 기를 충전하는 연습을 해 보십시오. 기가 충만되면 건강에 대한 자신감을 가질 수 있습니다. 그리고 힘든 상황에서도 빨라 벗어나서 다시 원래의 모습으로 돌아갈 수 있습니다."

더 알아보기

ㅁ기공이란? ㅁ

기공은 기를 활용한 훈련법이다. 기의 범위가 매우 넓기 때문에 기공의 정의와 의학에서의 활용 범위도 매우 넓다.

1. 기공의 목표

기공은 다음의 4가지로 그 목표를 요약할 수 있다.

① 정기를 배양하고 정신을 보익한다. 즉 인체 내의 기를 생성하고 키운다.

② 음양을 평형하게 하고, 장부를 조화롭게 한다. 기가 동적인 특성이 있기 때문에, 기의 편차가 문제가 되기도 하고, 이를 해결하기 위해 평형과 조화가 필요하다.

③ 경락을 소통시키고, 기를 활발하게 움직이게 한다. 기의 동적인 특성을 지속한다.

④ 인체의 잠재능력을 키운다. 기는 인체의 여러 작용이 밖으로 드러나므로 기공을

통하여 원하는 능력을 함양하게 된다.

2. 기공 삼조

기공에서 다루는 3가지의 요소다. 이 요소는 자세, 호흡, 마음의 분야이고, 이러한 요소는 여러 수련법에서 공통으로 추구하는 방법이기도 하다.

① 조신(調身): 자각적으로 신체의 자세를 조정하고 일정한 동작을 진행하는 것으로 기공입문의 초급단계이다. 조신의 방법은 자세와 동작 두 방면의 조절과 제어로서 좌식 · 와식 · 참식(서서하는 방법) · 주식(움직이면서 하는 방법)으로 나뉜다. 형체는 기가 의탁하는 곳이고, 의식이 전달되는 곳이다. 그렇기 때문에 수련은 필수적으로 자세가 바르고, 동작이 정확하고 아름다워야 하며, 이완되고 기의 순환이 원활해야 한다.

② 조식(調息): 자각적으로 호흡하고, 호흡을 조절함으로써 음양을 조절하고 장부를 조화롭게 하며, 경락을 소통시키는 것으로 수련의 중요한 환경을 조성한다. 조식의 방법은 자연적인 호흡에서 시작하여, 의념이나 말을 배합하는 호흡, 호흡의 깊이와 속도를 조절하는 방법 등으로 나눠진다. 기공의 조식은 동공에서는 호흡과 동작의 동시성을 요구하고, 정공에서는 유(부드럽고) · 세(가늘고) · 균(규칙적이고) · 심(깊고) · 장(긴 호흡)을 요구한다.

③ 조심(調心): 자각적으로 심리활동을 조절하며, 의수(意守)를 통하여 입정하고 정신을 기르는 것을 목적으로 한다. 조심은 크게 방송(放鬆)과 의수로 나눠지는데, 방송은 긴장상태에서 벗어나 충분한 이완 상태를 만드는 것이고, 의수는 사유의 집중으로 경혈부위(단전 · 명문 · 백회 · 전중 등), 호흡, 자구에 집중하는 것이다. 의수의 요령을 터득하면 수련의 질을 높이는데 유익한데, 자신이 실천할 수 있고, 스스로 조절할 수 있는 단계를 알아나가야 한다.

3. 기공의 종류

기공은 다양한 형태로 활용된다. 기공은 역사적으로 의학, 유가, 도가, 불가와 무술에서 두루 활용이 되어왔기 때문에 각각의 목적에 따라 다양하게 응용되는데, 이를 대략적으로 분류하면 형태동작이 위주인 도인파, 호흡조절을 위주로 하는 토납파, 정신을 집중하여 의념 단련을 위주로 하는 정정파, 묵상을 위주로 하는 존상파, 주천운기를 위주로 하는 주천파의 다섯 가지 부류로 나뉜다.

① 도인파(導引派): 체조, 안마, 자발 동작 등의 움직임을 활용한 기공법

② 토납파(吐納派): 호흡법을 위주로 하여 발달한 기공법

③ 정정파(靜定派): 정신을 집중하여 안으로 거두어 들여서 마음을 맑게 하는 목적의 기공법

④ 존상파(存想派): 의념을 집중하여 치료 작용에 도달을 목표로 하는 기공법

⑤ 주천파(周天派): 단전을 강화하고 임 · 독맥을 통한 기의 순환을 목적으로 하는 기공법

이와 같이 목적을 중심으로 하는 분류와 함께 기공을 움직임을 위주로 하는 동공, 움직임이 없는 정공으로 나누거나, 임상에서 보건적인 측면에서 활용하는 기공법과 치료적인 측면에서 활용하는 기공법, 그리고 한 가지의 훈련법과 프로그램화한 기공법들로 분류되기도 한다.

더 읽을거리

[책] 기와 함께하는 15분 명상. 김종우. 집문당. 2011.

병원 장면에서는 명상의 요소와 기를 결합한 훈련이 필요하다. 이때 자신의 고유리듬을 찾아가는 것, 충분한 이완 상태로 들어감으로써 자연치유력을 강화하는 것, 그리고 질병과 증상에 대한 이해에 초점을 두고 시행한다. 이 세 가지 목표를 단순화하여 고유리듬을 찾는 목표로 호흡훈련을 시행하고, 충분한 이완을 위해 이완훈련이 시행되며, 자신의 증상에 대한 관찰을 위해 기감훈련이 시행된다. [기와 함께하는 15분 명상]의 궁극적인 목표는 '충분한 이완 상태를 경험하고, 이 이완 상태에서 생기는 인체 내의 자생적 에너지를 일상생활에 적용하기'이다.

4-10. 9회기: 일상에서 어떤 마음을 가질 것인가?

종결과제는 '일상에서 어떤 마음을 가질 것인가?' 그리고 '어떤 행동을 할 것인가?'를 주제로 지금까지의 상담을 정리하고, 스스로 어떤 마음가짐을 가질지, 어떤 행동을 할 것이지를 결정하고, 이를 실천하겠다는 의지를 확인하는 작업이다.

종결과제는 이번 상담에서의 종결을 의미하지만, 일상생활에서의 적응 측면에서는 시작 작업이다. 그렇기 때문에 일상에서 실제로 실행하여 변화를 가져올 수 있는 것이 무엇인지를 명확하고 구체적으로 제시해야 하며, 언제든 피드백을 받을 방법 역시 모색해 두어야 한다. 그리고 앞으로 지금 이곳이 언제든지 찾아올 수 있는 안전하고 편안한 장소임을 알도록 한다.

1. 상담의 내용

한의학 상담을 종결하면서 일상에서 어떤 마음을 가질 것인지를 논의하고, 이를 위한 실천 전략을 세운다. 상담을 1차적으로 종료하는 것은 상담을 완전히 끝내는 것은 아니다. 그렇지만, 일정한 시간을 정해놓고 상담을 하는 것이 필요하며, 10회기 정도의 상담 후에는 지금까지의 상담을 점검하고 이에 대한 정리를 해보는 것이 필요하다.

1) 상담을 진행하면서 마음에 어떤 변화가 있었나?

한의학 상담을 진행하면서 마음에 어떤 변화가 있는가를 찾아보는 것이 상담을 종료하면서 확인해 보아야 할 것이다. 이것은 환자뿐 아니라 한의사 입장에서도 확인을 해보아야 하는데, 실제 상담을 통하여 변화를 받아들이는 것은 결국 환자이기 때문에 환자에게 어떤 변화가 있는지를 확인하는 작업은 상담 종결의 조건이다.

① 상담을 진행하는 가운데 시간이라는 변수가 있다. 그리고 그 시간 동안에는 스스로 주도적으로 자신의 마음을 변화시키려는 노력을 한 것도 있고, 또 그와는 달리 환경에 따라 변화된 마음도 있다. 물론 시간이 흐르는 동안 환경 속에서 적응해 가면서, 그리고 한편으로는 어려운 환경을 극복하면서 만들어진 마음이 있을 수가 있기 때문에 처음 가졌던 마음이 시간의 흐름 속에서 어떤 변화를 가져왔는지 이야기를 나눈다.

② 마음의 변화를 이야기하면서 자신이 바꾸고자 했던 것들이 실제 바뀌었는지, 아니면 그렇지 못한지에 대하여 의논한다. 마음의 변화가 있었다는 것을 인지

하고, 또 그런 변화가 나의 삶에 어떤 영향을 미쳤는지도 정리하며, 나의 노력이 어느 정도 성공을 거두었는지에 대해 이야기를 나눈다.

2) 상담을 진행하면서 마음속에 심어야 할 키워드는?

매번 상담을 진행하면서 회기별로 주어졌던 단계별 실천 과제들을 점검하다보면 상담을 종료하면서 어떤 키워드를 마음속에 담아두어야 할지 여러 생각이 들 수 있다. 자신의 삶에서 키워드를 찾아내는 것은 쉬운 작업이 아니기 때문에 상담의 종결 시점에서 키워드를 언어로 만들어서 정의를 내리는 작업이 필요하다. 물론 이 키워드는 인생 전반에 걸친 키워드라기보다는 이번 상담을 통해 환자 스스로 얻은 것이 무엇인지를 정의 내리는 작업이라고 할 수 있다.

① 한의학 상담에서는 여러 주제를 가지고 상담을 진행한다. 여러 주제 가운데 환자가 받아들일 수 있는 것도 있고, 그렇지 못한 주제도 있다. 상담을 진행하는 가운데 어떤 단어, 어떤 문장, 혹은 어떤 주제가 자신의 마음에 변화를 주었는지를 찾아본다. 그리고 그 주제에 대하여 명확하게 명명 작업을 해 본다.

② '나를 변화시킨 한마디'라는 것을 찾다보면 이번 상담이 어떻게 진행되었는지를 알 수가 있다. 이 한마디는 한의사와 환자가 공감을 할 수도 있지만, 전혀 의외의 대화에서 도움을 받았다는 대답을 들을 수도 있다. 환자의 대답에 대한 상담을 하면서 그 방향성에도 세심하게 이야기를 나눌 필요가 있다. 혹 의도와는 전혀 다른 방향으로 결론이 나지 않았는지도 주의를 기울여야 한다.

3) 앞으로 어떤 마음가짐으로 살 것인가?

상담을 종료하면서 흔한 말로 덕담을 주고받게 된다. 환자와 이미 키워드에 대하여 이야기를 한 이후에는 한의사는 앞으로의 마음가짐에 대하여 긍정적이면서도 실천 가능하고 지속 가능한 내용으로 격려를 해 주게 된다.

① 마음가짐의 방향에 대한 이야기를 나눈다. 환자가 현재 겪는 상황을 고려하기는 하겠지만, 궁극적으로 어떤 마음을 가질 것인가에 중점을 두고 이야기를 나눈다. 만일 용서의 마음에 관한 이야기라면, 지금 당장은 받아들일 수 없겠지만, 그것이 최종적으로 이뤄내야 할 것이라면 방향성의 입장에서 이야기를 나눈다. 그리고는 언젠가는 이뤄질 수도 있음을 이해시키고 격려한다.

② 그런 마음가짐의 실천 가능성과 지속성에 대한 이야기를 나눈다. 환자가 겪는 시점에서 어떤 마음가짐을 가지느냐에 대해 이야기를 나누는데 이번 상담을 마

치면서 환자가 실천할 수 있는 것을 주제로 이야기한다. 그리고 그런 마음가짐에 어려움이 있고, 또 변화가 있다면 언제든지 다시 방문하여 상담할 수 있음을 이해시키고 이곳이 안전하고 편안한 장소임을 공감하도록 한다.

4) 한의학 상담 기초 이론 중에서 참고할 주제

한의학 상담의 주제 가운데는 '진인'이 여기에 해당한다.

진인은 한의학에서 바라는 이상적인 인간상이다. '허심합도'를 실행하기 위해서는 자신의 마음가짐을 어떻게 가져가느냐가 가장 중요하다. 그것은 일상에서 환경은 얼마든지 바뀔 수 있고, 자신이 이런 환경에 적응하려면 많은 변화를 겪게 되는데, 그 변화의 중심에 자신의 이상적인 '마음'을 어떻게 유지하느냐가 관건이다.

2. 상담의 과정과 주요 질문

1) 종료에 대한 환자의 생각을 정리하기

Q1. 이제 상담을 일단 마치려고 합니다. 이번 상담을 진행하면서 어땠나요? 아마도 한의사와 상담을 나눈 것이 조금은 어색했지요?

Q2. 그동안 마음의 변화를 여러 번 겪은 것 같은데, 이제 한번 정리를 해 보죠.

Q3 상담을 진행하면서 어떤 마음의 변화가 있었나요? 구체적으로 어떤 변화가 있었는지 알아봅시다.

한의사가 어떤 마음을 가질 것인가를 주문하는 것이 아니라, 환자가 지금까지 상담을 진행해 오면서 자신의 마음을 어떻게 가져간 것이 좋았고, 또 어떤 마음을 가질 것인가를 이야기 하도록 하며, 이에 대한 리스트를 정리한다. 우선순위를 정하고, 실천 가능할 것인지를 확인한다.

2) 상담을 마치면서 키워드 찾기

Q4. 지금까지의 상담을 통하여 본인의 마음을 어느 정도 이해하였나요? 그리고 그 이해를 바탕으로 어떤 마음을 가져야 할까요?

Q5. 이번 한의학 치유 상담을 진행한 것을 한마디로 정의하면 무엇이라고 할 수 있죠?

상담이란 대화가 흘러가는 과정이기 때문에, 마무리를 하는 과정에서 정의가 필요하다. 환자가 이번 상담을 통해 이해했던 내용을 구체적으로 확인하고, 이를 기반으로 하여 어떤 단어, 혹은 어떤 문장으로 정의를 할지 대화를 나눈다. 용서나 화해, 세상으로부터 받은 고통을 자비의 마음으로 돌려줄 수 있을 것 같다와 같은 것들이 그러한 예이다. 그러면서 한의학 상담에서 추구하는 가치인 자기치유력과 연계하여 그런 마음가짐이 건강을 스스로 극복하는데 도움을 줄 수 있음을 이야기한다.

3) 앞으로의 마음

Q6. 아마도 용서는 힘들겠지만, 글쎄요 그래도 언젠가는 그렇게 돼야 되지 않을까요?

Q7. 용서가 이뤄지지 않는다면 마음속에 짐은 하나 가지고 살 수도 있겠네요? 그렇지만, 미리 안 될 것이라 단정하지는 마세요.

마음을 쉽게 먹을 수는 없을 것이다. 결심을 한다고 하여도 그것이 그대로 실천으로 이어지지 않을 수도 있다. 그렇지만, 그런 마음을 먹은 것만으로도 자신의 생각과 행동이 달라질 수 있다. 그동안의 상담을 통해 왜곡되고 고착화된 마음을 변화가능하고 또 자기 주도적으로 변화시킬 수 있음을 이해한다.

4) 마음가짐에 대한 격려

Q8. 이런 상황에서 상대방에게 화해의 마음을 가지겠다는 생각은 훌륭합니다. 그리고 그런 마음을 먹은 것 자체가 지금의 고통을 이겨나가는데 도움이 될 것입니다.

Q9. 이렇게 상담을 마치고 나니 환자의 마음속에 조그마한 변화가 일어난 것 갖습니다. 이 방향으로만 꾸준히 한다면 앞으로 멋진 삶이 기다리겠네요.

Q10. 시간은 걸리겠지만, 아마도 채 한 달이 걸리지 않아서 원래의 상태로 돌아올 것 같네요.

Q11. 지내시다가 힘드시면 언제든지 오십시오. 세상 살다보면 힘든 일이야 언제든지 있을 수 있으니까요. 그리고 다음에 올 때는 이렇게 치료기간이 오래 걸리지 않을 테니 부담 갖지 마시고요.

상담을 종료하는 시점에서는 환자가 마음가짐을 꾸준히 유지할 수 있고, 또 서두르지 않고 기다릴 수 있는 여유에 대하여 격려와 응원을 보낸다. 그리고 다시 혼자 극복하기 어려운 상황에 노출된다면 언제든지 방문할 수 있는 곳이 한의원임을 명확하게 환자에게 인식시켜 준다.

3. 케이스 점검

1) 사례 H: 갱년기 증후군을 앓고 있는 중년 여성

환자에게 갱년기에 대한 상담을 진행하면서 갱년기에 대하여 가지고 있던 고정 관념을 바꾸고 새롭게 인식한 내용을 이야기 하면서 앞으로의 다짐을 정리한다.

- 드러난 증상이 갱년기에 자연스럽게 일어나는 현상임을 알고, 이를 어느 정도는 받아들인다.
- 갱년기를 맞아 바뀌는 생각이나 행동이 결코 나쁜 것만은 아님을 자각한다. 도리어 이렇게 바뀌는 모습이 한편으로는 더욱 행복한 미래를 설계하는데 도움이 됨을 이해한다.
- 갱년기로 인해 바뀐 모습이 나에게 새로운 삶을 살아가는데 필요한 에너지원임을 이해하고, 그동안 억울하고 분하게 살아온 삶을 해결하기 위한 노력을 하기로 마음을 먹는다.

4. 실천 과제

『황제내경』에서 나타나는 진인, 지인, 성인, 현인을 한의학 치유의 이상석 모델로 삼고 일상에서 지향점으로 삼는다.

『황제내경』에서 '지인'은 덕을 순박하게 하여 도를 온전하게 했고, 음양의 변화에 화합하여 사계절의 기후변화에 순응했으며, (몸은 세속에 있으나 마음은)세속을 벗어나 정기를 쌓으면서 신을 온전하게 했다.

'성인'은 세속의 사람들 사이에서 탐욕을 적절하게 조절하여 화를 내거나 애를 태우는 마음이 없으면서, 행동이 세속을 벗어나려 하지 않았으며, 과시하지 않으려 했고, 밖으로는 일로 몸을 피로하게 하지 않으며, 안으로는 사모하여 그리워하는 근심이 없게 했으며, 힘써 마음을 고요하면서 기쁘게 하고 스스로 만족함을 성과로 했으니, 형체가 피폐해지지 않으면서 정신이 흩어지지 않았다. 이를 통해 환자와 함께 앞으로의 마음가짐과 마음을 두는 목표를 함께 설정한다. 자연에 순응하며 마음을 소박하게 하며 감정을 조절해 정기를 손상시키지 않는 것이 한의학 치유의 이상적 모델이라고 할 수 있다.

더 알아보기

□ 이상적인 모델 □

한의학에서 나타나는 진인 개념 외에도 다른 동양학에서도 이상적 모델을 찾을 수 있다.

1. 유학의 군자

군자는 유학에서 이상적 모델로 나타나는 사람이다. 인 · 의 · 예 · 지와 호연지기를 가지고 나로부터 시작해 가족, 주변, 국가까지 올바르게 다스리는 사람을 말한다. 이러한 군자가 되기 위해서는 사단에서 발생하는 인간의 선한 마음을 키우고, 예를 통해 표현하며, 항상 도덕에 맞게 수양하고 정진해야 한다.

2. 불교의 부처

부처는 석가모니를 뜻하기도 하지만, 중생이면서 불교의 법도와 이론을 깨닫고 실행해 성불하는 사람도 의미한다. 누구나 부처가 될 수 있다고 표현해, 일반인도 노력과 수양을 통해 이상적인 단계로 갈 수 있다고 한다. 불교에서 이론으로 가르치는 사성제를 이해하며, 연기를 깨달아 우주 속의 자신을 이해하고, 이를 토대로 자비를 기반으로 하는 선행을 통해 수양하면 부처로 나아간다.

3. 도교의 진인

진인은 신선과도 같으며 한의학에서 말하는 진인과 가장 유사하다. 노자와 장자의 이론에 따라 도와 덕을 이해하며, 마음을 비우고 도에 합치해 '무위자연'과 같은 모습으로 돌아간 것을 의미한다. 자연에 순응하며, 마음을 비우고 다투지 않고, 자연스러운 모습을 추구한다.

4-11. 10회기: 일상에서 어떤 행동을 할 것인가?

1. 상담의 내용

상담의 최종적인 목표는 상담 이후에 생활 변화를 지속하느냐이다. 지금까지 상담을 진행하면서, 자신의 생활에 변화를 주었던 행동을 확인하고, 이를 지속적으로 일상에서 녹아내릴 수 있도록 하는 방법을 모색한다.

1) 상담을 진행하면서 행동에 어떤 변화가 있었나?

사람에 따라서는 마음을 바꾸는 것과 행동을 바꾸는 것이 쉬운 사람도 있지만, 일반적으로 행동이나 습관을 바꾸는 것이 결코 쉬운 일은 아니다. 그렇지만, 상담을 종결하는 시점에서 상담을 진행하면서 자신에게서 바뀐 것이 무엇인지를 확인해 보는 것이 필요하다. 행동은 늘 뚜렷한 변화가 있는 것이 아니기 때문에 사소한 행동의 변화이더라도 이를 확인하는 것이 필요하다.

① 상담을 진행하는 과정에서 여러 훈련을 시도하였는데, 그런 훈련을 할 때 어떤 변화가 있었는지 이야기를 나누고, 여러 훈련 가운데 자신에게 효과적인 것이 어떤 것이었는지 확인한다. 그 훈련이 자신의 성격에 맞는지, 쉽게 할 수 있는지, 꾸준하게 실행할 수 있는지, 어떤 효과가 있었는지를 꼼꼼하게 점검한다.

② 상담을 진행하면서 바뀐 자신의 모습을 확인하는 작업을 진행한다. 큰 변화가 아닌 사소한 변화라도 이를 확인하고, 본인이 인지할 수 있도록 돕는다. 스스로 행동의 변화를 어떻게 인지할 수 있는지도 알아보고, 이를 매우 구체적으로 환자에게 확인한다.

2) 앞으로 어떤 행동을 하면서 살 것인가?

습관이 바뀌는 데에는 시간이 얼마나 걸리는지 여러 의견이 있을 수 있다. 단기간에 변화를 줄 수도 있지만, 다시 원래의 습관이나 행동으로 돌아오는 경우가 많다. 또한 행동은 매우 구체적이어서 스스로 꾸준하게 실천할 수 있는 것이 무엇인지를 명확하게 설정할 수 있다.

① '지금 당장 변화해야할 행동은 무엇인가?'를 확인한다. 자신이 지금 현재 가지고 있는 질병의 원인이 될 만한 행동이나 습관이 있다면 우선 이를 교정해야 할 것이다. 또한 반복적으로 자신에게 문제를 일으킬 만한 습관이 무엇인지도 찾

아서 행동 수정을 논의한다.

② 꾸준히 실천해야 할 행동은 무엇인가? 앞으로 일상에서 진행할 수 있는 작업에 대하여 리스트 작업을 하고, 실천 가능한지에 대한 의견, 그리고 실천을 위한 전략에 대한 논의를 한다. 그리고 상담이 진행된 이후에는 마무리 작업을 통하여 문제가 있을 때 스스로 극복하는 방법과 극복하지 못했을 때 재방문하는 방법을 논의한다.

3) 한의학 상담 기초 이론 중에서 참고할 주제

한의학 상담의 주제 가운데 '양생'이 여기에 해당한다.

양생은 한의학에서 건강을 지키기 위한 행동강령이다. 양생은 일상생활에서 모든 범주에 적용 가능한 방법이 있으므로 현재 환자가 처한 환경과 환자의 성격이나 행동 특성에 맞춰서 효과적으로 변화되고, 지속적으로 실천이 가능한 양생법을 선별 제시하고, 이를 경험하도록 한다.

2. 상담의 과정과 주요 질문

1) 종료에 대한 환자의 생각 정리하기

Q1. 상담을 진행하면서 자신의 생활에 바뀐 것이 있다면 무엇인가요?

Q2. 그동안 가장 잘 실천했던 행동은 어떤 것이 있는지요? 양생법으로 설명드렸는데 잘 실천하고 있는지요?

상담을 마치면서 환자의 행동에 어떤 변화가 있었는지를 검토한 다음, 환자에게 이런 변화가 어떤 의미가 있는지에 대한 논의를 한다. 비록 짧은 시간이더라도 행동이 바뀌면서 자신의 증상 변화, 건강에 미치는 영향을 확인한다.

2) 진행된 훈련에 대한 이해와 자신에게 유용한 훈련 정하기

Q3. 상담을 진행하면서 여러 훈련을 했었는데, 어떤 것이 본인에게 가장 좋은 것 같나요?

Q4. 여러 훈련 가운데 힘들 때 바로 써먹을 수 있는 것도 있었는데, 활용해 보았나요? 그리고 앞으로 어떤 경우에 이 방법을 활용하시겠습니까?

여러 훈련 가운데 자신에게 효과적인 것이 무엇이었는지, 혹은 별로 효과가 없는 것이 무엇인지를 확인하는 작업은 중요하다. 효과가 있고, 쉽게 할 수 있으며, 또 꾸준히 할 수 있는 것이 무엇인지를 확인하고, 우선 이 방법을 꾸준하게 실천하도록 한다. 그렇지만, 효과적이지 않았더라도 필요한 방법이라면, 구체적으로 필요한 경우를 정리하고 이 방법을 시행할 것을 당부한다.

3) 앞으로 해야 할 행동과 습관

Q5. 가지고 있는 습관 가운데 이번 상담을 통해 바뀐 습관이 있나요? 그리고 습관이 바뀌니까 무엇이 달라졌나요?

Q6. 정말 바꾸기 어려운 습관이 있을 겁니다. 이번 상담 기간 동안 바꾸지는 못했지만, 앞으로 바꿔야 할 태도와 습관이 있지요?

오랫동안 익숙해 있던 태도와 습관을 바꾸는 것은 결코 쉬운 작업이 아니다. 그렇지만, 상담을 통하여 바뀐 습관과 이로 인하여 변화된 자신의 모습을 확인하면, 앞으로 어떤 행동과 습관을 만들어 나갈지 확신을 갖게 된다. 그렇기 때문에 변화된 자신의 모습을 확인하는 작업은 중요하다.

4) 행동 지속을 위한 격려

Q7. 힘든 환경에서도 상담을 진행하는 동안 꾸준하게 바꾸려는 노력을 하신 것은 정말 훌륭합니다. 치료가 잘 된 것도 모두 환자분의 노력 때문입니다.

Q8. 바뀐 행동이 자신의 습관으로 완전히 바뀌려면 아마 조금 더 시간이 필요할 것 같습니다. 그렇지만, 그렇게 오래 걸리지 않을 테니 조그만 더 힘을 내세요.

Q9. 지내시다가 힘드시면 바로 오십시오. 힘든 일이야 언제든지 있을 수 있으니까요. 그리고 다음에 올 때는 이렇게 치료기간이 오래 걸리지 않을 테니 너무 걱정하지 마시고요.

상담을 종료하는 시점에서는 환자가 바람직한 태도와 행동을 꾸준히 유지할 수 있고, 또 행동이 빨리 바뀌지 않는다고 조급하게 생각하지 말고 여유를 갖도록 격려와 응원을 보낸다. 그리고 다시 혼자 극복하기 어려운 상황에 노출되면 언제든지 방문할 수 있는 곳이 한의원임을 명확하게 환자에게 인식시켜준다.

3. 케이스 점검

1) 사례 D: 약물에 의존한 지 30년이 된 여성

약물 의존에서 벗어나기 위해 꾸준하게 활동량을 늘린다. 처음에는 밖으로 나가는 것조차 꺼리던 사람이 점차 산책을 하고 또 산행을 하면서 대인관계를 넓혔다.

- 자신의 에너지를 끌어내기 위해서 활동을 해야 하는 것에 대한 이해를 돕고 이를 실

천으로 옮기도록 한다.

- 모든 것이 하기 싫은 사람에게 행동 변화를 통하여 스스로 좋아할 수 있는 일을 찾고 이를 실행에 옮기고 또 확인시킨다.
- 문제에서 벗어나기 위한 행동강령을 정리하고, 이를 실천에 옮기고, 이런 과정에서 자신에게 달라지는 점을 인식시킨다.
- 최종적으로 문제 해결을 위해서는 많은 시간이 필요함을 인지시키고, 꾸준하게 실천하기 위한 방안을 모색하고 격려한다.

4. 실천 과제

『동의보감』에 나오는 태을진인의 칠금문을 일상생활에서 행동강령으로 정하고 따른다.

① 첫째로 말을 적게 하면서 속에 있는 기운을 보양하는 것

② 성생활을 조절하면서 정기(精氣)를 보양하는 것

③ 기름기 없는 음식을 먹어 혈기(血氣)를 보양하는 것

④ 침을 삼켜서 오장의 기운을 보양하는 것

⑤ 화를 내지 않고 간기(肝氣)를 보양하는 것

⑥ 맛있는 음식으로 위기(胃氣)를 보양하는 것

⑦ 사색과 걱정을 적게 하여 심기(心氣)를 보양하는 것

더 읽을거리

[책] 동의보감 · 신형편

『양생서(養生書)』에는 "밤에 잠이 깼을 때 이를 아홉 번 맞부딪치고 침을 아홉 번 삼킨 다음 손으로 코의 양쪽을 아래위로 수십 번 문지른다"고 하였다.

또한 "매일 아침 일찍 일어나서 치아를 맞부딪치고 침으로 입 안을 헹군 뒤 가득 차게 해 삼킨다. 숨을 멈추고 오른손을 머리 위로 넘겨 왼쪽 귀를 14번 잡아당기고 또 왼손을 머리 위로 넘겨서 오른쪽 귀를 14번 잡아당긴다. 이렇게 하면 귀가 밝아지고 오래 산다"고 씌어 있다.

또한 "손바닥을 비벼서 뜨겁게 한 다음 양쪽 눈을 비벼주기를 매일 20번씩 하면 눈에 예장이 자연히 생기지 않고 눈이 밝아지며 풍이 사라진다. 이마를 자주 문질러주는 것은 천정(天庭)을 수양한다고 하는데 머리털이 난 곳에서 뒤로 쓰다듬기를 14번씩 하면 얼굴이 자연히 윤기가 난다. 또한 중지로 콧마루 양쪽을 20-30번씩 문질러서 겉과 속이 나 뜨거워지게 한다. 이것은 소위 코에 물을 대서 폐를 축여준다는 것과 같다. 손으로 귓바퀴를 문질러 주기를 횟수에는 관계없이 여러 번 하는 것은 귓바퀴를 수양해서 신기를 보하여 귀가 먹는 것을 미리 막을 수 있다"고 씌어 있다.

◒ 인체의 노화는 감각기관의 노화에서 쉽게 느껴진다. 눈이 침침하고 입이 마르고 귀가 잘 들리지 않을 때 나이가 들었다는 것을 느낀다. 양생법들은 눈, 코, 귀, 입 등 얼굴을 지압하고 자극하여 건강을 유지하며 노화를 늦추는 방법을 소개하고 있다. 간단하고 어렵지 않은 방법을 통해 생활에서 스스로 건강을 관리할 수 있다.

5. 상담에 활용하는 도구

한의사가 상담을 진행할 때 상담에 직접 도움이 되는 도구의 활용이 필요하다.

일반적으로 1차 의료기관에서는 환자의 고통과 증상들을 조합하여, 어떤 질환, 특히 정신적으로 어떤 문제가 있는지를 검토해야 한다. 즉 상담을 통하여 환자의 정신병리를 알아낼 때 전반적으로 놓치기 쉬운 문제를 스크리닝하는 것이 필요하다. 이런 도구는 객관적 평가를 기본으로 하기 때문에, 필요시 다른 의료 기관으로의 의뢰나 협진에도 도움이 된다.

환자의 특성에 대한 이해는 상담을 진행함에 있어서 그 사람이 가지고 있는 고통의 근본적이면서 내재적인 측면을 알기 위해 성격이나 기질을 알아보는 도구가 필요하다. 이러한 도구의 활용은 환자에 대한 이해의 폭을 넓히는 목적에서 신행된다. 이 도구가 사상의학에서 제시하는 인간의 특성과 연계한다면 한의사에게는 사람에 대한 이해를 더 깊고 넓힐 수 있다.

“

한의학 상담에서는 환자의 기질과 성격, 그리고 고통을 이해하기 위해 검사 도구를 활용한다

”

5-1. 간이정신진단검사(The Symptoms Checklist-90-Revision, SCL-90-R)

한의원을 방문하는 환자 가운데 의외로 우울증 환자가 많다. 심지어는 자살 위험성이 있는 환자들도 있다. 특히 한국인의 우울증 양상은 신체적 증상을 위주로 호소하는 사례가 많기 때문에 심리적 증상인 우울이 신체적 증상의 수면 아래 잘 드러나지 않는 경우가 있다.

불안 역시 한의학에서는 흔히 접하는 정신적 문제이다. 불안은 겉으로 잘 드러나기는 하지만, 이 역시 내면화되어 있으면 사람들에게 전반적인 긴장 상태를 장기간 지속시킨다.

우울이나 불안뿐 아니라 분노 혹은 강박이나 망상과 같은 증례도 임상장면에서는 흔히 볼 수 있는데, 이런 상황을 잘 감별해내지 않으면, 치료의 결과가 예측하지 못하는 방향으로 흘러갈 뿐만 아니라, 때로는 매우 난감한 현실에 놓이기도 한다.

의료서비스에서 의무가 점차 강조되는 시점에서 그 환자의 내면에 있으면서 드러나지 않는 상태들을 확인, 감별해내는 것이 필요하며, 또한 객관적인 자료가 요구된다.

한의원 치료에서 중요한 것 가운데 한 가지는 환자 의뢰하기다. 환자의 상태를 타 의료인이 이해할 수 있고, 또 그 환자가 다른 의료 기관에서도 원활한 진료를 받을 수 있기 위해서는 환자에 대한 설명이 명확해야 한다.

간이정신진단검사는 환자가 가질 수 있는 증상을 다각도로 제시하고, 이를 분석함으로써 그 사람의 정신적 상황을 알아볼 수 있으며, 특히 정신과 분야의 기초 진단에도 활용된다. 또 검사를 통해 환자의 정보를 객관적으로 검토하여 진료에 참고할 수 있다.

1. 검사의 목적

간이정신진단검사는 1975년 Derogatis에 의해 개발된 자기보고식(self-report) 다차원 증상목록 검사이다. 자기보고식 검사이기에 환자의 주관적인 경험을 알 수 있으며, 전문적인 도움을 필요로 하는 사람을 가려내주는 일차적 도구로 사용되고 있다. 또한 검사문항이 쉬워 일상생활에서 의사소통이 가능한 정도의 환자라면 누구나 실시할 수 있으며, 20분 정도의 단시간에 환자의 증상을 평가할 수 있다.

한의원과 같은 1차 의료기관에서는 간이정신진단검사를 기본적인 심리검사로 사용하여 전반적인 정신건강에 대해 단시간에 판단할 수 있다. 이 외에도 추가적인 심리 검사의 필요 여부나 치료 가능성, 치료 전후의 평가 자료로 사용할 수 있다.

2. 검사 내용

간이정신진단검사는 보편적인 정신병리 90개 항목으로 구성되어 있다. 90개의 항목은 9개의 증상차원 지표와 3개의 전체지표를 포함한다. 증상차원은 신체화(Somatization), 강박증(Obsessive-Compulsive), 대인 예민성(Interpersonal Sensitivity), 우울(Depression), 불안(Anxiety), 적대감(Hostility), 공포불안(Phobic Anxiety), 편집증(Paranoid Ideation), 정신증(Psychoticism)이다. 또한 종합지표로 전체심도지수(Global Severity Index, GSI), 표출증상합계(Positive Symptom Test, PST), 표출증상심도지수(Positive Symptom Distress Index, PSDI)를 제시하였다. 각 문항은 5단계 리커트식 평정척도(0~4점)으로 평가되고, 점수가 높을수록 해당 증상이 심각한 상태임을 의미한다.

검사 내용을 보면 한의원 장면에서는 신체화 점수에 주목해야 한다. 자신이 가지고 있는 신체적 증상이 많다는 이야기는 되짚어보면 실제 가지고 있는 고통에 비하여 더

표 5-1. 증상차원지표

지표 명	내용
신체화 (Somatization)	자율신경계의 영향 하에 있는 순환기, 소화기, 호흡기 및 기타 기관의 장애와 두통, 동통 등 신체적 기능 이상에 대해 주관적으로 호소하는 증상들로 구성되어 있다.
강박증 (Obsessive Compulsive)	자신은 원치 않는데도 어쩔 수 없이 되풀이되는 사고, 충동 및 행동 등 강박 증상을 반영한다.
대인예민성 (Interpersonal Sensitivity)	타인과의 관계에서 나타나는 불편감, 부적응감 및 열등감을 측정한다.
우울 (Depression)	삶에 대한 관심의 철수, 동기의 결여, 활력의 상실, 절망감 및 자살에 대한 생각 등으로 나타나는 기분이나 감정의 저조 등 임상적으로 우울증의 증상과 일치되는 증상들이 포함된다.
불안 (Anxiety)	신경과민, 긴장, 초조, 두려움 및 불안과 관련된 신체적인 증상으로 이루어져 있다.
적대감 (Hostility)	분노, 공격성, 자극과민성, 격분, 울분 등 부정적인 정서 상태를 내포하는 사고, 감정 및 행동을 반영한다.
공포불안 (Phobic Anxiety)	광장공포증의 정의와 일치하는 것으로 특정한 사람, 장소, 대상 혹은 상황에 대해 지속적이고도 불합리한 두려움이 생겨 회피행동을 하게 되는 상태를 평가한다.
편집증 (Paranoid Ideation)	편집증적 사고를 측정하는 것으로 투사적 사고, 적대감, 의심, 자율성 상실에 대한 두려움 및 양상 등을 반영하는 내용을 담고 있다.
정신증 (Psychoticism)	가벼운 대인관계에서의 소원으로부터 정신병의 증상에 이르는 비교적 넓은 영역의 증상을 반영한다. 즉 고립, 철수, 분열성적 생활양식 및 환각과 사고전파와 같은 정신분열증의 1급 증상들이 포함된다.

출처 (한국판: 간이정신진단검사 실시요강. 김광일, 김재환, 원호택. 중앙적성출판부.)

두드러지게 증상을 호소한다고 볼 수 있다.

우울, 불안, 적대감, 공포불안은 임상 양상에 주목해야 한다. 이 결과는 정신의학적 진단에서도 활용된다. 우울증이나 불안장애, 공황장애, 그리고 화병의 진단에도 바로 응용을 할 수 있다. 검사 결과가 높게 나오면, 이러한 질병에 집중하여 선택적으로 상담을 진행할 수도 있다.

대인민감성은 그 사람이 가지고 있는 갈등과 환경과의 부적응에 대한 내용이기 때문에, 이 검사 결과를 근거로 그 사람이 가지고 있는 질병의 정신적인 근본 원인에 접근할 수가 있으며 이를 토대로 상담을 진행하면 된다.

강박증과 편집증은 일반적인 정신 증상이나 질병보다는 성격적 측면이나 오랫동안 자신의 몸에 익숙한 습관적 요소가 강하다. 그렇기 때문에 적극적인 상담이 요구되는 문제이다. 구체적으로 그런 행동이 나오게 되는 일상생활을 점검하고, 오랫동안 만들어진 성격에 대한 논의도 진행되어야 한다.

정신증은 비현실감을 위주로 평가하는 것이기 때문에, 이 수치가 상승한 경우라면 1차 의료기관에서의 진료가 바람직한지, 또한 진료를 한다면 어떤 방식으로 할지를 고민해야 한다. 또한 필요시 타 의료기관에 의뢰 혹은 협진을 도모해야 한다.

표 5-2. 종합지표

전체심도지수 Global Severity Index(GSI)	1점 이상에 평정한 점수의 합계 / 총 문항수 현재의 장애수준 혹은 심도(depth)를 의미한다.
표출증상합계 Positive Symptom Test(PST)	증상의 수, 즉 1점 이상 평정된 문항수를 의미한다.
표출증상 심도지수 Positive Symptom Distress Index(PSDI)	1점 이상에 평정한 점수의 합계(grand total) / 1점 이상에 평정된 문항수(PST) 순수한 장애의 강도(pure intensity)를 나타낸다.

종합지표를 개별증상지표과 함께 검토하여 환자가 자각하는 증상의 고통이 어느 정도인지를 판단할 수 있으며, 전후 변화를 통해 호전 혹은 증상 유지를 판단할 수 있다. 그리고 PSDI는 방어기제와도 연관성이 있는데, 높을수록 방어기제가 원초적이고 미성숙한 양상을 보이며, 비적응적 방어스타일을 많이 사용하는 것으로 나타난다.[20] 전반적

20 Ho-Dong Choi, Eun-Jin Cheon, Jun-Yeob Lee, Shin-Ho Song, Sung-Hoon Jeong and Bon-Hoon Koo. Factors of Personality and Defense Mechanism Affecting Symptoms in Patients with Panic Disorder. Psychoanalysis 2012; 23(2): 115-123.

으로 높은 수치가 나왔다면 정신적인 문제가 매우 넓음을 의미하여 타 의료기관으로의 의뢰가 필요하다.

3. 검사 해석

원점수를 구한 후 T-score를 산출하여 평가한다. 증상지표가 70점 이상일 때 유의한 것으로 판단하며, 전체지표를 통해 환자의 임상 상을 평가할 수 있으며 전반적인 증상의 호전 및 악화를 판단할 수 있다.

그러나 전체 검사의 20% 이상의 문항이 빠져 있거나, 한 증상 차원에서 40% 이상의 문항이 빠져 있으면 타당하지 못한 것으로 간주한다.

간이정신진단검사에서 증상척도가 높게 나왔다고 하여 우울증 혹은 불안장애와 같은 병명으로 진단할 수는 없으며 추가적인 검사가 필요하다. 또한 정신증을 이미 앓고 있는 환자의 경우 결과치가 정상으로 나오는 경우도 있어 주의를 요한다.

한의학 임상에서는 비교적 정신증상이 가벼운 환자들이 내원하므로 본 심리검사가 신속하고 포괄적인 정신증상 판단에 도움이 된다. 주 증상 외의 심리증상을 판단할 수 있어 입체적으로 환자의 심리를 파악할 수 있으며, 치료 전후의 변화를 판단하는 자료로 사용될 수 있다.

검사 결과에서 검사 수치가 지나치게 높게 나온 경우는 환자가 검사에 충실하게 답변을 했는지에 대하여 검토를 하고, 타 의료기관 등에 의뢰 대상이 되는지도 검토를 해야 한다.

4. 상담에서의 활용

1) 사례 B: 외도의 충격에 빠진 40대 여성

화병으로 인한 신체증상에 가려진 심리증상을 찾을 수 있을까?

환자 B는 남편의 외도로 인해 화병인 것 같아 한의원에 내원하였다. 가슴이 답답하고 잠이 잘 오지 않는 것이 주증이었다. 간이정신진단검사를 시행했을 때 T 변환점수상 신체화, 우울, 불안, 적대감이 특히 높게 나타나고, 강박증, 대인예민성 지표도 유의하게 높은 것으로 나타나며, 전체지표에서 GSI와 PSDI가 높게 나타났다. 설문검사에서 환자 B는 신체증상에 민감하고 스트레스를 신체증상으로 느끼는 경향성이 높다고 볼 수 있다. 한의원에 내원할 당시에는 신체증상에 대한 호소가 주이며 정신증상에 대해선 현재 상황으로 인해 그런 것이라 여기며 심각성을 느끼지 않았다. 그러나 설문검사로는 불안감과 우울함이 공존하며 적대감도 높게 나타나 정신증상 치료도 병행해야 한다. 신체적 증상은 전통적 한의학 치료를 진행하며, 상담이 필수적으로 동반되어야 하는 사례로 보인다. 현재 배우자의 외도 이후 발생하는 적대감과 불안, 우울함이 지속되어 생활에서는 폭발적인 분노와 그 이후에 동반되는 우울감으로 임상적 양상이 나타나고 있다.

우선은 현재 증상과 감정에 대한 상담을 진행하여 환자 스스로가 정리를 하고 본인의 감정에 대해 이해할 수 있도록 한다. 그 이후 일상생활에서 나타나는 심리적 문제를 인지하도록 하고, 적절히 감정을 해소하고 벗어날 수 있도록 명상, 감정자유기법과 같은 치료법을 응용할 수 있다. 마지막으로는 남편과 본인의 체질적 차이, 본인의 건강 및 미래에 대한 상담을 진행하며 환자가 배우자의 외도로 인한 상처를 치유하고 나아갈 수 있도록 한다.

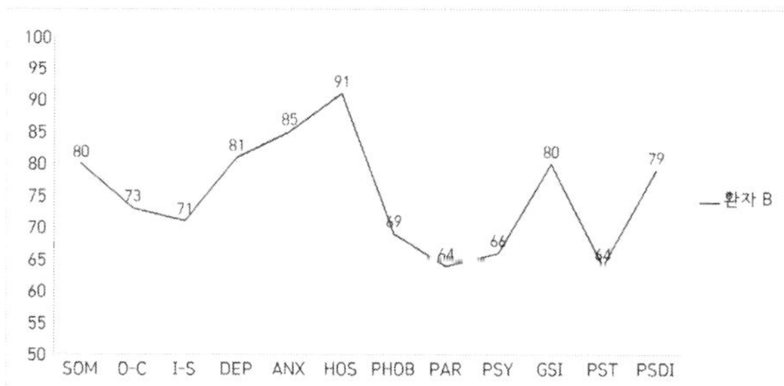

그림 5-1. 사례 B의 SCL-90-R 프로파일

2) 사례 E: 예민한 성격으로 매사가 힘이 드는 젊은 여성

환자의 예민함을 각각의 지표로 구체화하여 평가한다.

환자 E는 긴장하고 예민한 성격으로 인해 한의원에 내원하였다. 간이정신진단검사를 시행했을 때 증상지표에서 강박, 대인예민성, 우울, 불안, 공포가 높게 나타났다. 환자는 강박적인 경향이 있으며 이로 인해 나타나는 증상들로 인해 일상생활에서 곤란함을 느끼며, 대인예민성, 우울, 불안 등이 함께 나타나는 것으로 판단할 수 있다. 또한 GSI와 PSDI 점수가 높아 환자가 느끼는 증상의 강도가 센 것을 판단할 수 있다. 신체증상으로의 호소는 비교적 적은 편이나 정신적 증상이 주된 어려움임을 판단할 수 있다. 환자의 PSDI 점수가 높은 것이 환자의 방어기제가 적절하지 못하거나 미성숙할 수도 있다는 예측을 하며 상담 치료를 시작해야 한다. E의 상담에서는 이완을 큰 주제로 정하고 치료계획을 세워야 한다. 우선 약물치료와 이완법, 자율훈련법, 명상 등의 기법을 훈련하며 스스로 긴장상황에서 이완을 할 수 있고 편안함을 느끼는 경험을 반복한다. 이후 본인이 예민해지는 상황이나 상태를 함께 찾고 이러한 증상을 인지할 수 있도록 오지상승치료법, 경자평지요법을 적용한다.

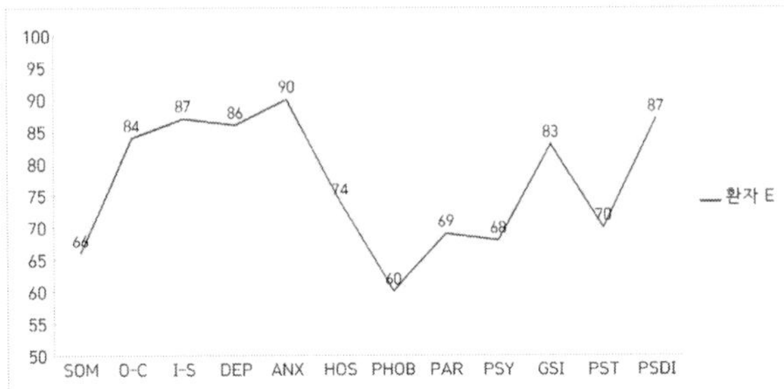

그림 5-2. 사례 E의 SCL-90-R 프로파일

5. 연관된 기타 검사

간이정신진단검사에서 높은 점수를 보이는 항목을 바탕으로 추가적으로 설문검사를 실시하고 환자의 진단을 내릴 수 있다. 진단을 위해서는 미국 정신의학회의 [정신장애의 진단 및 통계편람]에 기반을 둔 임상적 면담(Structured Clinical Interview for DSM, SCID)을 실시하여야 한다. 그러나 이러한 면담이 여의치 않다면 다음 설문검사를 추가로 시행하여 환자의 증상 정도를 평가할 수 있다.

1) 우울

다음의 검사들은 우울 평가 척도로 자기보고식 설문검사이다. 소요시간은 10분 이내이며 보편적으로 우울증을 스크리닝 검사하거나, 치료 전후의 우울 변화를 평가하기 위한 도구이다.

한의원에서 우울증을 진단하기 어려운 경우 다음과 같은 검사를 통해 환자를 평가할 수 있고 심각한 우울 상태일 경우를 판단하여 진료의뢰 여부를 결정할 수 있다.

(1) Beck Depression Inventory(BDI)

Aaron beck(1961)이 만든 우울 평가 척도로 정서적 · 인지적 · 동기적 · 생리적 증후군 등 21개 영역을 포함한다. 21개 문항으로 구성되어 총점은 63점이며 4점 척도(0~3점)로 구성되어 있다. 각 문항당 증상의 경중을 4단계로 표현하는 문장으로 그 중 제일 비슷한 상태의 문장을 선택하게 한다. 일반적으로 10점 이상은 mild, 16점 이상은

moderate, 24점 이상은 severe로 평가한다.

BDI는 일반적으로 우울을 평가할 때 손쉽게 사용할 수 있다. 화병, 우울증, 불면과 같은 정신과 질환에서도 사용할 수 있으며 교통사고 염좌환자[21]나 만성 경추, 요추 추간판 탈출증[22] 같은 신체 질환에서도 우울을 평가할 때 사용할 수 있다.

(2) Center for Epidermiological Studies-Depression Scale(CES-D)

Radloff(1977)가 만든 우울 평가 척도로 역학연구에서 가장 널리 사용되는 우울증 일차 선별 도구이다. 20개 문항으로 구성되어 총점은 60점이며 4점 척도(0~3점)로 구성되어있고 4, 8, 12, 16번은 역채점을 한다. 우울증의 일반적 cut off 점수는 16점이다.

CES-D는 화병역학연구에서 사용되어 화병환자의 특성[23]이나 체질특성과 화병과의 상관관계[24]를 밝히는 데 사용되었다.

2) 불안

다음의 설문검사들은 불안을 측정하는 자기보고식 설문검사이다.

(1) State-Trait Anxiety Inventory(STAI)

Spielberger 등에 의해 1970년 개발된 설문지로서 상태-불안(20문항)과 특성-불안(20문항)을 함께 측정한다. 총 40문항이며 4점 척도(1-4점)로 구성되어 있으며, 점수 범위는 상태/특성 각각 20~80점이다.

기준은 다음과 같다.

- 상태불안: 대학생 남자 43, 여자 42 / 고등학생 46
- 특성불안: 대학생 남자 44, 여자 45 / 고등학생 남자 45, 여자 47

STAI의 소요 시간은 15분가량 소요된다. STAI는 현재의 불안 상태를 측정하는 상태불안과 성격적 요소로 인한 특성 불안을 모두 평가할 수 있는 것이 장점이다. 그러나 한국판에서는 성별 및 연령대에 따라 기준 점수가 다른 것이 주의할 점이다.

---

21 김지영 외. 교통사고 염좌 환자에서 기질 및 성격에 따른 불안 우울 수준의 차이. 동의신경정신과학회지. 2010; 21(4): 1-11.

22 권승로 외. 만성 경추, 요추 추간판 탈출증 질환군의 우울 척도(BDI) 비교 연구. 동의신경정신과학회지. 2006; 17(2): 159-165.

23 김종우 외. 화병역학연구 자료를 기반으로 한 화병 환자의 특성. 동의신경정신과학회지. 2010; 21(2): 157-169.

24 서현욱 외. 체질특성과 화병의 상관관계에 대한 연구: 화병역학연구 자료에 기반하여. 동의신경정신과학회지. 2011; 22(2): 15-25.

STAI는 임상에서 공황장애와 같은 불안장애의 증상과 치료 효과를 평가할 때 사용할 수 있다[25].

(2) Beck Anxiety Inventory(BAI)

21개 문항으로 4점 척도(0~3점)이며, 각 문항의 점수를 합산하여 총점을 구한다(0~63점).

기준은 다음과 같다.

- 22~26점: 불안상태(관찰과 개입을 요함)
- 27~31점: 심한 불안상태
- 32점 이상: 극심한 불안상태

BAI의 소요 시간은 약 10분가량 소요되며 현재의 불안상태를 평가하는 설문검사이다. 보편적으로 스크리닝하거나 단시간 내에 환자의 불안을 평가할 때 사용하는 검사이며, 치료 전후의 평가도구로도 사용할 수 있다. 하지불안증후군 환자의 치료 평가[26], 공황장애 환자에게 EFT요법과 한방치료를 병행했을 때의 치료 평가[27]에 사용된 보고가 있으며 불안의 변화 평가에 응용할 수 있다.

3) 분노

State-Trait Anger Expression Inventory(STAXI)는 Spielberger에 의해 1987년 개발되었으며, 상태분노, 특성분노, 분노의 표현으로 구성되어 있다. 상태분노는 화가 나 어쩔 줄 모르는 상태부터 격렬한 분노에 이르는 다양한 강도로 표현되는 주관적인 느낌으로 정의된다. 특성 분노는 광범위한 상황에 대해 화가 나고 좌절감을 경험케 하는 것으로 지각하는 성향을 의미한다. 분노의 표현은 표출(anger-out), 억제(anger-in), 통제(anger-control)의 3가지 주된 구성 요소로 개념화된다.

STAXI는 화병, 분노조절장애, 청소년의 반항 등 분노와 연관된 증상을 보이는 질병일 때 사용할 수 있는 검사이다. STAI와 유사하게 상태분노와 특성분노로 나뉘어 환자가 보이는 분노에 대해 보다 세부적으로 판단할 수 있다.

---

25 이성용 외. 마음챙김명상과 이정변기요법을 이용한 공황장애 그룹치료 효과에 대한 임상적 고찰. 동의신경정신과학회지. 2014; 25(4): 319-332.

26 이유진 외. 하지불안증후군 환자에 대한 한의학적 치료 효과에 대한 연구. 동의신경정신과학회지. 2015; 26(4): 357-364.

27 이상원 외. 공황장애 환자에게 EFT요법과 한방치료를 병행하여 치료한 치험 3례. 동의신경정신과학회지. 2014; 25(1): 13-28.

특히 분노의 표현은 그 사람의 분노 패턴을 알 수 있기 때문에 행동 패턴과 그로 인한 대인관계 갈등과도 연관이 깊다. 상담에서 이러한 결과를 토대로 분노 대응 전략을 세우고 행동적 요법을 실시하는 방향으로 활용할 수 있다.

STAXI는 분노에 대해 세 가지 측면으로 접근하여, 임상에서 분노가 존재하는 질환군의 증상 평가에 사용할 수 있다. 가정폭력 피해여성들의 정서를 평가하는 데에 사용된 사례[28]가 있으며 화병에 관한 평가 도구[29]로 사용되었다.

4) 미네소타 다면적 인성 검사(Minnesota Multiphasic Personality Inventory, MMPI)

자기보고형 성향 검사로, 현재는 원판 MMPI를 성인 대상으로 개정한 MMPI-2와 청소년 대상의 MMPI-A가 사용되고 있다. 정신 병리, 성격적 특성, 적응수준, 검사에 임하는 태도 등 인성에 대해 전반적으로 판단할 수 있다.

556개 문항으로 문항 수가 많아 검사 소요시간이 1~2시간 정도 소요되는 검사이며 검사 해석이 위의 검사들에 비해 복잡하다. 검사 해석을 위해서는 프로그램 및 교육의 이수가 요구된다.

T점수로 환산하여 4개의 타당도 척도, 10개의 임상척도 및 11개의 성격장애척도가 있다. 10개의 임상척도는 비정상 행동 유형을 측정하는 것으로 건강염려증, 우울증, 히스테리, 반사회성, 남성 특성-여성 특성, 편집증, 강박증, 정신분열증, 경조증, 내향성으로 되어 있다. 성격장애척도는 연기성 성격장애, 자기애성 성격장애, 경계선적 성격장애, 반사회성 성격장애, 강박성 성격장애, 수동-공격성 성격장애, 편집성 성격장애, 의존성 성격장애, 정신분열성 성격장애, 회피성 성격장애, 정신분열성 성격장애로 구성되어 있다.

MMPI는 정신증상과 심리적 문제에 대해 구체적으로 나타내어 보여주며 성격장애를 평가할 수 있어 앞의 설문지들에 비해 심도 있는 평가가 가능하다. 임상에서는 성격특성[30]을 평가하는 데에 사용할 수 있으며, 환자의 특성[31]에 관해 연구할 수 있다.

---

28 서주희 외. 가정폭력 피해여성들의 사건충격과 정서 그리고 삶의 질에 대한 M&L 트라우마 심리치료 프로그램의 효과에 대한 임상연구. 동의신경정신과학회지. 2015; 26(2): 79-88.

29 정인철 외. 화병 임상진료지침 III. (화병의 진단과 평가). 동의신경정신과학회지. 2013; 249(suppl1): 23-36.

30 하지원 외. MMPI 척도로 본 한의대생의 형제자매관계와 성격특성의 연관성에 관한 연구. 동의신경정신과학회지. 2012; 23(4): 123-131.

31 김진형 외. MMPI 임상척도와 성격척도를 통해 살펴 본 공황장애 환자의 특성에 대한 연구. 2005; 16(1): 129-142.

더 알아보기

□검사 결과에 대한 해석을 위한 가이드□

일부 검사지들은 정해진 판매처를 통해 검사지와 채점프로그램을 구입할 수 있다. TCI와 MMPI-2, MMPI-A는 ㈜마음사랑에서 구매할 수 있다.

더 읽을거리

심리척도에 대한 관심이 생긴다면 척도와 검사에 관련된 책을 통해 정보를 얻을 수 있다.

[책] 최신 심리척도북. 한국심리학회. 학지사. 2011.

'최신 심리척도북'은 한국심리학회에서 연구자를 대상으로 하여 발간한 심리척도 참고서적이다. 화병 면담검사와 화병 척도를 비롯하여 ADHD 평정척도나 인터넷 게임중독/관여척도, 역기능적 신념검사, 섭식과 관련한 검사 등이 수록되어 있어 진료 현장에서 적절히 사용할 수 있다.

[책] 심리척도 핸드북1. 고려대학교부설행동과학연구소. 학지사. 1999.

심리척도 180여 개의 제작 개발과정, 번역 및 번안과정, 수정과정, 신뢰도 등을 소개하였다. 능력검사, 인성검사, 상황검사, 자아개념검사, 스트레스질문지, 정서질문지, 상담척도, 정신병리검사, 태도척도를 정리하였다.

2000년에 발간된 심리척도 핸드북2에서는 성격심리학, 발달심리학, 임상심리학, 상담심리학, 산업 및 조직심리학, 교육심리학에 사용되는 척도를 소개하였다.

[책] MMPI-2 성격 및 정신병리 평가. John R. Graham. 시그마프레스. 2007.

MMPI-2의 사용과 검사 결과 해석에 대해 상세히 설명한 책이다. 사례연구와 예를 통해 해석을 하여 MMPI-2를 참고할 연구자와 임상가에게 도움이 된다. 최근의 경험적 연구 결과를 반영한 최신 자료가 포함되어 있으며 다양한 집단에 적용하는 문제가 논의되어 있다.

5-2. 개인 특성에 대한 검사

한의학에서는 개인의 특성을 설명하는데 체질의학의 접근이 활용되고 있다. 체질은 그 사람의 특성에 대해 신체와 정신의 여러 측면을 설명하는 데 매우 효과적인 방법이다.

그렇지만, 환자의 심리적 특성, 특히 현재 일상에서 접하는 언어로써의 설명에서는 여러 노력이 실행되고 있음에도 불구하고 매우 제한적일 수밖에 없다. 그래서 심리적 이해를 위해서는 심리학적 유형론을 활용하여 설명을 하기도 한다. 융의 심리학적 유형론은 그 의미가 사상의학과 매우 밀접한 관련이 있어서 가장 넓게 원용되고 있다.

또한 그러한 특성이 어느 정도의 강도가 있는지를 평가할 도구가 필요하다. 심리적 유형론 역시 도구로의 발전을 통해 자신의 상태를 객관적으로 평가할 수 있게 되었다.

사상의학에 접목해서 개인의 특성을 검사할 수 있는 도구가 있다. MBTI는 융의 심리유형론을 기본으로 인간을 16가지의 유형으로 나눈 것이고, TCI는 변화할 수 없는 기질과 변화되는 성격에 대한 검사로서 체질에서 제시하는 변화하지 않고 가지고 있는 기질에 대한 설명이 충실하다. 물론 이런 검사는 일대일의 단순 매칭을 목표로 하는 것은 아니다. 즉 '태음인이면 어떤 심리유형에 속하는가?', 혹은 '어떤 기질에 속하는가?'에 대하여 매칭이 된다는 것은 아니다. 그렇지만, 이 검사를 통해 그 사람의 특성에 대한 이해의 폭을 넓힐 수 있다. 예를 들어 소음인이 불안 수치가 높은 경향을 보이거나 소양인이 새로운 자극의 추구를 더 잘 한다는 등의 체질의 설명력을 높일 수 있다.

1. 기질 및 성격검사(TCI)

1) 검사의 목적

기질 및 성격검사(TCI)는 미국 워싱턴대학교 교수인 C.R.Cloninger의 심리 생물학적 인성모델을 기초로 개발된 검사로서, 한 개인의 기질 및 성격을 측정하기 위한 검사이다. TCI는 기질을 측정하는 4개의 척도와 성격을 측정하는 3개의 척도를 포함하여 모두 7개의 기본 척도로 이루어져 있다.

Cloninger의 심리 생물학적 인성 모델에서는, 인성(personality)을 이루는 두 개의 큰 구조로서 기질(temperament)과 성격(character)으로 구분하였다. TCI는 한 개인을 기질과 성격을 구분하여 측정할 수 있다는 데에 큰 장점이 있으며, 기질과 성격을 분리하여 인성발달에 영향을 미친 유전적 영향과 환경적 영향을 구분하여 이해할 수 있도록 한다.

기질은 자극에 대해 자동적으로 일어나는 정서적 반응 성향이며, 다분히 유전적으로 타고난 것으로 일생동안 비교적 안정적인 속성을 보인다. 인성 발달의 원재료이며 기본 틀이 되고, 한의학에서 선천이라고 설명할 수 있는 부분에 해당한다. 성격은 반대로 개인이 추구하는 목표와 가치, 자기개념(self-concept)와 관련된다. 성격은 기질이라는 바탕에서 환경과의 상호작용 속에 형성되는 것으로 사회 문화적 학습의 영향을 받아 일생동안 지속적으로 발달한다. 성격은 기질에 의한 자동적인 정서반응을 조절하는 역할을 하여, 개인의 성격이 어떻게 발달했는가에 따라서 개인의 기질적 반응특성이 다양하게 표현된다.

기본적으로 기질은 그 사람의 선천적인 성향이기 때문에, 긍정이나 부정적인 측면의 해석이 아닌 그 사람 고유의 특성을 검토한다. 즉, 자신의 기질을 알아가는 과정에서 상담의 주제가 된다.

성격은 기질과는 반대로 환경에 적응해 가면서 나타나는 문제점을 설명한다. 그렇기 때문에 긍정적인 측면과 그렇지 않은 측면으로 결과가 나오기 마련이어서 상담에서는 이러한 문제 해결을 위하여 어떤 행동과 노력을 할 것인가가 중요하다.

요약하면 TCI는 변화되지 않는 기질과 목표나 가치에 따라 달라지는 성격에 대한 종합적 검사로서, 심리 생물학적으로 행동 활성화 체계, 행동 억제 체계, 행동 유지 체계에 대한 평가를 하는 검사이다. 한의학 임상에서는 환자의 체질과 연계되는 인성적 특징을 평가할 수 있다.

2) 검사 내용[32]

(1) 기질척도

① 자극추구(novelty seeking)

새로운 자극이나 잠재적인 보상 단서에 접하면 이러한 자극에 끌리면서 행동이 활성화되는 유전적인 경향성을 의미하며, 흥분과 보상을 추구하는 탐색활동을 하며 처벌과 단조로움을 적극적으로 회피하는 성향을 보인다.

장점으로는 새롭고 낯선 것일지라도 열정적으로 탐색하고, 남들이 예견하지 못하는 숨어 있는 보상을 잘 발견하는 것이다. 단점은 욕구가 좌절될 때 쉽게 화를 내거나 의욕을 상실할 수 있으며, 대인관계에서 불안정하고, 일을 할 때 지속적인 노력이 부족하다.

소양인은 소음인이나 태음인에 비해 Novelty Seeking(NS)척도가 높게 나오는 특징이

---

32 민병배 외. TCI 기질 및 성격검사 매뉴얼. ㈜마음사랑. 2007.

있다.

생각보다는 행동이 먼저 앞서는 유형이기 때문에, 그 특징을 이해하고 이를 장점으로 활용하는 것이 필요하다.

② 위험회피(harm avoidance)

위험하거나 혐오스러운 자극에 접하면 행동이 억제되고 위축되는 유전적인 경향을 의미하며 처벌, 위험이 예상될 때 이를 회피하기 위해 행동이 억제되며 이전에 하던 행동을 중단하는 성향을 보인다.

장점으로는 위험이 예상되는 상황에서 조심스럽게 미리 세심한 대비를 하기 때문에 위험이 실제로 나타날 때 사전 계획과 준비가 큰 도움이 된다. 단점으로는 위험이 현실적이지 않을 때에도 불필요한 걱정을 지속한다는 점이다.

소음인에서 일반적으로 높게 나오는 특징이 있다.

충분하게 생각한 이후에 행동으로 이어지는 유형이기 때문에, 그 특징을 이해하고 이를 장점으로 활용하는 것이 필요하다.

③ 사회적 민감성(reward dependence)

따뜻한 사회적 애착을 이루기 위해 사회적 보상 신호에 민감하게 반응하는 유전적인 경향을 의미한다. 사회적 보상 신호(타인의 칭찬, 찡그림 등)와 타인의 감정(기쁨, 슬픔, 분노, 고통 등)을 민감하게 파악하고, 이에 따라 정서반응이나 행동반응이 달라진다. 사회적 애착에 대한 의존성에서 개인차를 의미하는데, 이는 사회적 보상 신호와 타인의 감정에 대한 민감성에서의 개인차로 달리 말할 수 있다.

감성적 호소로부터 독립성을 유지할 수 있기 때문에, 남을 기쁘게 하기 위해서 혹은 소망적 사고에 의해서 현실을 이탈하지 않고 객관적인 견해를 유지할 수 있는 것이 장점이며, 단점으로는 사회적 분리 성향으로 자신에게 유익한 사회적 친분을 맺는데 방해가 될 수 있다.

체질적인 특성이 두드러진 항목은 아니다. 그렇지만, 기본적으로 다른 사람과 잘 어울리는지에 대한 평가이기 때문에 태음인이나 소양인의 경우에서 더 높은 점수가 나올 가능성이 많다.

사회적 민감성 역시 다른 사람과의 어울림 정도를 평가하는 것이기 때문에, 높은가 낮은가가 긍정, 부정의 의미는 아니며, 그 사람의 특성을 고려하여 그런 특성을 장점으로 활용하는 것이 상담의 주제가 된다.

④ 인내력(persistence)

지속적 강화가 없더라도 한 번 보상된 행동을 일정한 시간 동안 꾸준히 지속하려는 유전적 경향성을 의미한다.

보상이 항상 주어지지는 않지만 그 보상 확률이 안정적일 때 높은 인내력이 장점으로 작용한다. 그러나 보상이 우연적으로 주어지거나 빠르게 변하는 상황에서는 높은 인내력이 부적응적인 책략이 된다.

태음인의 특성적인 측면이 관찰되지만, 뚜렷한 연구 결과가 나오지는 않았다.

인내력이 한국의 문화에서는 장점으로 여겨지지만, 인내력 역시 긍정, 부정의 해석은 아니며, 어떤 일을 꾸준하게 밀고 나가는지, 아니면 유연성 있게 적응하는지에 대한 평가이기 때문에 자신의 특성을 이해하기 위한 척도로 상담에 활용하게 된다.

(2) 성격 척도

① 자율성(self-directedness)

자신을 '자율적 개인'으로 이해하고 동일시하는 정도를 의미하며, 자신이 '선택한' 목표와 가치를 이루기 위하여(자기결정력) 자신의 행동을 상황에 맞게 통제, 조절, 적응시키는 능력(의지력)을 시사한다.

- 자신의 선택에 대한 책임의 수용
- 목적의식과 의미 있는 목표의 추구
- 목표 추구 행동에서의 유능감과 주도성
- 자신의 한계에 대한 수용과 자존감

자율성이 높은 사람은 효율적인 사람, 자신이 선택한 목표에 맞게 자신의 행동을 조절할 능력이 있는 사람이다. 그러나 권위 있는 다른 사람으로부터 자신의 목표나 가치와 어긋나는 명령이나 지시를 받을 때, 그들의 명령에 따르기보다는 이에 도전하기 때문에 때로 다루기 힘든 반항아로 비칠 수 있다는 것이 단점이다.

성격 척도는 기본적으로 높고 낮음이 긍정적 · 부정적으로 해석된다. 자신이 이런 점에서 취약한지에 대한 검토가 상담의 기본이 된다.

자율성은 자기 주도성과 관련이 있기 때문에 의존적 상태를 극복하기 위해 어떤 행동과 노력을 할 것인지가 상담의 주제가 된다. 우울증 환자에게서 가장 많이 관찰되는 항목이다. 스스로를 가치 없는 사람, 무능한 사람으로 평가하는 사람에게 필요한 덕목이 무엇인지에 대해 상담을 진행한다.

② 연대감(cooperativeness)

자신을 '인류 혹은 사회의 통합적 한 부분'으로 이해하고 동일시하는 정도를 측정하며, 타인에 대한 수용능력 및 타인과의 동일시 능력에서의 개인차를 측정한다.

연대감은 팀워크와 조화롭고 균형 있는 관계를 이루는 데 중요한 요인이며, 연대감이 낮을 경우 또래들이나 동료들과 사회적인 관계를 이루는 데 장애가 생길 수 있다.

연대감은 다른 사람과의 관계를 어떻게 잘 유지하고 있는지를 평가하게 된다. 만약 대인관계에서 문제가 있다면, 그것이 이기심이나, 적개심이 있는지를 검토하고, 특히 다른 사람의 감정에 공감 능력이 어떤지에 대한 상담을 진행한다.

③ 자기초월(self-transcendence)

자신을 '우주의 통합적 한 부분'으로 이해하고 동일시하는 정도를 측정한다. 우주만물과 자연을 수용하고 동일시하며 이들과 일체감을 느끼는 능력에서의 개인차를 의미하며, 이러한 '우주 의식' 속에서는 자신과 타자의 구분이 줄어듦으로써 개인으로서 자신의 중요성 또한 줄어들게 된다.

자기초월이 잘 형성된 경우 인간이 피할 수 없는 고통이나 죽음에 직면했을 때 큰 적응적 장점이 있으나, 물질적인 부와 힘을 획득하는 데 방해가 되는 순진한 마술적 사고와 주관적 이상주의에 빠진 사람으로 보일 수도 있다.

연대감이 대인관계에 한정된다면 자기초월은 대인관계뿐 아니라, 자연이나 종교, 그리고 사상이나 철학에 대하여 수용성이 어느 정도인지를 평가하게 된다. 상담을 진행할 때 나 아닌 다른 무엇인가에 지나치게 경색되어 있지는 않은지 검토하고 흔한 말로 오픈마인드의 여유를 갖도록 한다.

3) 검사 해석

(1) 프로파일 해석 순서

① 개별척도의 해석

7개 기질 및 성격 척도 점수 각각에 대한 개별적 해석을 한다.

② 기질유형(temperament type)의 해석

4개의 기질 차원 중 인내력을 제외한 3가지 기질 차원(자극추구, 위험회피, 사회적 민감성)의 상호작용 관점에서 해석한다. 한 개인의 고유한 행동양식의 기술이 가능하나, 그 양식의 성숙 혹은 미성숙까지 예측하지는 못한다.

③ 성격척도와 기질유형의 연계 해석

3개의 성격 차원 중 특히 자율성과 연대감 차원의 발달 정도를 평가하여 해석한다. 성격발달 정도가 기질유형에 미치는 조절적 영향을 이해할 수 있으며 앞서 기질유형의 행동양식이 성숙된 양상으로 나타날지 미성숙한 양상으로 나타날지를 판단할 수 있다.

④ 성격유형(character type)의 해석

3개의 성격 척도(자율성, 연대감, 자기초월)를 상호작용 관점에서 해석한다. 사회적 관계 및 생활에서 개인의 성숙도와 행동양식을 알 수 있다.

해석 시 고려 점은 다음과 같다.

- 한 차원에서의 점수가 평균에서 많이 이탈할수록(점수가 극단적일수록), 관련된 정서 및 행동반응이 시간에 걸쳐 더 일관적이다. 평균에서 많이 이탈된 점수를 보이는 사람일수록 상황에 관계없이 더 전형적인 반응을 보이며, 평균에 가까운 점수를 보일수록 상황에 따라 반응이 달라진다.
- 한 차원에서의 점수가 평균에서 많이 이탈할수록, 관련된 정서 및 행동반응이 시간에 걸쳐 더 안정적이다. 점수가 극단적인 사람일수록 재검사 신뢰도가 높고, 유형 분류 또한 안정적으로 나타난다.
- 한 차원에서의 점수가 평균에서 많이 이탈할수록, 관련된 정서 및 행동반응이 더 강하게 나타난다.

표 5-3. 유형 분류를 위한 분할점

구분	T점수 범위	백분위점수 범위	비율
High(높음)	$55<T$	$70<P$	30%
Medium(중간)	$45\leq T\leq 55$	$30\leq P\leq 70$	40%
Low(낮음)	$T<45$	$P<30$	30%

⑤ 성격유형의 평가

성격의 성숙도는 성격척도 점수에 기초하여 판단한다. 자율성 및 연대감 점수가 개인 행동이 적응적인지 아닌지를 결정하고, 기질유형은 행동양식을 결정한다. 먼저 자율성, 연대감 점수에 기초하여 개인 성숙도와 성격장애 가능성을 평가하고, 성격장애가 의심된다면 개인 기질 유형을 통해 성격장애의 하위유형을 평가한다. 자율성 및 연대감 모두 30점 미만이거나, 자율성과 연대감의 합산이 30점 미만일 경우, 적응상 어려움을 보이고 미성숙하며 성격장애를 보일 가능성이 높다고 평가된다.

4) 한의학 임상에서의 활용 현황

(1) 사상체질적 관점

사상체질에서는 체질별 성정의 차이가 존재한다고 한다. TCI에서도 비교적 일관성 있는 결과를 보이고 있어 체질 판단 및 상담 도구로 활용가능성이 높다. 특히 선천적으로 타고 난다는 기질에서 체질별 유의한 차이가 나타나며, 성격에서는 차이가 나타나지 않아 TCI 이론과도 일치하는 경향을 보인다.

소양인은 자극추구척도가 비교적 높으며, 소음인은 위험회피 척도가 높은 결과를 보인다. 사회적 민감성 척도에서는 소양인이 높은 편으로 나타난다.[33, 34]

상담 장면에서는 스스로의 성격적 특징과 체질적 특징의 일치점과 차이점을 알아가는 과정에서 도구로 사용될 수 있다. 실제로 환자들은 스스로의 성격을 잘 알고 있다고 하지만 본인이 지향하는 성격과 본인의 실제 성격과 혼동되는 사례도 많기 때문에 설문검사를 통해 본인의 타고난 기질을 이해하고 받아들이는 과정이 필요하다. 체질의학에서는 무슨 체질인지가 중요하다기보다 타고난 체질에서 어떻게 건강하고 성숙될 것인지가 중요하다. 이러한 과정에서 TCI는 효과적인 상담 도구로 사용될 수 있다.

(2) 질환별 특성

주요우울장애 환자들은 정상인에 비하여 위험회피 척도가 높게 나타나며, 위험회피 척도가 높게 나타나는 것은 우울증상과 높은 연관성이 있다.

한방신경정신과 내원 환자들의 TCI 결과를 분석하였을 때, 위험회피가 높고 자율성이 낮은 유형이 많이 나타났다. 이러한 환자군은 걱정이 많고 부정적이며 불안이 높고, 자신감 부족 및 자신에게 닥친 문제를 자율적으로 해결하는 능력이 저하되어 질환을 유발하는 것으로 추정된다.

화병 환자들은 사회적 민감성이 높고 자기초월이 높은 특징을 보인다. 이는 화병 환자들이 화를 참아내고, 주변사람들을 생각하며 희생적인 삶을 사려는 태도와 관련이 있

---

33 강문수 외. 성격검사 및 신경심리검사를 이용한 사상체질간 성격 및 인지 특성 연구. 동의신경정신과학회지. 2015; 26(2): 131-142.

34 Park SH et al. Temperament and character profiles of Sasang typology in an adult clinical sample.Evid Based Complement Alternat Med. 2011: 1-7.

으며, 종교나 운명론에 빠져드는 것과 관련지어 설명할 수 있다.[35]

(3) 한의학적 접근

TCI의 성격 척도는 정신적 · 사회적 건강과 웰빙수준을 판단할 수 있는 지표이다. 변하지 않는 기질 척도와 달리 성격 척도는 수양 및 학습에 의해 발달할 수 있다. 이는 과거 동양에서 인 · 의 · 예 · 지라는 인성의 개발과 깨우침, 양생법 등을 중요시하며 수양했던 것과 연관 지어 생각할 수 있다.[36]

특히 TCI의 자율성과 연대감은 정신적 건강과 사회적 건강의 핵심이라고도 볼 수 있다. 지속적인 스트레스 상황에 놓여 있거나, 과거 트라우마로 인해 성격척도가 낮은 상태로 지속되어 있다면 높이려는 노력이 필요하다. 상담 과정에서 동양학의 화두를 통해 환자가 새로운 관점을 획득하거나 자신의 틀을 깨고 나오도록 하며, 일상생활에서도 관심을 갖고 점차 키워나가도록 한다.

이렇듯 한의학 임상에서는 TCI를 단순한 성격검사 외에도 사상의학, 질환, 양생 등 다양한 방면에서 적용하고 응용할 수 있다. 한의학적 상담에서 TCI는 효과적인 평가 도구이며, 상담의 소재이며, 환자에게 성숙과 성장의 목표점을 짚어주는 지표적 효용성이 있다. 환자는 TCI를 통하여 본인의 기질과 성격, 성숙에 대해 이해하고 스스로를 더욱 깊이 받아들일 수 있다.

5) 상담에서의 활용

(1) 사례 F: 오랜 스트레스 후에 무감각해진 중년 여성

환자 F는 오래된 무기력증으로 기운이 없고 울적한 기분이 들 때가 있다며 한의원을 내원하였다. 우울증을 염두에 두며 기질 및 성격적인 요인도 의심하여 TCI를 실시하였다.

본 환자의 TCI 검사 결과 기질척도의 백분위 점수에서 자극 추구는 31로 중간 범위에 들었으나 위험회피와 사회적민감성이 100으로 높았으며, 인내력은 27로 낮아 수동-회피적 유형으로 분류되었다. 성격척도에서는 백분위 점수에서 자율성이 0으로 낮았고, 연대감은 93으로 높았으며, 자기초월은 62로 중간 범위에 해당되어 복종적인 유형으로 분류되었다.

이 검사 결과를 바탕으로 상담치료를 시행하였으며, 주로 기질적으로 타인에 의해 지

35 김상영 외. 기질 및 성격검사(TCI)에 나타난 한방신경정신과 환자의 전반적 특성 및 화병 환자의 특성. 동의신경정신과학회지. 2012; 23(4): 107-121.

36 이수진 외. 기질 및 성격검사의 통합 의학적 활용. 동의신경정신과학회지. 2014; 25(3): 213-224.

나치게 영향을 받는 부분을 지적하고, 타인 위주의 삶의 방식을 본인 위주로 전환할 방안에 대해 논의하였다. 환자는 젊었을 때는 불안하거나 걱정이 되어도 어느 정도 극복하고 관심을 돌리는 방식으로 대처할 수 있었는데 점차 누적되는 느낌을 받았다고 한다. 그 과정에서 가족, 직장 측면에서 과도하게 타인의 반응을 걱정하는 태도가 있었고, 이러한 일들이 반복되다보니 어느 순간부터 모든 것이 귀찮고 관심이 없어졌다고 하였다. 환자에게 타고난 기질에 대해 설명하였으며 환자도 이를 동의하는 과정에서 자신의 기질에서 좋은 점에 대해 생각하게 되었다. 또한 일상에서 중요한 결정 사항을 본인이 원하는 점을 기준으로 스스로 결정하도록 점차적으로 자율성을 높이고 무기력을 극복할 수 있도록 도왔다.

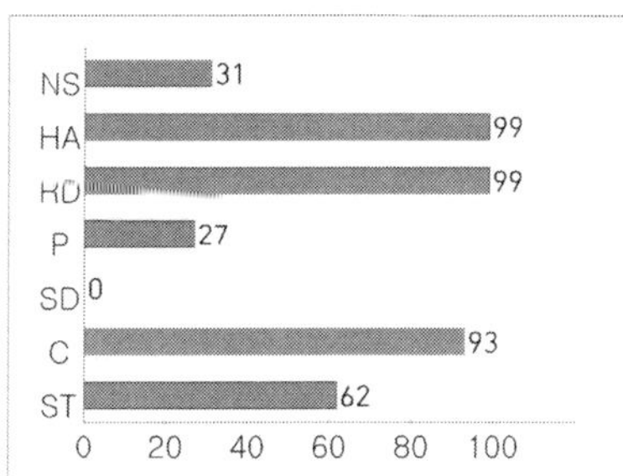

그림 5-3. 사례 F의 TCI 결과표

(2) 사례 I: 암 진단 이후의 불안감으로 벗어나지 못하는 30대의 여성

환자 I는 암 진단을 받은 이후 불안감이 극도로 높아진 환자이다. 치료 경과는 양호하다고 들었으나 불안감과 근원 없는 걱정이 지속되어 한의원을 내원하였다.

본 환자의 TCI 결과는 기질척도의 백분위 점수에서 자극 추구가 8, 사회적 민감성이 7, 인내력이 21로 낮았고, 위험 회피가 100으로 높아서 꼼꼼함–강박성 유형으로 분류되었다. 성격척도에서는 자율성이 낮은 타입으로 분류되었다. 실제로 환자는 평소에도 걱정과 염려가 많은 성격으로 조심스러운 편이었는데 암 진단 및 치료 이후 부정적인 생각이 지속되며 불안이 높아진 사례이다. 자율성이 낮은 편이어서 치료과정에서 스스로 결정하거나 책임지는 것을 어려워하고 주변 환경을 탓하는 방향으로 진행되어 스스로도 힘들었다고 한다.

이 검사 결과를 바탕으로 상담치료를 시행하였으며, 환자의 불안에 대해 보다 명확하게 규정하는 시간을 갖고 전문가의 소견을 통해 불안감이 과도한 걱정임을 인식하는 세션을 가졌다. 또한 심리적 유연성과 자기 주도적 측면에서 문제를 해결하는 방안에 대해 논의하고 생활습관 변화를 통해 자율성을 높이도록 하였다. 자율성은 낮지만 연대감이 낮지 않아 가족 및 환우 등 주변 사람들과의 관계를 통해 지지를 얻을 수 있도록 하였다.

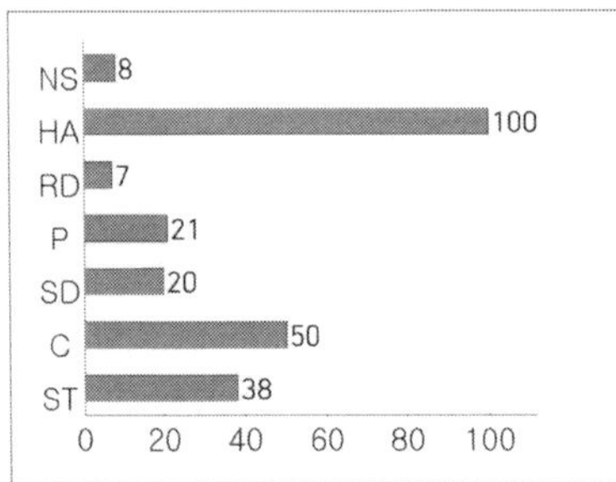

그림 5-4. 사례 I의 TCI 결과물

(3) 사례 R: 성생활이 어려운 50대 남자

환자 R은 성생활이 어려워 한의원을 내원한 환자이다. 성기능은 심리적인 요인과도 관련이 있어 환자의 기질과 성격을 파악하고자 TCI를 시행하였다.

본 환자의 TCI 결과는 자극 추구가 95, 위험회피가 85, 사회적 민감성이 92로 높은 편이며, 예민한–수동 공격적 유형으로 분류되었다. 자극추구와 위험회피가 둘 다 높은 경우는 하고자 하는 욕구도 많고, 그에 따라 걱정되는 불안이 함께 동반되기 때문에 내적 갈등이 쉽게 생기고 지치기 쉬운 기질이다. 성격척도에서 자율성이 56, 연대감이 61, 자기초월이 60으로 어느 정도 성숙된 인격을 보였다.

본 환자는 중년으로 접어들며 앞으로의 생애전환기에 대한 고민이 지속되었다고 한다. 새로운 일에 끌리면서도 걱정이 동반되어 불안 및 피로가 높아지다 보니 정서적으로 불안한 것이 성생활에 영향을 미친 것으로 생각된다. 이에 대해 환자와 함께 타고난 기질과 성격에 대해 논의하고 안정을 회복하는 방안을 논의하였다. 특히 본 환자의 기질을 장점으로 이끌어나가고, 과도한 노력을 하다가 탈진으로 이어지지 않도록 스스로의 생활을 관리할 수 있도록 상담하였다.

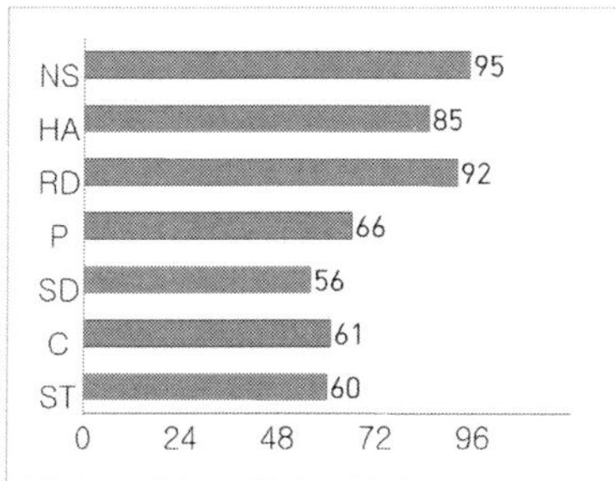

그림 5-5. 사례 R의 TCI 결과물

2. 연관된 기타 검사

1) 아이젱크 성격검사(Korean version Eyscenck Personality Questionaire, K-EPQ)

Eysenck 부부가 제작한 것으로 정신병적 경향성, 외향성-내향성, 신경증적 경향성, 허위성(사회적 욕망성)같은 네 가지 주요 성격 차원적 요인과 중독성, 범죄성을 포함해 6가지의 성격 특성을 측정하는 검사이다.

연구 결과로는 태음인과 소양인이 소음인에 비해 외향성이 높은 것으로 나타났으며, 소음인이 소양인에 비해 허위성 척도가 높은 것으로 나타났다.[37]

2) Big 5 성격 요인 검사

인간의 성격을 묘사하는 데 사용되는 5개의 차원의 모델을 5요인 모델이라고 한다. 이러한 5요인(정서적 안정성 · 외향성 · 개방성 · 우호성 · 성실성)을 기반으로 사람의 성격특성을 설명하는 검사이다. 본 검사를 통해 학업, 적성, 진로에 관해 연구한 결과들이 있다.[38]

3) MBTI

Myers와 Briggs가 융의 심리 유형론을 토대로 고안한 자기보고식 성격 유형 검사 도구이다. 시행이 쉽고 간편하여 널리 사용된다. 외향—내향, 감각—직관, 사고—감정, 판단—인식 지표를 통해 16가지 성격 유형을 설명하며 성격적 특성과 행동의 관계를 이해

---

37 성원영 외. 아이젱크 성격검사와 기질 및 성격검사를 통한 사상체질 특성 연구. 동의신경정신과학회지. 2012; 23(4): 95-105.

38 하대현 외. 5요인 성격검사의 개발 및 학업, 적응, 진로 관련 준거와의 관계. 교육심리연구. 2008; 22(3): 609-629.

하도록 돕는다. MBTI의 16가지 성격 유형들은 각각 특성과 장단점이 있어 집단 혹은 대인관계에서 보이는 특징들에 대해 연구되어 있다.[39, 40] 또한 명상프로그램을 시행할 때 심리 유형별 변화를 보고자 할 때도 사용한다.[41]

4) 사상성격검사(Sasang Personality Questionnaire, SPQ)

사상성격검사는 사상의학적 성격 특성을 측정하는 14문항 설문검사이다. 행동(behavior), 정서(emotion), 인지(cognition)라는 세 가지 척도로 구성되어 있다. 기존의 사상체질검사 자가보고형식의 설문지인 QSCC II, 사상체질의학 전문의에 의한 체질진단으로 임상 타당화 연구를 거쳤다.[42] TCI, SCL-90-R과도 함께 연구되어 사상체질별 성격 특성을 알아보는 데 사용할 수 있다.

---

39 유정이. MBTI 를 통해서 본 직장인의 스트레스와 스트레스 대처방식. 한국심리유형학회지. 1999; 6(1): 107-120.

40 이선희. 부부의 MBTI 성격유형의 유사성과 의사소통 및 결혼 만족도의 관계. 가톨릭대학교 학위논문. 2000.

41 김근우 외. 명상프로그램(α version) 시행 전 후의 심리유형별 HRV 변화 연구. 동의신경정신과학회지. 2015; 26(2): 89-102.

42 장은수 외. 사상성격검사(SPQ)의 임상 타당화 연구. 동의신경정신과학회지. 2012; 23(3): 23-32.

더 읽을거리

[책] MBTI 내 성격은 내가 디자인한다. 조성환. 부글북스. 2009.

MBTI의 기본 4가지 성향과 기질, 성격 유형에 대해 기본부터 설명하고 있다. 성격유형에 대해 쉽고 명확하게 설명하며 유형 별 행동, 유명인의 유형들에 대해 기술하고 있다.

성격유형의 장점과 단점, 반대되는 유형에 대한 이해와 보완 등을 서술하고 있어 MBTI에 대해 기본적인 이해를 하는 데에 도움이 된다.

[책] MBTI와 나의 가족이해. 김정택. 한국심리검사연구소. 1994.

MBTI 유형들이 가족관계에서 서로를 이해하고, 상호작용하는 사례들로 구성되어 있다. 단순한 이론과 유형으로 나뉘는 것에서 한 단계 발전해, 각각의 살아 있는 유형들로 상호작용하는 모습들을 보여줘 이해하기 쉽다.

특히 가족관계로 인해 갈등을 겪는 사람들에게 도움이 되며 나와 타인에 대해 깊이 있는 이해를 할 수 있다.

TCI 한국판은 (주)마음사랑에서 교육을 통과한 사람에 한해 구매할 수 있다. 구매를 위해서는 교육을 이수해야하는데 TCI에 관해 심도 있는 이해를 원한다면 해당 매뉴얼을 구매하여 읽어볼 것을 권한다. 매뉴얼에는 TCI 검사의 이론과 발전 배경이 상세히 나타나 있으며, 기질척도와 성격척도의 높고 낮음에 따른 조합별 성격 유형이 자세하여 개인을 판단하고 이해하는 데에 도움이 된다.

MBTI는 광범위하게 사용되고 있는 설문검사여서 관련 책도 다양하게 출판되어 있으며 교육도 많다. 전문자격교육을 받고자 한다면 한국MBTI연구소에서 교육을 받을 수 있다.

6. 한의학 특화 상담

한의학 상담의 과정을 순차적으로 밟아가면서 치유에 이르는 방법이 있다면, 특별한 목적을 가지고 상담을 진행할 수도 있다. 각각의 방법들은 환자의 요구에 맞춘 상담이며, 특정한 목적의 상담을 진행하게 된다.
한의학 특화 상담은 다른 분야의 상담과는 달리 한의학적 특성을 충분히 반영한 상담으로 여러 다른 분야의 지혜를 포함하고는 있지만, 한의학에서 궁극적으로 제시하는 의도가 들어 있다.
한의학 특화 상담은 4회기, 8회기 혹은 단회기로 진행될 수 있으며, 한 가지에 집중하여 상담을 진행함으로써 프로그램화하여 상담의 집중도를 높인다.

“
목적을 정하고 작정하고 상담하기
”

6-1. 체질 상담

한의원을 방문하는 사람들 중에 체질에 대해 관심이 있는 분들이 많다. 대부분은 자신의 체질을 알아서 일상에서 체질에 맞는 생활을 하는 것이 건강에 좋다는 생각에서 방문하는데, 간혹 체질의 차이에 따라 사람들 사이에 갈등이 생길 수 있거나, 심지어 궁합도 다를 것이라는 궁금함에서 한의원을 찾기도 한다. 그렇지만 체질을 알아가는 작업을 통해 자신이 어떤 삶을 살아야 할지에 대한 의미를 찾는다든가, 더 한층 성숙된 인격을 만들겠다고 체질을 상담하는 사람은 거의 없다. 실제로 체질과 같은 유형론에 대한 상담의 가장 중요한 목표가 그 사람의 특성을 이해함으로써 개인적인 성장을 도모하는 것인데, 아직 체질이 그런 목표의 상담으로 활용되고 있지는 못하다.

체질이 기본적으로 그 사람의 체질적 특성을 알고자 하는 것이기 때문에 체질의 판단은 심리학의 입장에서 보면 자신이 어떤 유형에 속하는지를 판단하는 작업이다. 그리고 이렇게 자신이 어떤 유형에 속하는지를 알면 자신에 대한 이해의 폭을 넓힐 수도 있고, 자신의 장점과 단점, 때로는 이를 활용해서 어떤 직업을 얻는 것이 좋을지에 대해 알아갈 수 있으며, 더 나아가 성숙된 인간으로 나갈 수 있다. 또 자기 체질에 국한되지 않고, 주변 사람의 체질도 알면, 그만큼 다른 사람을 이해함으로써 갈등을 줄이고, 궁극적으로는 인간에 대한 이해를 넓힐 수 있다.

사상의학의 기본적인 질병관은 '사람의 질병은 타고난 성정의 치우침과 이를 조절하지 못한 몸과 마음의 불균형에서 비롯된다'이다. 즉 사상의학은 인간의 치우쳐 타고난 성정(性情)과 사단(四端)을 규명하고 이것에 조화가 깨어졌을 때, 그 부조화의 원인을 찾아 취약점을 극복하고, 장점을 활용하여 온전한 건강 상태를 만드는 것을 목표로 한다.

이렇게 자신의 체질을 알고, 그 체질의 특성을 이해하며, 그 체질의 장·단점과 자신의 생활을 비교하고, 어떤 삶을 살아가는 것이 좋은지를 아는 것이 체질 상담의 1차 목표이고, 이후에 주위 사람들의 체질도 알아봄으로써 현재 가지고 있는 갈등의 해소와 다른 사람에 대한 이해를 넓혀서 자신이 원하는 생활을 해 나가는 것이 2차 목표라고 할 수 있다. 그리고 궁극적으로는 자신의 생활을 점검하고, 문제가 되는 습관이나 태도를 수정하고, 필요 시 자신에게 맞는 생활습관을 실천하고, 또 적절한 약물을 복용함으로써 건강 역시 담보하게 된다.

1.체질상담의 목적

① 자신의 체질을 알고 체질에 맞는 생활을 하는 것

② 자신의 체질이 원래 고유의 모습을 간직하고 있는지, 혹은 변형되었는지를 아는 것

③ 자신이 원래 타고난 우월 기능을 이해하고 이를 활용하는 것

④ 자기 체질의 열등기능인 취약성을 이해하고 이를 극복하기 위해 어떤 노력이 필요한지를 아는 것

⑤ 다른 사람의 체질을 이해하고, 갈등의 원인을 체질적 관점에서 알아보고 생각과 행동을 수정함으로써 갈등을 극복하고 바람직한 인간관계를 만드는 것

⑥ 궁극적으로 자기 분석을 통해 자신을 성숙시키는 것

2. 체질 상담의 절차

1) 1회기: 체질에 대하여 이해하기

(1) 목표

생활에서 자신의 모습을 관찰하여 자신의 생활 가운데 체질적 특성을 도출해 냄으로써 자신의 체질을 이해하기

(2) 방법:

① 사람마다 고유의 특성이 있고, 이 특성은 각기 다른 측면이 있음을 이해한다.

— 심지어 형제라고 하여도 성격에 차이가 있다는 것을 확인한다.

② 일상에서 자신이 다른 사람과 어떤 다른 특성을 가지고 있는지 알아본다.

• 내향적인가, 외향적인가?
  - 관심 방향의 차이를 알아본다.
  - 외향은 외부, 혹은 객관적인 것에 대한 관심이고, 내향은 내부, 혹은 주관적인 것에 대한 관심으로 그 편차를 아는 것이다.
  - 이러한 기준에 따라 양인과 음인이 나눠진다. 외향적 경향은 양인, 내향적 경향은 음인이다.

• 자극에 대하여 민감하게 반응하는가, 아니면 경험을 한 이후에 알게 되는가?
  - 외부 자극에 얼마만큼의 저항력 혹은 역치를 가지고 있는가?
  - 조그만 자극에 쉽게 반응한는가, 혹은 자신이 직접 경험하고 느껴야 받아들이

는가?

— 이러한 기준에 따라 대인(태인)과 소인이 분류된다.

• 자신의 생각이 몸에 더 편중되어 있는가? 아니면 마음이나 정신에 더 편중되어 있는가?

— 생각이 먼저인가, 혹은 행동이 앞서는가?

• 평소에 가장 쉽게 앓는 증상은 무엇인가, 혹은 늘 달고 있는 증상은 무엇인가?

— 자신이 가지고 있는 흔한 증상은 무엇인가?

• 자신이 가지고 있는 강점은 무엇인가, 일처리를 어떻게 하는가?

— 일을 독특하게, 빠르게, 넓게, 깊게 처리하는지?

• 네 가지의 특성(직관, 감정, 감각, 사고)과 체질과의 관련성 이해하기

— 직관: 본능적인 파악 기능으로 태양인에게 우월하다.

— 감정: 쾌 · 불쾌를 기본으로 하여 전체적인 상황을 평가하는 기능으로 소양인에게 우월하다.

— 감각: 물리적 자극에 대하여 인식하는 기능으로 태음인에게 우월하다.

— 사고: 관념 내용을 고유 법칙에 따라 연관시키는 기능으로 소음인에세 우월하다.

③ 자신의 일상생활에서 나타나는 체질의 모습을 점검해 본다.

— 일상생활에서 어떤 특성이 그런 체질이라는 근거에 대해 생각해본다.

— 그러한 근거 리스트를 만들어 본다.

④ 자신이 어떤 체질인지에 가설을 세운다.

— "나의 ________한 특성에 기초하여 나는 ________체질로 판단된다."

(3) 질문:

"성격은 어떠신가요? 다른 사람들과 차이가 있나요?"

"일처리를 어떻게 하시나요? 상사로부터 일이 주어지면, 뭔가 독특하게 하려고 하시나요? 빨리 하시려고 하나요? 자료를 많이 준비하나요? 아니면 잘 정리해서 제출하려고 하나요?"

"어떤 상황에서 화가 나시나요? 불의를 보면 화가 나나요? 누군가 나의 영역을 침범하거나 손해를 입히면 화가 나나요?"

(4) 과제

자신에게 제시된 체질에 관심을 두고 일상생활에서의 모습을 비교해 본다. 그리고 일상생활에서 첫 번째 내렸던 자신의 체질과 일상생활이 일치하는지 않으면, 다른 체질의 특성을 더 많이 가지고 있는지 검토한다.

표 6-1. 사상인의 특성

	태양인	소양인	태음인	소음인
유형(융)	외향적 직관형	외향적 감정형	내향적 감각형	내향적 사고형
본성	인	의	예	지
호선	천시	세회	인륜	지방
오악	교우	사무	거처	당여

※ 호선(好善): 각자 타고난 재주. 개인 차원에서 지니고 있는 재주. 원래 잘 타고난 우월기능
※ 오악(惡惡): 인간이 타고난 '제2기능'이 살면서 모진 상황에 처했을 때 자신을 보호하기 위한 재주
※ 천시(天時): 직관. 흐름을 파악하는 능력. 무의식적 본능적
※ 세회(世會): 감정. 순간 순간 변화하는 것을 파악하는 능력
※ 인륜(人倫): 감각. 사람의 도리. 겪은 것을 잘 기억하는 능력
※ 지방(地方): 사고. 합리적 사고 능력. 몰입
※ 교우(交遇): 태양인이 두 번째 우월 기능인 소양기를 발휘. 오악 상황에서 사람들과 친해지는 능력
※ 사무(事務): 소양인이 두 번째 우월 기능인 태양기를 발휘. 옳고 그름을 가리는 능력으로 시비에서 벗어나고 책임을 모면하려 할 때 발휘
※ 거처(居處): 태음인이 두 번째 우월 기능인 소음기를 발휘. 익숙한 것이 머물러 있으려는 태도
※ 당여(黨與): 소음인이 두 번째 우월 기능인 태음기를 발휘. 편을 나누어 무리를 지키려는 태도

2) 2회기: 변형된 체질에 대한 검토

(1) 목표

자신의 원래 모습으로 살고 있는지 아니면 스트레스나 여러 환경적 문제로 인하여 다른 모습으로 살고 있는지를 검토하고 이것이 체질에 어떤 영향을 미치는지에 알아본다.

(2) 방법

① 1주일 동안 가설로 설정한 자신의 체질에 대해 일상생활에서 어떻게 적용되는지 검토하고, 가설이 맞는지 혹은 다른 점이 있는지 논의한다.

- 생각했던 자신의 체질과 자신의 생활이 일치하는지, 어떤 경우에 차이가 나는지를 검토한다.

— 일상생활의 사례를 검토하여 체질과 연관하여 잘 어울리는지 상담한다.
— 체질과 맞는 일상생활의 사례를 검토한다.
— 체질과 맞지 않은 일상생활의 사례를 검토한다.

② 자신의 성격이 바뀐 경험이 있는지에 대하여 알아본다.

• 성격이 바뀐 사건이 있는지, 바뀐 성격이나 태도가 자신에게 더 맞는지, 아니면 힘든지?
  — 성격이 바뀔 만한 사건이 있는지, 그리고 어떻게 바뀌었는지 검토한다.
  — 바뀐 성격이나 태도가 일상생활을 하는 데 문제가 없는지?
  — 바뀐 성격이나 태도가 자신에게 어떤 도움을 주었는지?

③ 스트레스를 받으면 어떤 행동을 하는지, 자신의 원래 모습과는 다르게 행동하는지에 대하여 알아본다.

• 스트레스를 받으면 가장 먼저 나타나는 반응은 무엇인지 알아본다.
  — 화가 난 경우, 자신의 행동에 대하여 설명하고, 이를 체질과 연관시켜 본다.
  — 스트레스를 빨리 풀어버리는지, 오랜 기간 기억하는지, 혹은 자신의 논리에 맞춰 스트레스를 재평가하는지 알아본다.

④ 달라지는 모습으로 두 가지 이상의 체질이 섞여 있다고 생각을 한다면 두 가지 체질에 대하여 정리를 해 보고, 어떤 체질이 자신에게 더 편안한지 알아본다.

• 자신의 체질에 두 가지 체질이 섞여있는지 알아본다.
  — 자신이 한 가지 체질이 아니고, 두 가지 혹은 그 이상의 체질적 특성을 가지고 있다면, 그것은 무엇이고, 그 근거가 될 수 있는 것은 무엇인가?
• 자신의 건강했던 시절의 체질과 불편했을 시절의 체질에 대해 알아본다.
  — 두 가지 혹은 그 이상의 체질 가운데, 가장 건강했던 시절에는 어떤 체질의 모습이었고, 또 힘들 때는 어떤 체질의 모습이었나?

(3) 질문

"일주일 동안 어떤 체질이라고 생각하고 생활을 하셨나요?"
"자신이 생각한 체질에 맞는 생활은 어떤 것이었죠?"
"자신이 생각한 체질과 맞는 않은 생활은 어떤 것이었죠?"

"나는 어떤 체질들이 섞여 있는 것 같나요?"

"자신의 체질대로 살면서 혹 어색하거나 불쾌하지는 않은지요?"

(4) 과제

스트레스 상황에서 자신이 어떤 태도를 취하는지를 검토한다. 특히 일상생활에서 사상의학에 근거하여 자신의 모습을 계속 관찰한다.

두 가지 체질의 모습이 관찰된다면, 어떤 모습이 자신에게 더 잘 어울리는지 평가해 본다.

표 6-2. 사상인의 기능

	태양인	소양인	태음인	소음인
우월기능	태양	소양	태음	소음
2차기능	소양	태양	소음	태음
3차기능	소음	태음	소양	태양
열등기능	태음	소음	태양	소양

※ 우월 기능: 정신의 특수기능을 중심으로 가장 분화된 기능을 의미한다. 융은 분석심리학에서 정신 기능의 유형을 사고, 감각, 감정, 직관으로 규정하였다.

사고: 주어진 관념 내용을 고유의 법칙에 따라 서로 연관시키는 정신기능이다. 판단과 연관이 있으며, 목적을 향해 방향이 정해진 사고와 주관적이며 무의식적인 원천에서 나오는 사고가 모두 포함된다.

감정: 자아와 객체 사이에서 일정한 가치(쾌 · 불쾌)를 부여하는 과정이다. 기분으로 나타날 수 있으며 주관적이고 순간적인 평가과정이다. 객관적인 상황이나 보편적 가치에 순응하여 나타나는 감정과 내적인 기준에 의하여 움직이는 감정 모두 포함된다.

감각: 물리적 자극이 인식으로 이어지는 심리기능으로 지각과 같으며 비합리적인 기능이다. 구체적 감각과 추상적 감각이 모두 포함된다.

직관: 무의식적인 방법으로 인식을 유도하는 심리기능으로 본능적인 파악이다. 주관적 직관은 무의식의 심리적 사실을 인식하는 과정이며, 객관적 직관은 지각과 인식을 통해 객관적 사실을 인식하는 것이다. 여러 가지 가능성을 알아차리고 실현 계기를 만드는 능력과 정신세계의 가능성을 촉지하는 능력 모두를 의미한다.

※ 2차 기능: 우월기능 다음으로 발달한 기능을 의미한다.

※ 3차 기능: 2차 기능 다음으로 발달한 기능을 의미하며, 역으로 열등기능보다 조금 더 발달된 기능을 의미하기도 한다.

※ 열등 기능: 정신의 4가지 기능 중 가장 미분화되고 발달되지 않은 기능을 의미한다. 서로 대극관계에 있는 기능이 우월기능과 열등기능으로 자리 잡는다. 사고와 감정이 대극 관계이며 직관과 감각이 대극관계에 놓인다. 열등기능은 주기능에 비해 발달되지 않아 무의식 속에서 맹목적이고 원시적인 모습으로 나타난다.

열등기능은 우월기능과 가장 반대의 위치에 있는데, 외향적 사고형은 내향적 감정의 양상으로 열등기능이 나타난다.

같은 체질이더라도 그 체질의 모습 그대로 드러나는 경우가 있으며, 다른 체질처럼 느껴지는 행동을 하는 경우를 만나기도 한다.

예를 들어, 소양인이라고 하여도 다른 체질의 속성이 들어나는 양상을 볼 수 있다. 소양인이면서 태음인처럼 행동하는 자신의 모습을 관찰하는 것이다.

3) 3회기: 주변 사람들과의 갈등 검토

(1) 목표

주위 사람들과 성격 차가 있는지, 때로는 갈등이 있는지 점검하고 체질이 어떤 영향을 미쳤는지 알아본다.

(2) 방법

① 자신과 가장 성격이 다르다고 생각되는 사람을 찾아본다. 그리고 무엇이 가장 다른지 알아보고, 이것이 체질과 관련이 있는지를 검토한다.

• 어떤 점이 다른 성격인지 알아본다.

— 구체적으로 각자의 성격에 대하여 이야기를 하고, 이것들과 체질과의 관련성에 대하여 알아본다.

• 다른 성격들이 서로 충돌하는지, 혹은 서로 문제없이 잘 넘어가는지 알아본다.

— 다른 성격이더라도 조화롭게 잘 넘어가는지, 혹은 갈등을 유발하는지 알아보고, 체질과의 관련성에 대하여 알아본다.

② 자신의 가족의 체질이 무엇인지 평가해 본다. 어떤 근거로 가족이 특정 체질인지를 이야기를 한다.

• 생활에서 체질을 알 수 있는 근거들을 찾아본다.

— 가족 내에서 벌어지는 일들을 이야기하면서 이것이 체질적인 차이나 같음에서 온 문제임을 알아본다.

• 가족의 가계도를 그려보고, 서로 간의 체질을 검토한다.

— 가족 내에서도 같은 체질과 다른 체질이 있음을 검토하고, 서로 간의 역학관계를 알아본다.

③ 상대방의 체질을 알면 어떤 좋은 점이 있는지를 확인한다.

• 체질을 알고 나서 어떤 점이 좋아질지 이야기를 하고, 어떤 행동을 할 것인지 논의

한다.

— 구체적으로 상대방의 어떤 행동에 자신이 어떤 행동으로 응대할 것인지를 논의한다.

(3)질문

"누구와 갈등이 있나요? 그 사람과는 어떤 문제로 갈등이 있나요? 혹 그 갈등이 성격이나 체질과도 관련이 있을까요?"

"가족 간에 서로 어떤 역학 관계가 있는지 알아보죠. 한번 가족 가계도를 그려보고, 자신과 비슷한 사람, 그리고 다른 사람을 나눠봅시다. 그리고 체질도 한번 검토해 보죠."

"이렇게 서로 다른 사람에게는 어떤 행동을 하는 것이 좋을까요? 자신이 고쳐야 할 행동이 무엇이죠?"

(4) 과제

일상 생활 도중에 갈등 장면에서 상대방과 내가 다른 모습이 있음을 알아차린다.

서로 다른 체질(혹은 같은 체질)임을 알고 나서, 자신의 행동을 어떻게 바꾸는 것이 갈등 해결이 도움이 되었는지를 확인한다.

행동의 결과를 정리하고, 다른 행동을 계획해 본다.

숙제

ㅁ가족 가계도 혹은 친구 관계 알아보기ㅁ

- 비슷한 관계 찾기
- 다른 관계 찾기
- 비슷하면서 좋은 관계?
- 비슷하면서 나쁜 관계?
- 다르면서 좋은 관계?
- 다르면서 나쁜 관계?
- 비슷한 관계에서 해야 할 행동
- 다른 관계에서 해야 할 행동

4) 4회기: 체질의 취약점을 극복하고 살아가는 방법

(1) 목표

자신이 가진 체질의 문제가 무엇인지 알고, 이를 극복하는 방법으로 박통과 독행을 수행한다.

(2) 방법

① 자신의 성격이나 기질에 취약한 점이 있는지 검토한다.

- 자신의 우월기능이 무엇인지, 열등기능이 무엇인지를 알아본다.
  - 융이 제안한 직관 · 감정 · 감각 · 사고 기능에 대해 검토하고, 자신의 우월기능과 열등기능을 알아본다.
  - 이러한 기능들을 구체적으로 관찰 가능한 일상생활 가운데서 찾아보고, 그 역학관계를 검토한다.
- 네 가지 기능 가운데 다른 기능들은 어떤 역할을 하고 있는지 알아본다.
  - 우월기능과 열등기능 이외에 2차 기능, 3차 기능에 대해 알아본다.
  - 이러한 기능들을 구체적으로 관찰 가능한 일상생활 가운데서 찾아보고, 네 가지 기능의 역학관계를 검토한다.

② 이런 취약점이 체질과 관련이 있는지 검토한다.

- 2차 기능, 3차 기능, 열등 기능이 무엇인지 알고, 이를 체질과 연계하여 검토한다.
  - 이런 기능들이 나타날 때, 자신의 고유 체질이 어떤 식으로 변형되는지 알아보고, 구체적인 사고나 행동의 변화를 검토한다.

③ 자신의 약점을 강점으로 바꿀 방법을 논의한다. 그리고 체질의학에서 설명하는 방법들이 적용될 수 있는지 검토한다.

- 약점이나 취약성을 바꾸는 방법에 무엇이 있는지 알아본다.
  - 사상의학에서 제시하는 사심과 태행, 그리고 독행과 박통에 대한 논의를 한다.
- 이런 약점이 체질적인 특성과 연관이 있는지를 알아본다.
  - 약점이나 취약성이 사심과 태행으로 나타나는지에 구체적인 행동을 점검하면서 알아본다.
- 사상의학에서 제시하는 취약성 극복 방법이 일상생활에서 어떻게 적용될 수 있는지 알아본다.

표 6-1. 사심과 태행

	태양인	소양인	태음인	소음인
태행	절심	나심	치심	탈심
독행	방략	재간	위의	식견
사심	벌심	과심	교심	긍심
박통	행검	도량	주책	경륜

※ 독행(獨行): 홀로 평생을 행하는 몸의 규율-태행(怠行, 게으름)을 극복하는 방법. 제3기능의 열등함을 극복하기 위한 차원

※ 박통(博通): 넓게 통하는 것으로 내 뜻이 적절하게 전달되는 과정으로 마음의 규율-사심(邪心, 사욕)을 극복하는 방법. 열등기능을 극복하기 위한 차원

※ 경륜(經綸): 소음인의 가장 열등기능인 감정기능. 소양기를 확충 보완하여 자신의 뜻을 올바르게 전달하는 것으로 상대방의 마음의 기분을 헤아려가면서 전함

※ 과심(侉心): 과장하려는 마음

※ 교심(驕心): 교만한 마음. 대충 갖다 붙여서 미리 판단하는 것. 한두 번의 경험으로 항상 똑같은 일이 일어날 것이라 판단하려 함

※ 긍심(矜心): 상대방의 기분이나 처지는 살피지 않고 내 식대로 하는 마음

※ 나심(懦心): 자포자기 하는 자기 연민이나 자기비하

※ 도량(度量): 자신이 본 것이나 감정 등을 객관적으로 전달하는 재주. 수치화 능력

※ 방략(方略): 태양인이 소음기를 확충하여 바르게 얻은 재주. 일을 꾀하고 해 나가는 방법과 계략

※ 벌심(伐心): 자신이 뜻대로 움직이지 않는다고 주변을 비난하고 벌하려 하는 마음

※ 식견(識見): 소음인이 태양기를 확충하여 바르게 얻은 재주. 나름의 이치를 깨닫는 것

※ 위의(威儀): 태음인이 소양기를 확충하여 바르게 얻은 재주. 자신의 생각이나 입장보다는 상대의 마음과 입장을 배려하는 과정에서 나오는 언행

※ 재간(才幹): 소양인이 태음기인 예(禮)를 원모하여 발휘되는 재주. 두루 좋게 대하는 것, 공감

※ 절심(竊心): 방략을 꾸준히 독행하기 귀찮아져서 훔치고 속여서라도 성취하고자 하는 게으름 태행

※ 주책(籌策): 태음인이 많은 경험과 시행착오를 거친 뒤에 가장 취약했던 직관적 판단력이 형성되어 나오는 언행. 일정하게 자리 잡힌 주장이나 판단력

※ 치심(侈心): 곧바로 자신을 대접해주기를 바라는 성급한 마음으로 자신을 과도하게 드러내는 태도

※ 탈심(奪心): 일일이 추론하려는 노력을 게을리 하고 고단함을 모면하기 위해 잔꾀를 부리는 것

※ 행검(行檢): 태양인이 자신의 뜻을 주변에 펼치기 위해 가장 열등기능인 태음기를 보완하여 솔선수범을 보이는 것. 일정하게 행하여 그 뜻을 전하는 것(묵묵하게 실천하는 태음기)

— 약점이나 취약성이 박통과 독행을 통하여 극복될 수 있는지 구체적인 행동 방법을 생각해 본다.

④ 취약성이 꼭 나쁜 것만은 아님을 확인한다.

- 취약성을 알고, 이데 대한 극복 방법으로의 박통과 독행을 이해하고, 이에 대한 문제를 해결하면서 진정한 성숙이 됨을 이해한다.

(3) 질문

"상황에 따라 달라지는 자신의 모습을 관찰해 보고, 특히 내가 힘들어지면 바뀌는 자신의 모습에 대하여 이야기를 해 봅시다."

"성격이나 체질에 약점이 있다면 이것을 강점으로 바꿀 수는 있을까요? 혹시 그 약점이 도리어 강점이 될 수는 있을까요?"

"약점을 강점으로 바꾸려면 어떤 노력이 필요할까요?"

(4) 과제

자신의 취약성을 바꾸는 작업을 진행하고 이로 인해 발생하는 문제점을 대하여 검토한다.

한 인간의 타고난 성정 가운데 무의식처럼 스스로 느끼고 알기 힘든 (그러나 언제고 자기 언행의 중요한 결정요소가 되는) 태행과 사심을 올바로 인지한다.

더 알아보기

□ 성격유형검사(MBTI) □

보통 태양인이 직관, 소양인이 감정, 태음인이 감각, 소음인이 사고로 각각 대표되며 사상의학에서 설명하는 각 체질의 행동 및 성격이 융의 유형론과도 매우 유사하다. 이는 동서양을 막론하고 사람의 성격과 행동에 관한 포괄적인 유형론이 의미를 가진다고 생각할 수 있다.

융의 유형론에서 발전한 성격 유형론으로는 MBTI가 있다. MBTI는 Briggs와 그의 딸인 Myers 모녀가 개발한 성격검사이다. MBTI는 외향-내향, 감각-직관, 사고-감정, 판단-인식이라는 4가지 지표를 통해 16가지 성격유형을 제시하였다. 이러한 성격 유형들은 생각 및 행동에서 각각의 특징을 나타낸다. MBTI에서는 각 성격 유형들이 만났을 때의 장점과 단점, 갈등에 대해 설명하였다. MBTI에 대해 관심을 가진다면 본인의 성격과 행동을 보다 쉽게 이해할 수 있고, 나와 다른 타인의 생각이나 행동 또한 이해하고 수용하는 것이 쉬워진다.

이렇듯 기질과 성격을 검토하면 스스로에 대해서만 아는 것이 아니라, 본인을 둘러싼 사회에 대한 이해가 높아져 체질에 대한 상담에서 큰 강점이 될 수 있다.

더 읽을거리

[책] 사상심학. 강용혁. 대성의학사. 2010.

『동의수세보원』의 사상체질을 분석심리학적으로 접근한 책이다. 체질을 단순히 가르는 것에서 벗어나 스스로의 체질을 이해하고 성숙되는 것을 추구한다.

사상의학은 의료적 차원에 국한되는 것이 아니라 치우쳐 타고난 인간을 성정을 '중용'이라는 미덕을 통해 노력해야 할 바를 가르치는 철학적 가치가 더 크다. 또한 그 타고난 내면의 치우친 마음을 바로 알고 자기가 누구인지를 깨달게 해주는 심리학 서적이자 자기수양서로도 손색이 없다.

[책] 애노희락의 심리학. 김명근. 개마고원. 2003.

체질에 대한 접근 방식을 마음씀의 방식으로 접근을 하였다. 사상의학에서 제시하는 유형론에서 특히 마음의 의미를 명확하게 함으로써 체질에 따라 마음을 다루는 방법들 제시하였다. 사상인의 정서인 애노희락을 체질에 적용하여 설명하면서 체질에 따른 약점과 그 극복방법이 설명되어 있는데, 사심의 문제를 해결하기 위한 박통, 태행의 문제를 해결하기 위한 독행이 극복 방법의 핵심 전략이다.

6-2. 감정자유기법 상담

감정자유기법은 이른바 침이 없는 침술로 불리는 치료법으로 경혈 두드리기를 통해 질병을 치료하는 에너지의학 분야의 하나이다.

이 기법에는 물리적으로 두드리기뿐 아니라 자신이 어떤 문제를 해결할 것인가에 대한 문제 확인과 목표설정, 이를 수용하고 해결하기 위한 다짐이 깃들여 있는 확언, 선택 등 상담적 요소들이 풍부하게 들어 있다. 즉 상담을 통해 치료적 목적과 진행되어야 할 방법을 알고, 이 과정에서 두드리기라는 경혈 자극이 포함되어 있다.

감정자유기법은 글자 그대로 감정에 자유를 주는 것으로, 감정이 뭉쳐서 문제가 되는 것을 풀어서 더 이상 그 감정으로부터 힘들어지지 않는 것을 1차적인 목적으로 하고, 또 그 감정에 대체되는 생각을 확립하여 더 나은 모습으로 나아가는 목적이 있다. 이렇게 감정을 다루는 치료법이기 때문에 상담은 치료 과정에서 매우 중요한 역할을 한다.

감정자유기법에서의 상담은 환자가 자신의 감정을 밖으로 드러내도록 하기 위해 시행되는데, 특히 치료자가 환자의 고통스러운 감정에 공감할 수 있느냐가 치료 시작에서 가장 중요하다. 공감을 얻는 환자는 자신의 고통을 편안한 마음으로 드러낼 수 있게 되고, 그 드러난 감정을 처리하는 것이 치료의 과정이다. 또한 드러난 감정으로부터의 고통을 대체할 생각이나 감정을 확립하게 된다.

1. 감정자유기법 상담의 목적

① 감정의 고통으로부터의 자유를 기본적인 목표로 한다.

② 자신에게 고통을 주는 감정을 수용하고 편안하게 밖으로 드러내어 의식하게 함으로써 치료가 진행되도록 한다.

③ 드러난 감정이 더는 반복하여 고통으로 이어지지 않도록 두드림을 학습하고, 스스로 할 수 있도록 한다.

④ 고통을 주었던 감정을 새로운 생각이나 감정으로 대체하도록 한다.

⑤ 감정자유기법을 익힌 이후, 스스로 자신의 감정을 조절할 수 있도록 자가 치유 방법을 익힌다.

2. 감정자유기법 상담의 절차

상담은 기본적으로 정체되어 굳어져 있는 감정을 순차적으로 풀어가는 과정을 밟기 때문에, 일반적으로 사건이나 기억을 하나씩 풀어가는 과정을 밟고 이 과정을 반복하면서 점차 핵심적이고, 더 견뎌내기, 혹은 기억해내기 싫은 감정으로 들어간다.

감정자유기법은 집단 프로그램으로 진행을 할 수 있으며, 집단 프로그램 역시 개인 상담과 같이 감정에 대하여 다루는데, 개인적이고 드러내고 싶은 감정을 건드리는 것에 어려움이 있을 수는 있지만, 집단 간의 역동을 활용하면, 개인 상담 이상의 효과를 얻을 수 있다.

아래의 4세션 프로그램은 화병 환자를 대상으로 시행되었던 내용을 기초로 하여 상담적 개입을 어떻게 할 것인지를 정리하였다.

더 알아보기

▫ 감정자유기법의 기본 과정 ▫

1. 문제를 명확하게 규정하고, 그 문제가 주는 고통을 주관적으로 평가한다.(1~10점)

2. 준비작업은 기운 바로잡기를 목적으로 시행한다.
   손날(후계혈)을 계속 두드리면서 다음과 같은 확언을 3번 되뇐다.
   "비록 나는 ~~~이 불편하지만, 그럼에도 불구하고, 나는 나 자신을 마음속 깊이 진심으로 받아들입니다."

3. 연속 두드리기를 하면서 기운을 소통한다.
   자신의 괴로움을 되뇌면서, 정수리(백회), 눈썹(찬죽), 눈가(동자료), 눈 밑(승읍), 코 밑(수구), 입술 밑(승장), 빗장뼈 밑(수부), 옆구리(대포)를 두드린다.

4. 뇌 조율 과정을 통하여 뇌의 상태를 균형 있는 안정된 상태가 되도록 한다.
   손등타점(중저)을 두드리면서 다음과 같은 방법을 시행한다.
   ① 눈을 감는다.
   ② 눈을 뜬다.
   ③ 머리를 움직이지 말고 눈을 오른쪽 아래 끝 부분을 본다.
   ④ 머리를 움직이지 말고 눈을 왼쪽 아래 끝 부분을 본다.

⑤ 머리를 움직이지 말고 눈동자를 시계방향으로 크게 돌린다.

⑥ 머리를 움직이지 말고 눈동자를 시계반대방향으로 크게 돌린다.

⑦ 좋아하는 노래를 흥얼거린다.

⑧ 1-5까지 약간 빠르게 숫자를 센다.

⑨ 좋아하는 노래를 흥얼거린다.

5. 문제의 주관적 고통을 재평가하고, 문제가 해결될 때까지 반복한다. 필요 시 대체할 생각이나 감정으로 선택 확언을 활용한다.
손날(후계)을 계속 두드리면서 다음과 같은 선택 확언을 3번 되뇐다.
"비록 내가 ~~~하지만, 나는 ㅇㅇㅇ하는 것을 선택합니다."

1) 1회기

(1)목표

현재 가지고 있는 심리 및 신체 증상에 대해 충분하게 상담을 진행하고, 이를 개선하기 위하여 감정자유기법을 수행함으로써 고통을 완화한다.

(2) 방법:

① 자신의 심리적 · 신체적 고통에 대해 충분하게 이야기를 한다.

- 자신의 고통을 편안하게 이야기하도록 하며, 그 고통에 공감하는 것이 상담 장면에서 중요하다.
  - 고통을 이야기 하면서 마음속에서 어떤 느낌이 드는지에 알아본다.
  - 자신이 가지고 있는 고통을 객관적으로 점수화할 수 있도록 한다.

② 그 고통 가운데 최근의 일로 너무 크지는 않지만 불편한 느낌이 들었던 경험을 한 가지 생각하고, 이것을 해결한다.

- 기본 과정을 수행하여 문제를 해결한다.

(확언) "비록 나는 ~~~이 불편하지만, 그럼에도 불구하고, 나는 나 자신을 마음속 깊이 진심으로 받아들입니다."

(선택 확언) "비록 나는 ~~~이 불편하지만, 그럼에도 불구하고, 나는 그 문제로 더 이상 괴

로워하지 않겠습니다."

③ 자신의 고통이 어느 정도 완화되었는지에 대해 이야기한다.

— 감정자유기법을 수행한 이후의 변화를 확인하고, 무엇이 이러한 변화에 영향을 미쳤다고 생각하는지 이야기를 나눈다.

— 변화가 없다면 어떤 문제 때문에 변화가 없는지 이야기를 나눈다.

(3)질문

"첫 세션을 진행하는 동안 고통과 불편함은 어떤 변화를 보였나요?"

"확언을 하는 동안 어떤 생각이 떠올랐나요?"

"(좋아지지 않았다면) 어떤 부분이 나와 잘 안 맞는다고 느껴졌나요?"

(4)과제

자신에게 반복적으로 일어나는 생각이나 고통에 감정자유기법을 반복 수행해 본다.

• 과제 수행에서 반복적인 문제는 시간을 정해 놓고 수행한다.

— 하루에 2회 1회당 10분 정도의 시간을 내어 반복적으로 일어나는 문제 해결을 위해 수행한다.

• 일상생활 중에 갑자기 일어나는 문제는 즉각적인 방법을 수행한다.

— 갑자기 예전 생각이 나더니 머리가 아픈 경우에 증상을 중심으로 수행한다.

2) 2회기

(1) 목표

고통을 주었던 과거의 사건을 다루면서 충분하게 상담을 진행하고, 이를 개선하기 위하여 감정자유기법을 수행함으로써 고통을 완화한다.

(2) 방법

① 현재 고통을 주는 과거의 트라우마에 대해 충분히 이야기를 한다.

• 트라우마를 편안하게 이야기할 수 있도록 하며, 그로 인한 고통에 공감하는 것이 상담 장면에서 중요하다.

— 과거의 사건을 이야기 하면서 마음속에서 어떤 느낌이 드는지 알아본다.

— 자신의 고통을 객관적으로 점수화하도록 한다.

② 과거의 경험 가운데 현재의 증상과 관련된 사건을 자세하고 생생하게 떠올릴 수 있는 것을 한 가지 정도 생각하고 이것을 해결한다.

• 기본 과정을 수행하여 문제를 해결한다.

(확언) "비록 나는 ~~~을 떠 올리면 불편하지만, 그럼에도 불구하고, 나는 나 자신을 마음 속 깊이 진심으로 받아들입니다."

(선택 확언) "비록 나는 ~~~을 떠 올리면 불편하지만, 그럼에도 불구하고, 나는 지금 바로 여기에서 나 자신을 이해하고 사랑하는 삶을 살아가겠습니다."

③ 자신의 고통이 어느 정도 완화되었는지에 대해 이야기한다.

• 감정자유기법을 수행한 이후의 변화를 확인하고, 무엇이 이러한 변화에 영향을 미쳤다고 생각하는지 이야기를 나눈다.
• 변화가 없다면 어떤 문제 때문에 변화가 없는지 이야기를 나눈다.

(3) 질문

"과거 힘들었던 일을 천천히 떠올려볼까요? 당시를 떠올릴 때 힘들었던 순간을 찾을 수 있을까요?"

"과거의 나는 어떤 말이 듣고 싶었을까요?"

(4) 과제

트라우마의 기억으로 인해 반복적으로 일어나는 생각이나 고통에 대해 감정자유기법을 반복적으로 수행해 본다.

• 과제 수행에서 반복적인 문제는 시간을 정해 놓고 수행한다.
  — 트라우마의 기억으로 인해 일어나면 반복적인 고통은 하루에 2회 1회당 10분 정도의 시간을 내어 반복 수행한다.
• 일상생활 중에 갑자기 일어나는 문제는 즉각적인 방법을 수행한다.
  — 갑자기 트라우마의 기억이 나타나면서 불안이 심해지면 즉각 수행한다.

3) 3회기

(1) 목표

과거의 경험에서 생긴 잘못된 자아상에 대해 충분하게 상담을 진행하고, 이를 개선하기 위하여 감정자유기법을 수행함으로써 고통을 완화한다.

(2) 방법

① 과거의 트라우마를 이야기하면서, 트라우마 이후에 나에게 생긴 잘못된 자아상이 있는지 충분히 이야기한다.

• 잘못 만들어진 자아상이 있는지를 탐색하면서, 그 영향으로 나타나는 고통에 공감하는 것이 상담 장면에서 중요하다.
  — 과거의 사건 이후에 자신에게 변화된 생각이나 행동이 있는지 알아본다.
  — 변화된 자아상으로 인한 고통을 객관적으로 점수화하도록 한다.

② 과거의 경험에서 스스로가 잘못되었다고 생각되는 자아상을 한 가지 정도 생각하고 이것을 해결한다.

• 기본 과정을 수행하여 문제를 해결한다.

(확언) "비록 나는 ~~~한 잘못된 생각 때문에 불편하지만, 그럼에도 불구하고, 나는 나 자신을 마음속 깊이 진심으로 받아들입니다."

(선택 확언) "비록 나는 ~~~한 잘못된 생각 때문에 불편하지만, 그럼에도 불구하고, 나는 나를 비난하지 않겠습니다."

③ 자신의 고통이 어느 정도 완화되었는지에 대해 이야기를 한다.

• 감정자유기법을 수행한 이후의 변화를 확인하고, 무엇이 이러한 생각을 바꾸는 데 영향을 미쳤다고 생각하는지 이야기를 나눈다.
• 변화가 없다면 어떤 문제 때문에 변화가 없는지 이야기를 나눈다.

(3) 질문

"그때(과거 트라우마 사건) 이후로 생각의 변화가 생겼나요? 혹은 그 이후 행동의 변화가 생긴 것이 있나요?"

"어떤 사람들은 마음속에 병이 낫지 않길 바라는 마음이 있기도 하답니다. 그런 마음이 무의식 속에서 작용하죠. 본인 마음속에도 그런 마음이 있을 수 있을까요?"

"스스로에게 반복적으로 하는 말들이 있나요? 예를 들면 나는 한심한 사람이야 멍청이야 같은 것들 말이죠."

(4) 과제

과거의 경험에서 잘못 생성된 자아상으로 인해 반복적으로 일어나는 생각이나 고통에 대해 감정자유기법을 반복 수행해 본다.

- 과제 수행에서 반복적인 문제는 시간을 정해 놓고 수행한다.
  — 자아상의 문제로 인해 일어나는 반복적인 고통은 하루에 2회 1회당 10분 정도의 시간을 내어 반복적으로 수행한다.
- 일상생활 중에 갑자기 일어나는 문제는 즉각적인 방법을 수행한다.
  — 갑자기 자아상의 변화로 인하여 자신이 초라해지는 느낌이 들면 즉각 수행한다.

4) 4회기

(1) 목표

과거로부터의 상처로 인한 고통이 어느 정도 해결된 시점인지를 확인하고, 앞으로 어떤 삶을 살아갈 것인지를 설정하고, 이를 주제로 감정자유기법을 수행함으로써 미래의 긍정적인 자신의 모습을 만들어 본다.

(2) 방법

① 감정자유기법을 수행하면서 과거의 고통에서 어느 정도 회복되었는지 충분히 이야기한다.

- 나타난 증상을 잘 다룰 수 있는지 검토한다.
- 과거의 트라우마로 인한 고통이 완화되었는지 검토한다.
- 과거의 고통 때문에 변형되었던 자신의 자아상이 긍정적으로의 변화가 가능한지 검토한다.
  — 감정자유기법을 활용하면서 얻은 효용성을 이야기하고, 그 가운데 자신에게 어떤 것이 가장 효과적이었는지를 이야기를 한다.

② 자신의 고통을 처리하면서 미래의 자신의 모습을 다루고 이를 기본으로 하여 감정 자유기법을 수행한다.

- 기본 과정을 수행하여 문제를 해결한다.

(확언) "비록 나는 ~~~아직 미래에 어떻게 살아야 할지 자신이 없지만. 그럼에도 불구하고, 나는 나 자신을 마음속 깊이 진심으로 받아들입니다."

(선택 확언) "비록 나는 ~~~ 잘 지내고 있지는 않지만, 그럼에도 불구하고, 나는 나 자신을 이해하고 사랑하는 삶을 살아가겠습니다."

③ 자신의 미래에 어느 정도 확신이 생겼는지를 이야기한다.

- 감정자유기법을 수행한 이후의 변화를 확인하고, 어떤 확신이 생겼는지 이야기를 나눈다.
- 변화가 없다면 어떤 문제 때문에 변화가 없는지 이야기를 나눈다.

(3) 질문

"요즘은 과거에 힘들었던 경험들이 어느 정도 떠오르나요? 일상 생활이 편해지고 있나요?"

"앞으로 어떤 사람이 되고싶으신가요? 목표를 향해 나아가는 과정에서 예상되는 장애물은 뭐가 있을까요?"

"(EFT 수행 후) 지금 미래를 떠올렸을 때 드는 생각이나 느낌은 어떤가요?"

(4) 과제

자신이 미래에 어떤 삶을 살아갈지를 감정자유기법을 반복적으로 수행해 본다.

- 자신의 미래 모습 과제를 수행할 때는 시간을 정해 놓고 수행한다.
  — 하루에 2회, 1회당 10분 정도의 시간을 내어 반복 수행한다.
- 일상생활 중에 자신의 미래에 대한 걱정이 생기면 즉각적인 방법을 수행한다.
  — 갑자기 미래에 대한 걱정거리가 생겨서 마음이 불안해지면 즉각 수행한다.

더 읽을거리

[책] 5분의 기적 EFT. 최인원 외. 정신세계사. 2008.

EFT의 기본 매뉴얼 북으로 EFT의 소개와 기초가 상세히 설명되어있다. 기초과정과 심화과정, 확언에 대한 내용들이 소개되어 있어 책으로도 EFT를 충분히 학습하고 시행할 수 있도록 도와준다.

EFT코리아에서는 일반인을 대상으로 워크숍을 진행하고 있으며, EFT한의학회에서는 한의사의 교육 및 진료 현장에서의 EFT 및 연구를 진행하고 있다. EFT는 상담과 한의학의 경락학설을 융합한 치료로 한의학 임상 현장에서의 활용되고 있다.

[논문] Suh JW, Chung SY, Kim SY, Lee JH, Kim JW. Anxiety and Anger Symptoms in Hwabyung Patients Improved More following 4 Weeks of the Emotional Freedom Technique Program Compared to the Progressive Muscle Relaxation Program: A Randomized Controlled Trial. Evid Based Complement Alternat Med. 2015.

[논문] 송승연, 이정환, 서진우, 권찬영, 김종우. EFT 집단치료 프로그램이 화병환자에게 미치는 영향에 대한 질적 분석. 동의신경정신과학회지. 2014.

EFT를 이용한 프로그램을 구성하여, 화병환자 27명을 대상으로 무작위 대조군연구를 시행하였으며, 치료군은 EFT를, 대조군은 점진적 근육이완법 프로그램을 4주 동안 적용하여 그 효과를 양적 및 질적으로 분석하였다. 그 결과, 치료군이 대조군에 비해 화병환자의 심리적 증상과 신체적 증상을 더 유의하게 호전되었으며, 의료진 없이도 교육받은 기술을 스스로 사용하여 자신의 스트레스나 분노를 조절하기가 쉬웠다는 것이 관찰되었다.

6-3. 마음챙김을 활용한 치유명상 상담

한의학 진료 현장에서 명상은 구체적인 수행이 아니더라도 널리 적용되고 있다. 침 치료 이후에 몸과 마음을 충분하게 이완시킨 상태에서 누워있는 장면은 명상에서 추구하는 모습과 다를 것이 없다. 호흡을 편안하게 하면서 몸과 마음을 이완시키고, 충분한 휴식을 느끼는 모습은 명상 상태에 접어든 사람의 모습과 유사하다.

다만 명상은 진료 장면에서 수동적으로 이완 상태를 만들어 놓는 것이 아니라 적극적으로, 그리고 자기 주도적으로 명상 상태를 만들어 가는 것이다. 그리고 이런 상태는 일상 장면에서 적용될 수 있어야 한다. 그렇기 때문에 다른 치료와 결부하지 않고, 명상에 대한 학습과 수행을 집중적으로 하는 것이 필요하다. 특히 한약이나 침 치료와 같이 병원에서의 의료적 만남 이후에 스스로 자신의 마음과 몸을 챙기는 방법으로 이루어질 수 있다. 또한 암 환자와 같이 장기간 치료를 받아야 하고, 자기 치유력이 치료에 결정적인 영향을 미치는 경우에 적극 활용할 필요가 있다.

MBSR은 체계적으로 명상을 학습할 뿐 아니라, 명상을 처음 배운 사람이 일상에서 수행할 수 있는 방법을 제시하고, 또 프로그램 진행과정에서 이를 충분히 익힘으로써 실제 명상이 추구하는 목적을 달성하기에 적합한 방법이다. 더구나 프로그램으로 표준화되어 있기 때문에 시술자의 편차가 크지 않고, 교육을 이수한 사람에게 비교적 안정된 효과를 관찰할 수 있다는 장점이 있다.

또한 MBSR은 명상교육에 한정된 것이 아니라, 특정 질환을 목적으로 특성화로 발전되어 우울증 환자를 위한 MBCT, 불안 환자를 위한 ACT 등이 있어, 상담적 요소를 적극 개입을 하면서 질병 치료에도 활용된다.

한의계 임상 현장에서도 명상을 충분히 활용할 수 있으며, 환자가 진료를 받을 때, 환자의 자기 치유력을 높이기 위한 방법으로 적극 활용할 수 있다. 한의학의 특징인 '기'에 대한 훈련을 명상과 결합한다면, 기를 느끼고, 또 기를 활용할 구체적인 방법을 제시한다.

명상을 진행하면서의 상담은 이러한 명상이 잘 이뤄질 수 있도록 환자를 인도하는 목적이 있다. 환자를 교육하는 것에 그치는 것이 아니라 지속적으로 상태를 확인하여 스스로가 자신의 것으로 만들도록 도와준다.

1. 치유명상 상담의 목적

① 명상에 대한 학습과 수련이 원활하게 진행될 수 있도록 한다.

② 명상을 수련하는 목표와 의미를 찾는다.

③ 명상의 목표에 한의학의 치유 목표를 이해하여 수행할 수 있도록 한다.

④ 명상을 수행하면서 긍정적인 마음을 지속적으로 가질 수 있도록 명상수행의 어려움을 공감하고, 이를 극복하는 방법을 찾는다.

⑤ 명상 프로그램을 교육받은 이후 자신의 일상생활에서 적용할 수 있도록 한다.

2. 치유명상 상담의 절차

명상은 한편으로 교육적인 측면이 있고, 또 한편으로는 수행적인 측면이 있다. 또한 치유를 목적으로 시행하는 명상 프로그램 역시 교육과 수행이 동시에 진행된다.

실제 명상을 공부하는 사람에게 시행되는 프로그램과 명상을 통해 건강을 회복하려는 목적을 가진 사람들에게 진행되는 프로그램 역시 질환에 대한 이해나 몇몇 질환 특화 프로그램을 제외하고는 대동소이하다.

상담은 명상 프로그램을 수행하면서 프로그램을 수행하는 사람들이 프로그램을 원활하게 수행하도록 도와주는 것이 기본이지만, 프로그램을 진행하면서 발생하는 여러 문제를 해결해야 하기도 한다. 명상 특히 감정적인 문제를 건드리는 자애명상이나 마음챙김에서는 감정 조절에 어려움을 겪을 때의 상담은 매우 중요한 역할을 한다. 또한 프로그램을 진행하면서 일상생활에서 명상이 원활하게 진행될 수 있도록 참여자의 환경이나 조건들을 고려하여 필요한 수행 방법을 제시해 주어야 하고, 매번 이전의 내용을 점검하여 수행의 어려운 점을 수정해 주어야 한다. 또한 프로그램을 종료하면서 프로그램 이후에 자신이 꾸준하게 수행할 명상을 선택하도록 도와주어야 한다.

명상에서의 상담은 흔히 소감나누기를 하면서 진행하는데, 명상을 수행하면서 자신의 몸과 마음에서 느꼈던 다양한 현상을 피드백함으로써 명상 시에 발생할 수 있는 오류나 부작용을 점검하고, 일상생활에서 원활하게 수행할 수 있도록 돕는다.

특히 명상이 의료 분야에서 활용될 때는, 질병에 대한 상담이 부가되며, 명상이 질병 치유에 영향을 미치는 점에 대해 상담을 진행하며, 환자로 하여금 자기 치유력을 확인하고, 또는 이를 활용할 수 있도록 돕는 것을 중요한 목표 중의 하나로 설정한다.

[수련 점검 일지]

성명:______________

시행날짜:_______ 수행명상의 종류:________ 시간:______부터______까지 장소:____ 1. 수행 중 느꼈던 심리적 특기 사항을 적으세요. 2. 수행 중 느꼈던 신체적 특기 사항을 적으세요.	3. 수행 중 자신의 몸에서 통증을 느낀 부위가 있으면 아래에 표시하거나 기록하세요. 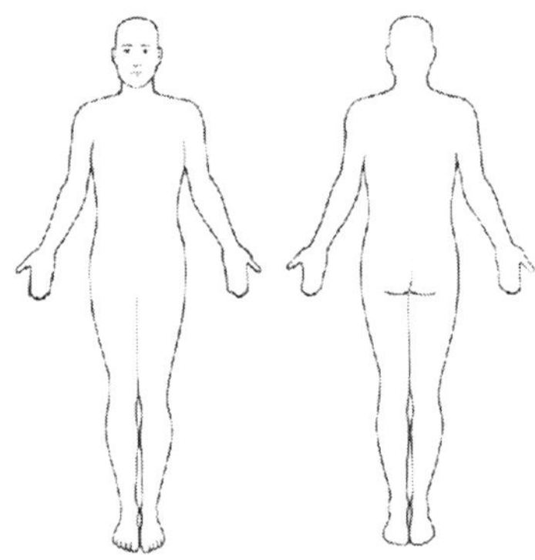

1) 1회기

(1) 목표:

명상 준비작업으로 치유명상을 수행할 수 있는 몸과 마음의 상태를 만들고, 명상을 하는 목적과 명상을 통해 얻는 이익을 공유하고, 명상을 체험해 본다.

(2) 방법

① 명상 이해하기

- 사마타와 위빠사나 이해하기
  - 특정대상에 선택적으로 주의를 집중하는 집중명상에 해당하는 사마타와 수용하는 태도로 대상을 또렷하게 관찰하는 통찰명상에 해당하는 위빠사나에 대하여 이해한다.
- 정적인 명상과 동적인 명상에 대하여 이해하기
  - 명상은 호흡명상이나 정좌명상처럼 움직이지 않으면서 시행하는 방법이 있는 반면에 걷기명상이나 먹기명상, 절명상과 같이 움직임이 동반되면서 일상에서

도 할 수 있는 방법에 대해 이해한다.

② 마음가짐

- 수동적, 받아들임의 마음가짐
  — 충분하게 자신에게서 벌어지는 현상을 받아드릴 자세가 되어 있느냐를 알아본다.
- 꾸준하게 수행을 하겠다는 마음가짐
  — 가장 좋은 방법은 일정한 시간과 장소를 선택하여 매일 수련하는 것임을 인지한다.

③ 명상자세

- 신체자세
  — 이완된 상태이면서도, 몸과 마음이 명상이 잘 될 수 있게 자세를 만들어 보는데, 일반적으로 정좌자세를 학습한다.
- 명상 전의 준비
  — 스트레칭을 우선 시행하는데, 이것은 명상을 통해 충분하게 형성된 에너지가 인체 내에 골고루 전달되도록 하는 동작이다.

④ 명상체험 1-먹기명상

- 먹기명상은 음식을 먹는다는 것을 상상하면서 그 장면에 머물러 있는 것으로 알아차림을 이해하기 위해 활용하는 방법이다.
  — 처음에는 맛있는 음식을 떠올리는 명상을 한다. 명상을 하면서 입에 침이 고일 정도로 먹는 상상이 잘 되면, 일상에서 밥을 먹기 전에 명상을 시행한다. 그리고 입에 침이 고인 후 먹기를 시작한다. 먹는 동안, 오직 먹는 행위에만 집중하여 천천히 그리고 맛있게 먹는데, 아무리 맛이 없는 음식이라도 맛을 만들어서 먹어 본다.

(3) 질문

"명상을 시작하기에 앞서, 명상이라고 하면 어떤 생각이 드시나요? 우리가 앞으로 몇 차례 명상을 함께 할 텐데 명상을 통해 어떤 것을 얻고 싶으신가요?"

"평소에 먹던 행위를 떠올려봅니다. 직전의 식사도 좋고, 맛있는 음식을 먹었던 경험도 좋습니다. 그 순간이 어떻게 흘러가나요?"

"오늘 명상에서 어떤 감각에 집중할 때 잘 느껴졌었나요? 그렇다면 일상에서는 어떤 음식을 먹을 때 지금처럼 순간순간에 집중하면서 드실 수 있을까요?"

(4) 과제

— 먹기명상을 하루에 한 번 정도 수행을 한다. 그리고 실제 음식을 먹을 때 먹기명상에서 학습한 것과 같이 오로지 먹는 것에 집중한다.

— 먹는 행위를 통해 알아차림이라는 것이 무엇인지를 정리한다.

2) 2회기

(1) 목표

명상수행을 하면서 첫 번째 기본인 호흡법을 익히고, 호흡법을 심화하여 수행하는 방법인 정좌명상을 수행하여 명상에 대해 심도 깊은 체험을 해 본다.

(2) 방법

① 호흡법

• 명상의 가장 기본이 되는 호흡법을 수행한다. 호흡을 부드럽게, 규칙적으로 깊고, 길게 하면서 몸에 나타나는 반응을 관찰한다.

— 호흡법에서 가장 기본이 되는 호흡법칙에 맞춰서 호흡을 한다.

— 부드럽고, 규칙적인 호흡을 반복하여 나타나는 몸의 상태를 점검한다.

— 깊고, 긴 호흡을 하면서 복식호흡의 방법을 익힌다.

— 숫자를 세면서 하는 수식관, 소망을 기원하면서 하는 호흡법, 그리고 신성한 단어인 만트라를 활용한 호흡법의 응용 호흡법을 익힌다.

② 정좌명상

• 바르게 앉아서 몸에서 느껴지는 호흡과 감각 모두를 있는 그대로 느껴보는 명상

— 호흡명상을 진행하면서 호흡을 통하여 느껴지는 여러 신체감각에 집중하면서 명상을 수행한다.

— 집중하는 초점을 처음에는 콧구멍에서 시작하여 점차, 아랫배, 그리고 호흡을 통해 느껴지는 몸 전체의 감각에 집중한다.

(3) 질문

"평소대로 호흡을 해봅니다. 지금 이 모습을 관찰해보세요. 어떤 모습으로 호흡을 하고 있나요?"

"호흡을 이어가면서 점차 편안해지는 모습을 발견할 수 있었나요? 지금 명상 전에 호소하던 가슴 답답함이나 통증은 어떤가요?"

"우리 몸에서 발생하는 통증들은 한 번 생기면 지속되는 것 같나요? 치료 없이 스스로도 조절할 수 있을까요?"

(4) 과제

- 15분 정도의 호흡명상과 정좌명상을 하루에 2차례 정도 수행한다.
- 명상을 수행하면서 명상일지를 작성하고, 이때마다 자신의 몸과 마음에서 느껴지는 여러 감각, 그리고 불편함을 기술하고, 이후 면담 시간에 이 문제를 가지고 상담을 진행한다.

3) 3회기

1) 목표

명상수행을 하면서 두 번째 기본이 되는 이완법을 익히고, 이완법을 심화하여 몸과 마음의 충분한 이완상태를 경험할 수 있는 바디스캔을 수행하여 명상에 대하여 심도 깊은 체험을 해 본다.

(2) 방법

① 이완법

- 이완은 정신적 · 육체적으로 편안한 상태를 지칭하는 것으로, 느긋하고 안정됨을 의미한다.
  - 이완을 유도하면 부교감신경을 강화시켜, 교감신경을 안정화시키고, 불안에서 안정을 찾을 수 있다.
  - 긴장과 이완을 교차함으로써 이완의 느낌을 극대화시키는 방법인 점진적 근육 이완법을 경험한다.
  - 무겁거나 따뜻하거나 시원한 등의 감각을 신체 부위에서 느낌으로써 신체의 긴장을 풀고 이를 통하여 이완을 추구하는 자율훈련법을 경험한다.

② 바디스캔

• 있는 그대로 몸에서 느껴지는 감각을 신체 한 부분, 한 부분으로 나누어 살펴보는 명상
  — 우리 몸에서 나타나는 감각을 아무런 판단 없이 그저 바라보기만 하더라도 온몸이 이완되면서 편안해지는 경험을 할 수 있다.

(3) 질문

"우리 몸이 편안하다는 것은 어떤 상태를 말하는 것일까요? 몸에서 어떤 신호를 보내면 내가 불편하다는 것을 알 수 있죠?"

"일상에서 몸의 긴장을 풀 때 어떤 방법들을 사용하시나요?"

"원하는 순간에 몸에서 힘을 뺄 수 있으신가요?"

(4) 과제:

• 15분 정도 바디스캔을 진행하여 충분한 이완 상태의 체험을 하루에 2차례 수행한다.
• 명상을 수행하면서 명상일지를 작성하고, 이때마다 자신의 몸과 마음에서 느껴지는 여러 감각, 그리고 불편함을 기술하고, 이후 면담 시간에 이 문제를 가지고 상담을 진행한다.

4) 4회기

(1) 목표

명상수행을 하면서 세 번째 기본이 되는 마음챙김을 이해하고, 이를 일상에서 수행하는 방법 가운데 하나인 걷기명상을 수행하여, 명상을 일상에서 수행하는 체험을 해 본다.

(2) 방법

① 마음챙김에 대한 이해

• 마음챙김은 의도를 가지고, 특별한 방식으로, 현재 순간에 비판단적으로 주의를 기울이는 것임을 이해한다.
  — 념(念)=금(今)+심(心)으로 사띠sati, mindfulness, 마음챙김으로 해석되고 있다.

② 마음챙김명상의 7가지 태도에 대한 이해

• 판단하지 마라: 자동적 사고에서 벗어나야 한다.

- 인내심을 가져라: 꾸준한 수행이 필요하다.
- 초심을 견지하라: 매 순간 처음 대하는 것 같은 호기심과 열린 마음으로 맞이한다.
- 믿음을 가져라: 자신과 자신의 느낌에 대한 믿음을 키운다.
- 너무 애쓰지 마라: 어떤 목표를 달성하겠다고 지나치게 애쓰지 말고 있는 그대로 받아들인다.
- 수용하라: 긍정적이든 부정적이든 있는 그대로 사물을 보는 태도를 익힌다.
- 내려놓아라: 무집착의 태도를 기른다.

③ 걷기명상

- 걷기명상은 호흡명상처럼 같은 동작을 같은 리듬으로 계속해서 반복하는데, 이런 과정에서 자신의 몸과 마음의 변화를 알아차림 한다.

— 처음에는 걷는 행위에 집중하고, 걷는 동안, 다른 감각을 의도적으로 받아들인다.

— 걷는 행위를 하면서 받는 모든 감각을 자연스럽게 받아들이고 알아차림 한다.

(3) 질문

"지금 내 마음속에 떠오르는 생각들을 가만히 바라볼 수 있나요? 있는 그대로 받아들일 수 있을까요?"

"명상을 하는 중간에 불편한 생각들이 떠오르진 않았나요? 생각이 떠오르는 과정을 알아차릴 수 있었나요?"

"평소에도 자주 걷지만 지금과 같이 걷는 행동에만 집중하지는 않죠. 걷는 동안 어떤 느낌들이 떠올랐나요?"

(4) 과제:

- 15분 정도의 걷기명상을 하루에 2차례 수행한다. 일주일에 하루 정도는 1시간 정도를 계속 걸으면서 명상의 기분을 느껴본다.
- 명상을 수행하면서 명상일지를 작성하고, 이때마다 자신의 몸과 마음에서 느껴지는 여러 감각, 그리고 불편함을 기술하고, 이후 면담 시간에 이 문제를 가지고 상담을 진행한다.

5) 5회기

(1) 목표

명상수행을 하면 네 번째 기본이 되는 몸에 대한 자각을 위해 하타요가를 학습하고, 이를 일상에서 수행할 수 있도록 충분하게 연습을 한다.

(2) 방법

① 하타요가에 대한 이해와 실습

- 하타요가는 요가 동작을 수행하면서 느껴지는 몸과 마음의 느낌과 감각을 알아차림 하는 명상이다.
  - 요가 동작을 하면서 숨을 들이쉬고 내쉴 때 느껴지는 감각을 알아차림 한다.
  - 요가 동작을 한 이후에 충분한 이완 상태를 만들어 본다.

② 몸과 마음의 관계에 대한 이해

- 하타요가는 요가의 여러 가지 방법 가운데, 알아차림을 기반으로 한 요가로서 요가 동작을 취할 때 몸에서 느껴지는 감각을 알아차리게 된다.

(3) 질문

"요가를 할 때 긴장감이 느껴지거나 불편함이 있는 부위가 있나요? (호흡을 이어간 뒤) 숨을 마실 때와 내쉴 때 느껴지는 불편함이 어떻게 변화하는지 관찰해봅니다."

"통증이 있거나 불편하던 부위에 편안함이 느껴지시나요?"

"요가를 할 때, 마음속에서 어떤 생각이 발생하나요?"

(4) 과제:

- 학습한 하타요가를 30분 정도 수행한다. 특히 30분을 진행한 이후 몸 상태의 이완감을 확인한다.
- 명상을 수행하면서 명상일지를 작성하고, 이때마다 자신의 몸과 마음에서 느껴지는 여러 감각, 그리고 불편함에 대하여 기술하고, 이후 면담 시간에 이 문제를 가지고 상담을 진행한다.

6) 6회기

(1) 목표

명상수행을 하면서 자애의 마음에 집중하는 명상법으로, 자애의 마음을 일으키고, 이를 나 자신, 그리고 다른 사람에게도 적용하는 체험을 한다.

(2) 방법

① 자애명상에 대한 이해

• 자애명상은 우리에게 본래 있는 조건 없는 사랑인 자애 혹은 자비의 마음을 일으키는 명상으로 마음을 안정시킬 뿐만 아니라, 행복과 기쁨을 길러주고, 심리적 평화뿐 아니라 대인관계와 함께 인간적 성숙에도 도움을 주는 명상이다.
  — 자애명상은 자애의 마음을 찾고, 일으키고, 그리고 머무르면서 집중하는 명상이다.
  — 자신에게 있는 자애의 마음을 확인하고, 이를 나 자신에게, 다른 사람에게, 특정 대상에게, 궁극적으로는 용서해야 하는 대상에게 자애의 마음을 전달한다.

② 자애명상의 체험

• 자애의 마음이 있음을 확인한 후, 나 자신을 위한, 모든 존재를 위한, 그리고 특정한 대상을 위한 자애명상을 수행한다.
  — 나 자신을 위한 자애 명상: 자신을 돌보고 탈진에서 벗어나기
    "내 자신이 행복하고, 평화롭기를, 괴로움과 슬픔에서 벗어나기를"
  — 모든 존재를 위한 자애 명상: 자애의 마음을 넓히기
    "모든 존재들이 행복하고, 평화롭기를, 괴로움과 슬픔에서 벗어나기를"
  — 한정된 대상을 위한 명상: 상대방을 떠올리며, 마음의 집중과 안정
    "OOO가 행복하고, 평화롭기를, 괴로움과 슬픔에서 벗어나기를"

(3) 질문

"무엇을 떠올렸을 때 내 마음속 자애심이 나타나나요? 떠올리기만 해도 행복해지고 자애심이 커지는 대상을 찾아봅니다."

"따뜻한 자애심을 어디로 보낼 수 있을까요? 지친 내 자신에게 보낼 수도 있고, 사랑하는 사람을 떠올리며 마음속으로 전달할 수도 있습니다."

"(자애심을 떠올리기 어려웠을 때) 어떤 생각이 들어서 자애심을 떠올리기 어려운가요? 그

렇다면 다른 대상을 생각했을 때 자애심이 발생할 수 있을까요?"

(4) 과제:

• 자애명상의 대상을 나로부터 점차 확대하는 연습을 한다. 하루에 15분씩 2번 정도 수행한다.
• 무리하지 말고, 어느 정도까지 자애의 마음이 확대되는지를 점검한다.
• 명상을 수행하면서 명상일지를 작성하고, 이때마다 자신의 몸과 마음에서 느껴지는 여러 감각, 그리고 불편함을 기술하고, 이후 면담 시간에 이 문제를 가지고 상담을 진행한다.

7) 7회기

(1) 목표

명상수행을 하면서 자기 치유력을 확인하는 기명상

(2) 방법

① 기에 대한 이해

• 기는 한의학을 비롯한 동양학에서는 가장 비중 있게 다루는 개념으로 일상생활에서도 다양한 방면에 활용되어 중요한 역할을 한다.
  — 기는 정신과 육체를 연결하는 중간자 역할을 한다.
  — 기는 우리 몸의 순환을 담당한다.
  — 기는 호흡과 밀접한 관련이 있어서, 호흡 훈련을 통해 확인할 수 있다.

② 자기 치유력에 대한 이해

• 기를 활용하면서 자기 치유력을 극대화할 수 있다.
  — 명상 상태에 들어서, 충분한 알아차림의 능력이 생기면 기를 느낄 수 있으며, 이 기를 통해 자기 치유력을 확인할 수 있다.

③ 자기 치유력과 기의 확인과 활용

• 명상과 기감훈련을 통해 기를 느낄 수 있다.
  — 충분한 이완 상태에서 집중을 하면 기를 느낄 수 있다.
  — 처음에는 기를 느끼는 것에 한정되지만, 점차 스스로 그 기를 활용하면, 다른

사람에게도 전달 할 수 있음을 알 수 있다.

(3) 질문

"흔히 기가 산다, 기가 죽었다 이런 얘기들을 하는데, 우리 몸에서 기란 무엇일까요?"

"치유는 어떤 과정으로 이루어질까요? 내 안에도 치유할 수 있는 힘이 있을까요?"

"기를 느낀 손바닥을 가져다 댈 때 어떤 느낌이 들었나요?"

(4) 과제:

- 15분 정도 명상을 수행을 하면서 기감을 확인한다.
- 기감을 확인한 이후에, 그 기를 활용하여 자신의 몸에서 기의 변화를 확인한다.
- 명상을 수행하면서 명상일지를 작성하고, 이때마다 자신의 몸과 마음에서 느껴지는 여러 감각, 그리고 불편함을 기술하고, 이후 면담 시간에 이 문제를 가지고 상담을 진행한다.

8) 8회기

(1)목표

그동안 수행하였던 여러 명상법을 점검하고 자신에게 맞는 명상법을 확인하며, 지속적으로 수행할 수 있는 일상생활의 명상법을 익힌다.

(2) 방법

① 명상법에 대한 비교

- 지금까지 학습한 여러 명상법을 비교하여 본다.
  - 수행한 명상법 가운데 자신에게 도움이 되었던 명상은 무엇인가?
  - 수행한 명상법 가운데 자신이 꾸준하게 수행할 수 있는 명상은 무엇인가?

② 자신에게 맞는 명상법의 선정

- 지금까지 학습한 여러 명상법 가운데 자신에게 맞는 명상법을 찾는다.
  - 꾸준히 수련의 자세를 가지고 수행할 수 있는 명상을 MBSR 공식명상 가운데서 찾는다.
  - 일상생활 중에 틈틈이 수행할 수 있는 명상을 MBSR 비공식 명상 가운데서 찾는다.

③ 지속적으로 명상할 수 있는 방법에 대한 논의

- 명상 수행을 꾸준하게 하기 위한 방법을 논의한다.
  — 하루에 한 번 일정한 장소, 일정한 시간에 수행할 명상법을 선정하고, 이에 대한 수행 방법을 찾는다.

(3) 질문

"그동안 했던 명상들 중 어떤 명상이 가장 잘 맞나요? 어떤 상황에서 했을 때 도움을 받았나요?"

"하기 어렵거나 힘들었던 명상은 어떤 명상이었나요? 어떤 점이 명상을 하는데 방해가 된다고 여겨지나요?"

"일상생활에서 명상을 수행하고 편안함을 찾았던 강렬한 경험이 있었나요?"

(4) 과제

- 일상생활에서 스스로 명상을 수행한다. 5분에서 길게는 30분까지 개인의 체력과 상황에 맞는 명상을 한다.
- 꾸준히 할 수 있는 명상법을 찾아 일상에서 지속하도록 한다.
- 그동안 했던 명상들을 다시 수행하며 느껴지는 감각과 마음을 관찰한다.
- 이때마다 자신의 몸과 마음에서 느껴지는 여러 감각, 그리고 불편함을 기술하고, 이후 면담 시간에 이 문제를 가지고 상담을 진행한다.

더 알아보기

□ MBSR 일반 과정—한국명상학회 □

한국명상학회에서는 MBSR을 한국의 현실에 부합하도록 제작한 K-MBSR을 8주 프로그램으로 만들어 기초 교육을 진행하고 있다.

1. 이론 교육

MBSR 명상의 이해, 심신의학기본원리, 스트레스와 심신의학, 스트레스관리와 대처법, 명상치유의 과학적 원리, 지금 이 순간과 함께하기, 명상실습과 심신이완법, 바디스캔(기본, 고급), 호흡명상(기본, 고급), 자애명상(기본, 고급), 마음챙김 명상요가(기본, 고급) 등

2. 실습 교육

공식명상(바디스캔, 호흡명상, 정좌명상, 하타요가), 비공식명상(먹기명상, 걷기명상, 자애명상, 용서명상)

	주제	토의주제	실습
1	마음의 성질	프로그램 소개 및 참여자 소개 프로그램에 대한 기대	먹기명상 바디스캔
2	경험과의 새로운 관계 맺기	스트레스에서 지각과 해석이 중요성 스트레스에 대한 창의적 반응	바디스캔 걷기명상
3	현재에 머물기의 기쁨과 파워	일상생활에서 마음챙김	하타요가
4	집착에 대한 자각과 집착다루기	고통과 괴로움의 회피 스트레스와 대처방식	정좌명상 (호흡, 호흡확장)
5	돌아보기	지금까지의 효과와 향후 기대 스트레스에 대한 반응양식 짚김	정좌명상 (생각과 생각의 내용)
6	종일명상	침묵 속에서 온전한 나를 알아차림	
7	연결성의 경험	나는 무엇을 어떻게 취하는가? 음식, 공기, 매스컴정보 등	정좌명상 (외부자극 알아차리기)
8	자기수련의 일상화	그동안의 변화와 배운 것, 장애물, 향후 수련계획	산명상

▫ 명상학회에서 진행되었던 한의사를 위한 K-MBSR 전문가 기초 교육 ▫

커리큘럼 구성							
이론과목	시간	공식명상	시간	비공식명상	시간	기타	시간
K-MBSR의 이해	1.5	바디스캔(2회)	3.0	먹기명상(1회)	1.0	수련 후 질의 및 토의	2.5
스트레스와 심신의학	1.5	호흡명상(2회)	2.0	걷기명상(1회)	1.0		
명상과 요가의 치유원리	1.5	정좌명상(4회)	4.0	자애명상(1회)	1.0	프로그램 평가	0.5
명상과 한의학	1.5	하타요가(2회)	3.0				
계	6.0	계	12.0	계	3.0	계	3.0
총계	24시간						

더 읽을거리

[책] 마음챙김 명상과 자기 치유. 존 카밧진 저. 장현갑 외 역. 학지사. 2005.

MBSR에 대한 안내서로서 국내에 처음 소개된 책이다. 이 책은 기본적으로 Kabat-Zinn의 *Full Catastrophe Living*이라는 책에 기반을 두고 저술되었다. 현대인의 건강과 질병에 대한 새로운 정의를 내리고, 이러한 문제를 극복하기 위한 방법이 제시되어 있다. 소개된 명상법을 하나하나 실행해보고, 자신에 맞는, 상황에 맞는 명상법을 자기 것으로 만들 때 우리는 스트레스를 스스로 관리할 힘이 생긴다.

[책] 기와 함께하는 15분 명상. 김종우. 집문당. 2007.

명상과 한의학의 기 이론을 접목하여 만든 15분 명상 가이드북이다. 한의사가 명상을 할 때는 한의학의 기본 개념인 '기'를 벗어날 수 없다. 명상을 기공의 한 범주인 '조심법'으로 보는 견해이기 때문이다. 이 책은 기를 어떻게 활용할 것인가를 구체적으로 제시하여 한의사들이 명상을 공부하고, 또 임상에서 활용할 때 도움이 된다.

[논문] Hwang EY, Chung SY, Cho JH, Song MY, Kim S, Kim JW. Effects of a brief Qigong-based stress reduction program (BQSRP) in a distressed Korean population: a randomized trial. BMC Complement Altern Med. 2013; 13: 113.

기공요법에 기반을 둔 스트레스 감소 프로그램을 구성하여, 스트레스 증상이 있는 환자 50명을 대상으로 무작위 대조군 연구를 시행하였다. 그 결과, 4주 동안의 기공요법을 바탕으로 한 스트레스 감소 프로그램이 대기군에 비해 스트레스 인식, 불안, 분노에서 매우 유의한 호전을 보였으며, 삶의 질이 유의하게 증가되었음이 관찰되었다.

[논문] 송승연, 조현주, 김상영, 김종우. 화병환자의 마음챙김에 기초한 스트레스 감소 프로그램(MBSR: Mindfulness-based Stress Reduction)경험에 관한 질적 연구. 동의신경정신과학회지. 2012; 23(4): 153-67

스트레스 완화뿐 아니라 우울이나 불안과 같은 심리적 장애의 치료에도 효과적인 것으로 보고되는 MBSR 프로그램을 화병의 질병적 특성과 환자 연령을 고려하여 8주 프로그램으로 재구성하였으며, 화병환자 15명을 대상으로 전후 비교연구를 시행한 결과, 부정적 정서의 감소와 같은 정서적 증상 개선뿐 아니라, 명상을 통해 생각과 관점의 변화, 과거 경험에 대한 재인식, 재경험 감소가 일어나 분노를 통제하고 조절하는 것이 보다 잘 되며 충동성이 줄어들었고, 안정감과 평온함이 지속되는 것이 관찰되었다.

6-4. 약물 / 약선 상담

한의학 치료에서 가장 보편적인 치료는 단연 약물과 침 치료다. 침 치료는 시술하는 순간 의사와 환자가 직접적인 교류를 하기 때문에 바로 결정되지만, 약물은 환자의 지속적인 복약을 담보하는 순응도가 치료의 결과에 큰 영향을 미치기 때문에 다른 노력이 필요하여 이를 주제로 나누는 대화가 약물 상담이다. 그렇지만, 한의원의 진료를 관찰하여 보면, 초진 상담시간은 긴 반면에 상대적으로 재진 상담 시간이 짧은 것이 보편적이다. 그것은 약물을 결정한 이후에는 상담시간이 짧아지는 현상과도 무관하지 않을 것이다.

한의원에서 진료를 받고 난 환자들에게서 복약과 함께 음식에 대한 질문을 자주 듣는다. 한약물과 연관하여 같이 먹으면 안 되는 음식 등에 대한 질문도 있지만, 어떤 음식, 어떤 차 등이 자신의 증상이나 고통을 줄일 수 있는지에 관심을 가지고 질문을 하기도 한다. 그렇지만 실제로 이런 요구들이 있음에도 불구하고, 상담이 잘 이뤄지지 못하는 사례도 있다.

약물 / 약선의 상담은 한의 진료에서는 다른 의료 영역과는 달리 매우 특징적인 진료 장면이기 때문에 이를 어떻게 진행하는 것이 좋은지 검토할 필요가 있다.

1. 약물 / 약선 상담의 목적

① 환자에게 한약의 효능을 충분히 인지시킨다. 한약의 효능을 설명하는 사기오미(四氣五味)를 환자가 이해하도록 돕는다.

② 환자가 한약을 규칙적으로 복약하고 순응도를 높이기 위해 예측 가능한 문제를 충분히 설명한다. 약 맛 등이 순응도를 낮추는 원인이 될 수 있다.

③ 한약이 약으로 쓰일 때의 기능과 음식으로 쓰일 때의 차이에 대해 이야기를 나누고, 활용에 대한 이야기를 나눈다.

④ 약물을 복약한 이후 환자가 변화에 잘 인지하여 약물 복약 이후의 상태를 알아차리도록 한다.

2. 약물 / 약선 상담의 절차

약물 / 약선에 대한 상담은 별도의 상담 시간을 부여하지는 않고 진료 행위의 하나로 진행한다. 그렇지만, 상담 내용을 명확하게 전달하여 상담의 목적이 달성되어야 한다.

1) 초진 시의 약물 상담

(1) 목표

환자에게 필요한 한약물의 선택과정이 전체 진료에서 가장 중요한 부분이므로 진료를 통한 한약물 선택 이후, 약물이 환자에게 원활하게 투약되도록 한다.

(2) 방법

① 한약물이 어떻게 선택되었는지를 환자의 이해를 돕는다.

• 한약물이 인체에 미치는 작용에 대해 이야기를 한다.

— 사기오미는 한약물의 효능을 설명하는 것으로 각각의 조합에 따라 치료 목표를 달성하게 됨을 설명한다.

② 한약물 복약의 순응도를 높인다.

• 한약물의 효과가 예측되는 기간을 설명하고 이해시킨다.

— 침 치료는 즉각적인 효능이 있으나 효능의 지속에 한계가 있다. 한약물 치료는 즉각적인 효능을 위한 약물도 있고, 일정 시간 후에 효능을 느낄 수 있는 약도 있음을 설명한다.

③ 선택한 한약 치료에서 예측되는 경과를 설명한다.

• 선택한 한약에 대해 설명하면서 환자에게 나타날 반응을 예측하여 설명한다.

— 환자가 자신의 경과를 예측하도록 돕는다.

④ 약물 이상 반응에 대처하는 방법에 대해 이야기한다.

• 약물의 부작용이 나타났을 때의 대처 방법을 설명한다.

— 예측될 수 있는 부작용을 미리 설명하고, 예측하지 못했을 때의 대처 방법을 이야기한다.

• 약물치료에서 나타날 수 있는 명현 반응에 대하여 설명한다.

— 명현 반응이 나타날 수 있음을 미리 이야기를 하고, 이것 때문에 발생하는 순응도 저하를 미리 예방한다.

(3) 질문

"우선 ~~한 증상을 치료하기 위해 한약을 처방할 것입니다. 이전에 한약을 복용해보신 적

이 있나요?"
"그동안 한약은 어떤 목적으로 복약하셨나요?"
"처음이라면 한약 복용을 하기로 결정한 계기가 있으신가요?"
"한약치료에 대해 기대하는 점이 있으신가요?"

(4) 과제:

- 약물 복약 이후 나타나는 변화를 정리한다. 한약 복약 이후에 나타는 신체의 변화를 관찰하고 때로는 기록하여 자신의 몸에 관심을 갖도록 함과 동시에 약에 대한 반응을 알아본다.

2) 재진 시의 약물 상담

(1) 목표

약물 복약 후의 경과를 확인하고, 약의 효능을 극대화하고 순응도를 높이기 위해 문제점을 싶어 본다.

(2) 방법

① 약물 복약 후의 반응을 점검한다.

- 예측했던 변화와 효능이 있었는지, 혹은 그렇지 못한지를 검토한다.
  - 기대했던 효과가 나타났다면 복용 전과 비교해 어느 정도 호전되었는지 검토한다. 효과가 없었다면 복용량이나 환자의 생활 습관에 대해 검토한다.

② 약물을 복용하면서 생긴 문제점이 무엇인지 확인하고 이에 맞는 대처 방법에 대해 상담한다.

- 약물 복약에서 어려움이 없었는지 확인한다.
  - 어려움이 있었다면 구체적으로 어떤 원인으로 약물 복약이 어려웠는지 확인한다. 복용법, 약의 기미로 인한 문제일 때 대처방법을 제시한다. 심리적인 문제라면 환자의 거부감에 대해 함께 논의하고 안심시킨다.
- 약물에서 나타나는 부작용이 무엇인지 확인하고 대처 방법에 대해 상담한다.
  - 부작용이 발생했다면 구체적인 증상을 확인하고, 복용법 및 용량을 조절하는 등 대처 방안에 대해 상담한다.
- 약물에서 나타나는 명현반응이 무엇인지 확인하고 대처 방법에 대하여 상담한다.

③ 재진 후 약의 지속 혹은 변경에 대해 설명하고 순응도를 높이기 위한 상담을 한다.

- 한약의 효과를 설명하고 치료 예상 기간을 설명한다. 지속적인 한약 복용을 통해 효과를 높이며 약효의 지속 기간을 늘릴 수 있음을 설명한다. 약을 변경하는 경우 변경된 약의 기미, 한약재에 대해 대략적인 설명을 해주고 나타나야하는 긍정적인 반응과 발생할 수 있는 부작용에 대해 설명한다.

(3) 질문

"약을 복용하고 나서 증상이 어떻게 변화했나요? 호전되었다면 처음과 비교했을 때 어느 정도로 감소했나요?"

"약을 복용할 때 불편감이나 어려움이 있지는 않았나요?"

"약을 중간에 잠시 그만 두었을 때 어떠셨나요? 먹을 때와 안 먹을 때의 차이를 말씀해 주세요."

(4) 과제:

- 약물 복용 후 어떤 변화가 있는지를 지속적으로 점검한다. 약의 반응에 대한 관심은 결국 자신에 대한 관심이다.

3) 음식으로의 활용에 대한 약물 상담

(1) 목표

약물치료 도중 혹은 약물치료 이후에 치료 효능을 높이기 위해 음식으로서의 상담을 진행한다.

(2) 방법

① 일상에서 음식으로 활용할 한약에 대하여 상담한다.

- 음식으로 활용해 섭취할 수 있는 한약에 대하여 상담한다.
  — 한약 치료와 함께 일상에서도 음식으로 섭취하여 치료 효과를 높일 수 있는 한약에 대해 상담한다.

② 한약을 약물로 활용하는 것과 음식으로 활용하는 것이 무엇이 다른지를 설명하고, 이를 잘 이해시켜 음식에 활용한다.

• 약물 선정의 원칙을 이해시킨다.

— 한약물은 사기오미로 구분되는데, 음식으로 활용되는 약은 주로 평한 성질로서 따뜻한 약효가 있고, 맛이 단 성질의 약제를 활용한다.

— 또한 살이 찌고 습담이 있는 사람은 고량후미한 음식을 피하고, 마른 사람은 맵고 뜨거운 음식을 삼간다.

(3) 질문

"몸이 피곤하여 몸보신할 때 어떤 음식을 드시나요? 그 가운데 한약재가 포함된 음식이 있나요? 잘 활용한다면 약효에도 도움이 될 것입니다."

"한약을 복용하면서 같이 먹을 수 있는 약선에 대해 생각해 보죠. 평소 좋아하는 음식에는 어떤 것이 있지요? 그 가운데서 찾아봅시다."

(4) 과제

약선 요리를 통해 일상에서도 건강 유지를 하는 방법을 모색하고, 식사에서 한약을 음식으로 활용하는 양생법을 실천한다.

더 알아보기

[약선] 약이 되는 음식

많은 수의 한약재는 일상에서 음식으로도 활용된다. 약선에 활용 가능한 한약재는 독성이 없으면서도 맛이 있고, 식감이 좋으면서 효능이 있는 약재들이다. 약재의 선택은 기본적으로 약의 성질과 효능을 위주로 하며, 특히 음양 조화를 전제로 하는데, 여기에 냄새와 색깔, 식감을 고려하게 된다.

약선을 처음 시도할 때 죽을 만들 때에 사용하는 기본 물을 한약재 끓인 물로 활용하는 것부터 시작하여, 점차 차나 술로 확장하고 이후 직접 한약재를 활용하게 된다. 음식을 먹는 사람의 질병뿐 아니라, 그 사람의 특성과 체질 등을 고려하여 음식을 만드는 것이 약선의 최종 목표라고 할 수 있다.

더 읽을거리

[책] 약선 밥상. 김윤선. 이명종. 모아북스. 2010.

일상에서 매일 접하는 밥상을 어떻게 차릴까에서부터 한약재를 활용한 약선이 설명되어 있다. 한국의 전통음식은 음양의 조절을 목적으로 하며, 자기 치유력을 키우는 효능이 있다고 설명하면서 체질에 맞는 음식이 필요과 함께 체질에 적합한 밥상과 한국인의 전통 식품을 통한 밥상이 소개되어 있다.

6-5. 생활 상담

한의원 진료 현장에서, 여러 회에 걸친 상담이 있을 수 있겠지만, 단회로 상담이 진행되는 경우도 있는데, 바로 일상생활을 어떻게 하는 것이 좋은지에 대한 상담이다. 이 경우 환자의 상황이나 질병의 특성에 따라 달라질 수 있겠지만, 대개는 보편적인 상담이 진행된다. 이런 방법은 사실 어떤 비법이 있는 것이 아니고, 때로는 너무 일반적일 수도 있다.

"이 병을 고치기 위해서 운동을 꼭 하십시오"라는 말은 너무나 일반적이어서, 환자들도 다 동의한다. 그러면서 환자는 금세 '역시 운동을 해야지'라는 생각을 하게 된다. 그렇지만, 정작 자신의 생활에는 적용하지 않은 채 운동해야 한다는 생각만 머릿속에 맴도는 경우가 많다.

그렇기 때문에 "이 병을 고치기 위해서는 오전 시간에 30분에서 한 시간 정도 걷기 운동부터 시작합니다. 이렇게 해 오신 이후 다음 단계 운동에 대한 이야기를 합시다"라고 이야기를 하면, 당장 실행해야 하는 구체적인 운동이 제시될 뿐 아니라, 다음 번 방문에는 새로운 방법이 제시되기 때문에 이를 수행할 수밖에 없다. 생활 습관 교정은 이런 식의 구체적 내용이 제시되어야 한다.

상담을 진행하면서 환자에게 전달하고 싶은 많은 것이 생활 상담에 있다. 한의학에서 제공하고자 하는 '양생'의 방법이 많기 때문에 모든 것을 한꺼번에 전달하고 싶어서 자칫 상담 시간이 길어지지기도 한다. 전문적으로 어떤 문제에 집중하여 상담하지 않는다면 상담 시간은 짧게, 그리고 상담에서 제공하고자 하는 주제는 한 가지에 한정하는 것이 좋다. 시간이 길어지고, 상담을 통해 여러 가지의 팁들이 제공이 되면, 결국 어느 하나도 일상생활 중에 적용하지 못하는 사례가 많기 때문이다.

1. 생활 상담의 목적

① 환자에게 문제가 되는 생활습관의 개선을 위하여 상담을 한다.

② 생활습관에는 운동 습관, 수면 습관, 음식 습관 그리고 마음 습관이 있어서 이를 구체적으로 정리한다.

③ 건강에 해가 되는 습관을 한의학 양생법에 부합하는 생활습관으로 교정한다.

2. 생활 상담의 종류

생활에 대한 상담은 별도의 상담 시간을 부여하지는 않고 진료 행위의 하나로 진행하게 된다. 그렇더라도 상담의 내용이 명확하게 전달되어야 하고 상담의 목적이 달성될 수 있어야 한다.

1) 수면에 대한 상담

- 수면이 일과에서 중요한 리듬임을 이해하고, 수면을 잘 할 수 있는 방법에 대해 상담을 진행한다.
  - 규칙적인 시간에 수면에 들며, 수면위생을 지키도록 한다. 수면이 충분한 휴식이 될 수 있도록 한다.

(1) 질문

"낮에 잠이 올 때는 어떻게 하시나요? 도리어 잠을 자지 않으려고 애를 쓰신다고요?"

"잠을 자려고 하면 생각이 점점 더 많아지나요?"

"잠을 자려고 하면 열이 뻗쳐오르나요?"

"잠을 자려고 하면 낮 동안에는 없었던 증상들이 자꾸 나타나나요?"

(2) 과제

한의학의 수면 위생방법을 익혀 수면 리듬을 잡고, 올바른 수면 습관이 생기도록 한다.

① 자신의 수면 리듬을 점검하여, 밤에 깊이 자기 위해서는 낮에 활동량이 충분히 확보되어 각성되어야 함을 이해하고, 낮에 활동량을 늘린다.

② 자려고 할 때 속이 불편한지, 열이 치받아 오르는지 등을 검토하고 불면을 유발하는 문제를 해결한다.

③ 지나치게 피곤하거나 기력이 부족할 때 수면에 문제가 발생될 수 있음을 이해시키고 이 문제를 개선한다.

④ 생각이 많거나 불안할 때 수면에 문제가 발생할 수 있기 때문에, 정신적인 문제를 개선한다.

⑤ 이완 훈련을 통해 이완이 수면을 유도함을 이해하고 낮 시간이라도 이완 연습을 하여 그 느낌을 습득한다.

2) 음식에 대한 상담

- 음식은 정과 기를 얻는 근원인바 올바른 음식 선택과 적절한 식사 방법에 대한 상담을 진행한다.
  - 적절한 때, 적절한 양, 적절한 음식을 규칙적으로 섭취하도록 한다.

(1) 질문

"건강을 위한 식습관을 해 보신 적이 있나요? 예를 들어 채식이라든가, 혹은 하루에 한 끼를 한다는 일일일식(一日一食) 같은 것을 해 보신 적이 있나요? 그렇게 실천하고 나서 좀 어땠나요?"

"밥맛이 없다면 어떻게 해야 할까요? 식욕이 좋았던 때에는 어땠나요? 무엇을 먹으러, 또 어디에 가셨나요?"

(2) 과제

식사는 식욕을 충분히 확보하면서 맛있게 먹되 자신에게 맞는 양을 규칙적으로 먹는 이상적인 식사 습관을 만들도록 한다. 최근에 보고되는 여러 방법 중 자신의 체질이나 성향에 맞는지 검토하면서 경험을 해보되, 질환이 있다면 한의사와 상의한 이후실천한다.

① 음식을 맛있게 먹는 연습도 필요하다. 음식을 맛있게 먹기 위해서는 인체 내의 여러 감각을 모두 활용하는 것이 필요하다. 눈, 코, 입, 때로는 귀나 손의 감각을 동원하여 충분히 느끼면서 먹는다.

② 소식(小食)은 가장 기본이 되는 바람직한 식습관의 원칙이다. 체중의 변화가 없는 식사량을 기준으로 하여 소식을 실천한다.

③ 음식을 느리게 먹는 것도 바람직한 식습관의 원칙이다. 인체 내의 감각을 동원하려면 충분히 늦게 먹을 수밖에 없다.

④ 소박한 식사는 바람직한 식습관의 원칙이다. 양념보다는 식재료 자체가 가지고 있는 맛을 충분히 느끼면서 식사를 한다.

⑤ 배고픔을 인지하고 식사를 한다. 소식을 하면 자연스럽게 밥 먹는 시간이 규칙적으로 바뀌게 된다.

⑥ 음식을 먹을 때, 먹기명상처럼 오감을 모두 활용하여 충분히 느끼면서 식사를 한다.

3) 운동에 대한 상담

- 규칙적인 운동을 통해 체력을 증진하며, 신체가 건강한지 여부를 확인하고 이를 통해 몸과 마음을 모두 건강하게 만든다.
  — 규칙적인 운동을 통해 신체적 건강을 유지하고 정체되어 있는 물질을 배출한다.

(1) 질문

"지금이라도 당장 할 수 있는 운동이 있나요? 없다면 예전에 좋아했던 운동은 무엇이지요?"

"매일 어느 정도 운동을 하나요? 혹 밤늦은 시간이라도 운동이 부족하다고 생각해서 운동을 하나요?"

"운동을 하면 무엇이 가장 좋은가요? 건강해지는 느낌? 식욕이 좋아지는 것? 사람들과 만나는 것? 배우는 것? 어쨌든 무엇이 좋아지는지도 알아보아야겠네요."

(2) 과제

운동은 자신의 몸 상태에 따라 꾸준하게 실천할 수 있는 운동이 무엇인지를 택하고 실천해야 하며, 몸 상태가 좋아지는 것에 따라 다양한 운동 방법을 익힘으로써 재미와 배우는 것을 지속하도록 한다.

① 몸 상태를 충분히 고려하여 당장 수행 가능한 운동이 무엇인지를 확인하고, 이를 실천에 옮긴다. 실천에 옮긴 운동은 다음 번 상담에도 반드시 확인하여 잘 수행되고 있는지 검점한다.

② 체질에 맞는 운동을 고려하여 내담자에게 권할 수 있다. 몸 상태뿐 아니라 체질까지 고려한다면 더욱 좋은 운동이 될 것이다.

③ 운동을 시행함에 흥미가 있어야 하며, 학습을 통해 좀 더 숙련되는 것이라면 운동 지속에 도움이 된다.

④ 작정하고 운동을 하는 것 이외에 아침에 일어나서 하는 스트레칭, 자기 전에 하는 이완을 위한 운동 등 습관을 들이기 쉬운 운동을 찾아 실천한다.

⑤ 때로는 자신의 역량보다 조금 더한 운동을 해 봄으로써 자신의 건강에 대한 자신감을 확인하고 지친 후의 휴식에 대한 느낌도 가져본다.

4) 마음가짐에 대한 상담

- 마음을 비우고 평온하게 하여 염담허무의 상태를 유지한다.

— 일상에서 발생하는 감정을 중화하여 치우치지 않도록 하며, 평온한 상태로 돌아가려는 노력을 지속적으로 한다.

• 흥미와 열의, 그리고 의미를 추구하는 생활을 실천한다.

— 자신이 원하는 것이 무엇인지를 인지하고 그것에 대한 열의와 의미를 자신의 생활 철학으로 삼고 실천한다.

(1) 질문

"마음을 편안하게 유지하는 방법은 있나요? 그 방법을 언제 활용하시나요?"

"한 10년 후쯤 어떤 모습으로 살고 싶으신가요? 한번 그 장면을 떠올려보시지요. 그저 원하는 것을 떠올리시면 됩니다."

"요즘 그래도 가장 재미있는 것이 무엇입니까? 정 없으시다면, 예전에 건강했던 시절 재미있게 했던 것은 무엇이지요? 한번 기억해내 봅시다."

(2) 과제

① 일상생활에서 편안함과 안정감을 느끼는 방법을 스스로 모색한다. 특정한 시간이나 장소에서 명상을 하여 그 시간, 그 공간만큼은 충분한 평안감을 느끼도록 한다.

② 지금 기분 좋은 마음으로 시작할 수 있는 일이 무엇인지를 찾아보고 실행에 옮긴다.

③ 열정을 가지고 열심히 할 수 있는 일이 무엇인지를 찾아보고 실행에 옮긴다.

④ 꾸준하게 실천할 의미 있는 일이 무엇인지를 찾아보고 실천 계획을 수립한다.

⑤ 자신의 좌우명이 무엇인지 알아본다. '나는 무엇으로 사는가?'에 대한 답을 구해본다.

더 읽을거리

[책] 이시형처럼 살아라. 이시형. 비타북스. 2012.

이 책은 자신의 습관을 점검하여, 바람직한 습관을 만듦으로써 건강을 지키는 생활 지침서이다. 다섯 가지의 일상에서 실천할 수 있는 습관을 제시하고 있다.

- 리듬습관: 자신에게 가장 중요한 황금 시간대만은 지킨다.
  한 시간만 일찍 일어난다. / 낮잠을 잔다.
- 식사습관: 현미밥부터 챙긴다.
  소금과 술은 가급적 멀리한다. / 식사는 편안하고 행복하게 해야 한다.
- 운동습관: 틈나는 대로 움직인다.
  생활 속에 운동이 살아 숨 쉬도록 한다. / 세로토닌 워킹을 실천한다.
- 체온관리습관: 저체온이 되지 않도록 한다.
  건강욕을 실천한다.
- 마음습관: 잘 버리도록 한다.
  새로운 세계에 뛰어든다. / 매순간 감동한다. / 3초만 멈춰 서서 심호흡을 한다. / 자세가 바르면 마음에 안정이 찾아온다.

6-6. 우울증 환자를 위한 치유 상담

임상 현장에서 상담을 진행하면서 가장 많이 만나는 질병이 우울증이다. 실제 우울증, 혹은 기분장애로 진단이 되지 않는 환자일지라도 모든 질병에는 우울이라는 정서가 깔려 있다. 특히 우울은 질병을 극복하려는 의욕마저 빼앗아 증상을 점점 악화시킬 수도 있다. 그렇기 때문에 환자를 상담 장면에 끌어내어 우울이라는 늪에서 벗어나도록 도와주어야 한다.

우울증은 반복되는 경우가 많다. 이제는 어느 정도 해결이 되었다고 생각하다가 다시금 우울증이 악화되어 병원을 방문하는 경우가 많다. 한마디로 재발률이 높은 것이다. 그렇기 때문에 치료 장면에서 진료를 끝내는 것이 아니라, 일상생활에서도 우울증을 극복할 전략이 필요하다. 생활 속에 늘 함께할 방법을 제시해 주어야 한다.

우울증 재발을 막기 위한 심리 치료로 마음챙김에 기반을 둔 인지치료가 있다. 이 심리치료법은 마음챙김에 기반한 스트레스 감소 프로그램과 인지치료가 조합되어 우울증 환자, 특히 재발이 반복되는 환자에게 적용하기 위해 개발되었다.

이 방법은 명상이라는 방법과 인지치료가 조합되어 있기 때문에 명상을 이해하는 사람에게는 인지치료의 기법을 학습하여 적용할 수 있고, 인지치료를 주로 하는 사람에게도 명상의 기법을 적용하면 어렵지 않게 학습하고 적용할 수 있다. 한의학을 공부한 사람이라면 한의학 상담에서 제시하는 방법들을 응용하여 접목하면 된다.

이 방법은 기본적으로 마음챙김에 기반한 인지치료의 절차를 따른다. 각 회기에는 회기에서 제시하는 주제와 이를 일상에서 적용하고 훈련할 수 있는 방법들이 제시된다. 이 방법은 우울증의 재발 방지를 목적으로 만들어졌기 때문에 우선 그 대상자에게 시행할 수 있다. 그렇지만, 여기서 제시된 방법들은 다른 질병이나 증후에도 적용되는 명상방법이 그 기본에 깔려 있다. 그리고 임상장면에서 여러 문제가 복합되어 있더라도 활용할 수 있기 때문에 이 방법을 우울증이 아닌 다른 질병이나 문제에도 적용할 수 있다.

1. 목적

① 우울증 환자의 재발을 막기 위한 방법을 주 목적으로 한다.

② 명상의 기법을 우울증 환자의 상담 장면에서 적용하여 치료율을 높이고, 재발률을 줄인다.

③ 명상의 기법을 일상에서도 적용하여 활용할 수 있도록 한다.

④ 인지치료가 제시하는 치료의 목적과 절차에 따라 진행함으로써 인지치료의 효과를 기대할 수 있다.

⑤ 각 회기의 성과는 한의학 임상에서 한의학의 다른 치료와 결합하여 제시될 수 있다.

2. 절차

아래에 설명되는 절차는 마음챙김에 기반한 인지치료를 적용하면서, 어떤 질문을 하여 상담을 이끌 것인지, 어떤 훈련을 할 것인지, 그리고 한의학 임상장면에서는 어떻게 적용하여 한의학의 치료 효능을 극대화할 수 있을지에 대해 설명한다.

1) 1회기: 자동조종의 이해와 벗어나기

(1) 목표

일상에서 자각하지 못한 채 기계적으로 어떤 행동을 하는 자동조정 상태에서는 생각, 기억, 계획과 감정, 느낌에 사로잡히게 된다. 이러한 상태가 되면 부정적인 사고나 슬픔의 감정 등을 알아차리지 못하고 점점 더 우울증의 패턴이 굳어지게 된다. 이때 마음챙김은 자동조정에 빠져 있는 경향을 깨닫게 하고 거기서 빠져나와 순간순간을 더 잘 자각할 수 있게 해 준다.

(2) 방법

자동조정이 무엇인지를 이해하고 자동조정에서 벗어나기 위해 다음과 같은 훈련을 한다.

① 건포도명상: 먹기명상의 일종으로 건포도를 직접 먹으면서 (때로는 먹는 것을 상상하면서) 건포도에서 느낄 수 있는 여러 감각을 모두 일깨우고, 이를 통해 오로지 건포도에 마음이 머무를 수 있도록 함으로써 자신의 감각을 주도한다. 손으로 만지고, 눈으로 보고, 코로 냄새를 맡고, 혀로 맛을 보고, 씹는 소리를 듣고, 목으로 넘기면서 인체 내에서 반응하는 모든 감각을 일깨워 본다. 건포도 이외에 다른 과일이나 음식을 활용할 수도 있다.

② 바디스캔(신체자각훈련): 신체 내의 감각을 일깨우는 방법으로 몸을 여러 부위로 나눠서 그 부위에서 나타나는 감각, 즉 열감이나 냉감, 가려운 느낌, 통증 등을 관찰한다. 부위는 점차 이동하여 몸 전체를 찬찬히 모두 관찰하게 한다. 발부터 시작하여 머리까지 가능한 부위를 나눠서 그 부위를 집중 관찰할 수 있도

록 한다. 이를 호흡과 더불어 하면서 관찰한 부위가 이완됨을 확인하고, 궁극적으로 호흡이 신체의 안과 밖을 자유롭게 흐르는 것을 느껴본다.

위에서 익힌 방법은 매일 반복한다. 하루에 최소한 1번을 반복 연습하며, 일상생활에서도 적용해 본다. 서구의 심리치료, 특히 마음챙김에 기반을 둔 심리치료의 경우, 과제 수행을 치료의 매우 중요한 과정이라고 생각한다. 따라서 이렇게 제시된 방법을 반복 수행할 수 있도록 녹음하여 전달하고, 반복하게 하며, 다음 번 만남에서 수행 여부를 반드시 확인한다.

(3) 질문

불안한 마음이 생기면 마음이 예전에 힘들었던 장면이나, 앞으로 있을 걱정으로 흘러가지 않나요?

이렇게 흘러 다니는 마음을 지금 이 순간으로 모을 방법은 무엇이 있을까요? 혹시 맛있는 음식을 떠올릴 수 있을까요? 떠올릴 수 있다면 그 음식에 우선 집중하고 그 상태에서 나타나는 몸의 변화를 관찰해 봅시다.

오늘은 어디가 불편하신가요? 불편하신 부위를 찾아봅시다. 찬찬히 관찰을 해 봅시다. 호흡을 천천히 하면서 그 부위를 관찰해 봅시다. 어떤 변화를 느낄 수 있나요?

(4) 과제 및 한의학 임상에서의 활용

건포도명상과 바디스캔을 연습하면서 '자동조정'이란 무엇인지, 그리고 자동조정에서 벗어나는 '알아차림'이 무엇인지를 알 수 있도록 한다.

한의학 임상 장면에서 환자는 주로 고통을 가지고 방문하는데, 이 고통을 관찰하는 것이 어떤 의미인지 상담을 통해 확인한다. 자신의 고통을 과민하게 혹은 무시하지는 않은지 확인하고, 자신의 신체 감각을 알아차림으로써 신체의 각 부위에 대한 자각을 높인다. 신체의 자각을 높이면, 그 고통이 고정된 것이 아니라 감정에 따라, 때로는 호흡에 따라서도 변화함을 알 수 있고, 이를 확인함으로써 감각과 고통을 스스로 조절할 방법을 모색한다.

신체의 감각은 한의학에서 설명하는 '기'를 느끼는 작업과도 연계된다. 기와 기의 흐름을 느낄 수 있게 되면 고통과 감각에 대해 주도적으로 조절할 능력을 배양하게 되는데, 침 치료를 동반하여 그 느낌을 더욱 강하게 할 수 있다.

2) 2회기: 방해요인 다루기

(1) 목표:

알아차림에 대한 연습을 지속적으로 하면 신체에 좀 더 집중하게 되면서 마음의 소리가 더 선명하게 들리고, 일상사에 대한 반응을 조절할 수 있게 된다. 1회기에서 경험했던 먹기명상과 바디스캔을 일상에서 적용하는 연습을 하면, 일상생활에서 반복되는 우울감의 엄습에서 벗어날 돌파구를 찾을 수 있다. 또 이렇게 일상에서 반복하면서 무엇이 나를 힘들게 하는지에 대한 방해 요인을 찾고, 이를 개선하기 위해 어떤 노력을 해야 하는지도 알아본다.

(2) 방법

자신에게서 반복되어 나타나는 불편한 감각을 다루기 위해 다음과 같은 훈련을 하고 일상생활에 적용한다.

① 바디스캔과 연계한 호흡명상: 바디스캔을 통해 신체 감각에 대한 자각을 높이면서 호흡과의 관련성을 느껴본다. 호흡명상은 명상 가운데 가장 기본이 되는 방법으로 호흡에 집중하면서 부드럽고, 규칙적이고, 깊고, 느린 호흡을 하면서 얻는 평화와 안정을 느껴본다. 또한 호흡에 따라 변화하는 신체 감각을 자각하고 자기 조절 능력을 키운다.

일상에서 호흡명상을 하면서 고통스러운 감각, 방황하는 마음의 반복적인 습관들을 알아차림 해본다. 이는 호흡명상을 하면서 충분한 안정과 이완을 도모했음에도 불구하고 불쑥불쑥 드러나는 문제점을 확인하고, 다루는 방법을 알 수 있게 한다.

② 즐거운 활동의 자각: 신체 감각의 자각에 이어 일상에서의 활동이나 감정을 자각하면서 유쾌하거나 불쾌한 것을 알아차림하며 그로 인한 영향을 알아본다. 특히 즐거운 일(가능하면 그 일이 일어나는 동안 충분히 자각하면서)을 경험할 뿐만 아니라, 의도적으로 자각하려는 노력을 하면서 우울로 빠지는 것이 아닌 우울에서 벗어난 자신의 다른 모습을 발견하도록 한다. 즐거운 활동을 매일 기록하면서 그 활동으로 인해 경험되는 생각과 기분, 신체 감각을 자각하며, 다른 일상에서 어떤 행동이 자신에게 즐거움을 주는지 일상의 사소한 일에서도 찾아본다.

(3) 질문

"바디스캔을 하면서 감각을 깨우는 연습을 일주일동안 해 보셨지요? 어떤 변화를 느껴 보셨나요?"

"호흡을 하면서 감각을 다시 한번 느껴봅시다. 숨을 들이마실 때와 숨을 내쉴 때, 감각의 차이를 느낄 수 있나요? 일상에서 불안이나 우울이 엄습할 때 호흡에 집중을 하면 어떨까요?"

"지난 일주일 동안 즐거웠던 일이 어떤 것이 있습니까? 그때 어떤 감정, 어떤 신체 감각, 그리고 어떤 생각이 들었나요? 일상에서 즐거운 일이 있을 때 감정, 감각, 생각 등을 관찰해 보세요. 즐거움이 배가 될 겁니다."

(4) 과제 및 한의학 임상에서의 활용

바디스캔과 호흡명상을 하면서 신체의 자각과 함께 증상을 중심으로 하는 고통, 그리고 마음의 흐름을 관찰하면 호흡에 집중하면서 지속할 때 증상과 고통이 줄어들고, 때로는 저절로 조절되는 것을 경험할 수 있다. 이러한 경험을 일상에서도 실행해 보도록 한다. 또 일상에서 벌어지는 여러 상황에서 부정적인 측면뿐 아니라 기쁘고 행복한 상황도 있음을 자각해 보고, 가능하면 그러한 상황을 찾아보도록 한다.

한의학 임상 장면에서 자신의 증상을 호소하는 환자에게 그 증상의 한의학 측면에서의 이해를 설명하고, 이를 조절하기 위한 한약이나 침 치료와 함께 일상에서 수행할 방법들을 제시한다. 침 치료가 자극을 줌으로써 고통에서 벗어나는 현상을 설명하고 스스로 어떤 방법을 실행할 수 있는지도 알아본다.

3) 3회기: 마음챙김 호흡

(1) 목표

우울증을 앓는 환자의 마음은 늘 우울 감정으로 빠지고, 우울한 생각에서 머물며, 또 우울함으로 인해 행동이 제한됨을 알 수 있다. 그 가운데 마음이 얼마나 자주 분주해지고 분산되는지를 자각하면서 의도적으로 호흡의 자각을 배움으로써 집중력을 높일 수 있는지를 알아본다. 30분 정도 바른 자세로 앉아서 호흡에 집중하면서 분산된 마음을 스스로 안정시키는 방법을 경험하도록 한다.

(2) 방법

스스로 마음을 다루기 위해 다음과 같은 훈련과 함께 일상에서 할 수 있는 방법을 익힌다.

① 마음챙김 수련으로서 정좌명상: 정좌명상은 바르게 앉은 자세를 취하면서 호흡에 집중하고, 호흡을 하면서 신체 감각과 자극에 집중하는 명상법이다. 바른 자세를 취하는 것은 자신의 신체를 통제하면서도 호흡에 집중을 통하여 이완과 안정을 도모하는 것으로 신체를 통제할수록 마음의 변화와 흐름, 그리고 방황을 명확하게 알 수 있게 되고, 또 조절도 할 수 있음을 알게 된다. 특히 마음이 방황하는 것에 대해 호기심을 가지고 알아차림 함으로써 자신의 감정이 어떤 방향으로 가고 있는지도 자각할 수 있고, 호흡에 집중함으로써 다시 안정으로써 돌아옴을 알 수 있게 된다.

② 걷기명상: 걷기명상은 먹기명상과 함께 일상에서 가장 쉽게 접근 가능한 명상법이다. 걷기는 걷는 행위를 하는 동안 보고, 듣고, 냄새 맡고, 또 신체로 느끼는 등 신체 감각을 모두 깨우는 강점이 있다. 처음에는 수동적으로 걷는 행위를 하면서 그러한 감각을 느끼지만, 점차 의도적으로 자신이 원하는 곳을 찾아 그곳에서 걷기명상을 수행할 수도 있다. 이때 자신의 감각을 깨우는 작업은 더욱 활성화되고, 우울한 기분에서 벗어나 감각과 감정을 주도적으로 변화시킬 수도 있게 된다.

(3) 질문

"이렇게 30분 정도 작정하고 명상을 하면서 어떠셨나요? 힘드셨겠지만, 30분 동안 어떤 변화를 느낄 수 있었나요?"

"마음이 일어났다, 변화하고, 또 사라지는 것을 느껴 보셨나요? 그런데 이렇게 고정된 자세로 호흡에 집중하면서 그 마음이 어떤 변화를 가져 왔나요? 호흡 명상을 하는 도중 자세는 불편하지만, 마음은 편안하고 안정됨을 알 수 있었나요?"

"어디를 걸어볼까요? 어느 곳이 내가 가지고 있는 감각을 모두 깨우고, 느끼면서 기분이 조금 더 나아질까요? 그런 곳을 찾아봅시다."

(4) 과제 및 한의학 임상에서의 활용

호흡법을 익히는 것은 자신의 리듬을 찾아가는 것이고, 이렇게 자신의 리듬을 찾는다면 자신에게 벌어지는 신체의 고통과 마음의 혼란을 객관적으로 여유롭게 바라볼 수 있게 된다. 호흡을 함에 마시는 숨과 내쉬는 숨 사이에도 다른 감각을 느낌을 확인하고, 호흡에 집중하면서 일어나는 감정들이 다시 모이고 또 사그라지는 것을 경험한다. 그렇게 우울감에서 벗어나 편안한 행복감을 느껴본다.

한의학 임상 장면에서는 침 치료를 받으면서 이완감을 느끼고, 이러한 이완감을 일상에서도 맛볼 방법을 찾아본다. 걷기명상도 그 한 방법이 될 수 있는데, 반복적 리듬으로 걸으면서, 호흡을 반복하면서 느꼈던 이완감을 경험해본다.

4) 4회기: 현재에 머물기

(1) 목표:

마음챙김명상에서 가장 중요하게 다루는 과제는 바로 이 순간, 여기에 머무르는 것을 학습하는 것이다. 마음은 무언가에 집착하거나 피하려고 할 때 도리어 산만해진다. 마음챙김은 그 일을 보는 다른 관점을 제공함으로써 현재에 머물 방법을 제공한다. 만일 우울한 감정이 일어난다면 증폭하거나 회피하기 보다는 직면하면서 일어나는 감정과 이와 동반된 생각과 신체 감각 등을 관찰한다. 이런 훈련을 통해 감정이 안 좋은 과거의 기억에 머물러 있거나 걱정으로 나를 지배하고 있음을 알아차림하고 이 순간, 여기로 돌아오도록 한다.

(2) 방법:

과거나 미래가 아닌 지금 여기에 머무르기를 경험하기 위해 다음과 같은 훈련을 한다.

① 능숙하게 접촉하기: 마음챙김 훈련을 통해 어떤 불쾌한 경험과 함께 현재에 머무는 것이 우울증의 재발을 막는 가장 좋은 방법임을 알아간다. 경험과 함께 머무는 것은 우리 마음에 내재된 지혜를 일깨우고, 이를 통해 효과적인 해결 방법을 깨닫기 때문이다. 감정, 감각, 생각의 자각을 통해 우울증의 재발은 부정적인 경험과 관계 맺는 습관에서 비롯됨을 이해하고 그런 습관에서 벗어나도록 한다. 생각이 떠오르면 가급적 그것을 내려놓고 현재 보이는 것이나 들리는 것으로 마음을 돌려봄으로써 현재에 접촉하며 머물러 본다.

② 경험 탐색: 우리의 일상이 기본적으로 고통 속에 점철되어 있음을 확인하고, 이러한 것이 나뿐이 아닌 모든 사람이 공유하고 있음을 인지한다. 그리고 그러한 고통은 회피하거나, 후회하거나, 걱정함으로써 줄어드는 것이 아니라 도리어 커지는 것임을 경험을 통해 확인한다. 과거의 이런 경험을 상담을 통해 꺼냄으로써 자신의 고통이 생각 속에 갇혀 있음을 확인한다.

③ 짧은 시간에 현재로 돌아오기 연습: 3분 정도의 짧은 명상을 통해 현재로 돌아오는 것을 연습하고, 일상생활에서 그런 상황이 일어날 때 효과적으로 활용한다.

(3) 질문:

"과거에 억울한 일이 생각나면 바로 우울해지는 것을 경험하고 있는 것입니다. 그런 생각에 빠질 때 눈앞에 보이는 광경에 주의를 집중해 보십시오. 그럼 우울한 감정이 어떻게 바뀔까요?"

"어떤 기억이 떠오르시죠? 억울하고 분한 감정이 든다고 하시는데, 지금 이 순간에도 억울하고 분한가요? 과거의 생각에서 벗어날 수 있다면 그 감정을 어떻게 바뀔까요?"

"명상을 하면서 현재의 소리에 집중할 때 감정의 변화가 일어났습니까? 왜 그런 변화가 일어났다고 생각하십니까?"

(4) 과제 및 한의학 임상에서의 활용

정좌명상을 통하여 자신의 마음을 현재에 두는 연습을 한다. 정좌명상은 떠오르는 생각이 있을 때, 자신의 신체 감각이나 혹은 들리는 소리, 보이는 광경에 마음을 둠으로써 자신의 생각이 어떻게 변화하는지를 관찰하는 것이다. 규칙적인 정좌명상 훈련을 통해 생각이 일어나서 표류할 때 주의를 흩트리는 것이 무엇인지 부드럽게 주의를 기울이고, 현재로 돌아오는 능력을 키운다.

한의학 임상 장면에서 환자에게 명상을 지도할 수 있다면, 명상을 통해 얻을 효능이 무엇인지를 검토해본다. 그리고 그 방법을 일상에서도 적극 활용하도록 환자에 맞는 명상법을 제시해 준다.

5) 5회기: 인정하기 / 내버려 두기

(1) 목표

과거에 우울했던 사람들은 부정적인 기억과 감정, 경험을 피하거나 지우기 위해 애를 쓰는데, 그 애를 쓸수록 더 힘들어지고 지치며 결국 탈진되어 더욱 우울해지는 것을 경험한다. 이러한 상황에서 원치 않는 경험과 이제까지와는 다른 방식인 수용하고 그대로 두고 내려놓는 연습을 함으로써 애를 쓰는 것에서 벗어나면서 고통이 더 심해지지 않은 것을 경험하도록 한다. 이와 같은 수용의 태도는 스스로를 돌보고 무엇이 바뀌어야 하는지를 보다 명확하게 볼 수 있도록 한다.

(2) 방법:

수용을 받아들이기 위해서는 수용의 효능에 대한 이해를 하고, 실제 장면에서 고통이 줄어드는 것을 경험하도록 한다.

① 수용 이해하기: 수용은 부정적인 자극에 대해 감정을 고치거나 바꾸려고 마음을 먹기 전에 적극적으로 그 감정을 그대로 두거나 내려놓는 식으로 반응하는 것을 말한다. 이를 위해 의식적으로 현재에 몰입하고 부정적인 자극을 분배시켜야 한다. 반응하려고 하기보다는 그대로 받아들이는 것을 의도적으로 실천해 본다. 자극을 초대하고, 환영하고, 때로는 감사하기까지 하면서 부정적인 자극에 우호적인 태도를 취해보고, 그렇게 했을 때 나타나는 변화를 관찰한다.

② 증상과 고통 수용하기: 가지고 있는 증상과 고통, 특히 통증은 그것에 대해 반응을 할수록 점점 더 양상이 심해짐을 경험한다. 겪고 있는 고통을 인정하고 받아들이며, 고통에 저항함으로써 소모되는 에너지를 비축할 수도 있으며, 관찰하고 기다리는 과정에서 그 고통이 변화함을 인지할 수 있다. 또한 명상을 하면서 그 증상과 고통이 어떻게 변화하는지를 지켜보게 되면, 그 증상과 고통이 줄어드는 것을 경험하게 된다.

(3) 질문

"애를 쓰지 말고, 그저 바라볼 수 있지 않을까요?"

"증상이 전혀 없더라도 증상이 나타나기 전까지 그 증상이 다시 나타날 것 같은 불안감에 휩싸여 본 경험이 있지 않나요? 도리어 그 증상이 나타나고 나서 마음이 편해진 것을 경험해 보셨을 것 입니다."

"일어나는 증상에 저항하지 마시고, 그 상황을 받아들일 수 있겠습니까? 시간을 가지고 기다린다면 증상이 줄어드는 것을 경험할 수 있을 것입니다."

(4) 과제 및 한의학 임상에서의 활용

자신이 해결할 수 없는 일을 받아들이기로 마음을 먹는 것으로 호흡법과 명상을 하면서 익힌 자신과 대상에 대한 객관적 통찰을 통해 수용의 힘, 즉 마음의 힘을 키운다.

호흡은 자신의 고유 리듬을 담고 있다. 그렇기 때문에 호흡명상을 하면 변화를 수용할 힘을 키울 수 있다.

임상 장면에서 고통을 받아들일 때는 그 고통을 객관적으로 관찰하기 위해 그 고통에 이름을 부여하고, 또 점수를 매기기도 한다. 이름을 부여함으로써 같은 고통을 지속적으로 반추하는 것을 막고, 점수를 매김으로써 고통의 변화를 인지할 수 있다.

실제 임상장면에서 수용하기로 도움을 받는 많이 사례는 만성 통증이다. 오랜 기간 통증이 지속됨으로써 매번 통증에 압도당하는데, 수용을 하고 객관적으로 관찰하면 만성 통증에도 변화가 있음을 알며, 변화 중에는 완화가 되는 시간도 있음을 확인하게 된다. 통증이 실제 감소하지 않더라도 통증으로부터의 고통은 감소됨을 경험하게 된다.

6) 6회기: 생각은 사실이 아니다

(1) 목표

우울증을 앓고 있거나 취약한 사람은 부정적인 측면을 강화하여 해석을 하는 경향이 있다. 비관적으로 무기력한 방법으로 사건을 해석하면 자기 존중감이 떨어지고, 죄책감이 증가하며, 집중력이 줄어들고, 사회적 관계에서도 어려움을 겪는다. 이에 대한 해결책으로 가지고 있는 생각이 그저 생각에 불과하다는 것을 깨닫는다면 자유로움을 느낄 수 있다. 즉 인지적 오류에서 벗어나 이를 객관적으로 해석하면 우울증에서 벗어날 수 있다. 이번 회기에는 인지치료의 원칙을 충분히 습득하도록 한다.

(2) 방법

① 인지치료와 마음챙김을 기초로 한 인지치료: 인지치료의 핵심은 환자들이 자신의 생각과 해석을 진지하게 고려하도록 도와주는 데 있다. 머릿속에 떠다니는 생각을 잡아내어, 이러한 생각이 옳은 것인지 증거들을 검토하면서 현실에서 찾는 작업을 한다. 마음챙김 명상은 이러한 인지적 과정을 환자 스스로 관찰하고 알아차리는 데 도움을 준다. 진지하게 평가하고 객관적으로 바라보는 마음을 가질 수 있게 한다.

② '생각은 생각일 뿐이다'에 대한 이해: 자신이 생각하고 있는 것이 진짜라고 믿는 정도를 완화시키고, 생각을 단순히 생각으로만 바라볼 수 있도록 한다. 호흡 명상을 통해 생각이 자신을 지배하는 것에서 벗어나, 주도적으로 그 생각에 거리를 둘 수 있다. 생각에 거리를 두면, 그 생각에 여유를 가지고 객관적으로 평가할 수 있다. 생각의 패턴에 이름을 붙이는 방법 등을 활용하여 생각에 함몰되지 않고, 그런 생각이 일어났다는 것을 받아들이되, 그 생각으로부터 스스로 피해를 받지는 않도록 한다.

(3) 질문:

"지금 떠오른 생각이 혹시 그저 자동적으로 떠오른 것은 아닌가요? 조금은 시간을 가지고 생각을 정리해보는 것이 어떨까요?"

"우선 생각을 적어 놓고 검토를 해보죠. 힘들 때마다 내가 무슨 생각을 하고 있는지 생각을 적어 보는 것입니다. 생각이 참 많은 것 같지만, 생각이 들 때마다 적어보면 사실 매번 같은 생각을 하고 있음을 알 수 있을 것입니다."

"나에게 이렇게 반복적으로 떠오르는 생각에 어떤 의미가 있는 걸까요? 그 의미를 찾아봅시다."

(4) 과제 및 한의학 임상에서의 활용

수용의 힘을 키우고 생각을 그대로 바라볼 수 있는 것으로 자신에게 반복적으로 집요하게 일어나는 생각을 편안하게 바라볼 수 있게 된다. 이는 마음의 여유를 키우는 것이고, 생각을 달리 바라볼 수 있는 능력을 키우는 것이다.

자신의 생각을 종이에 적어봄으로써 생각을 덜 감정적으로, 덜 압도적인 방식으로 볼 수 있도록 하며 생각이 자신을 지배하는 순간에도 그 의미를 숙고할 시간을 벌 수 있다. 생각이 자신을 힘들게 할 때 스스로에게 반문을 하기도 한다. "이 생각이 내 머리 속에서 자동적으로 떠올랐나?", "이렇게 생각하는 것이 지금 상황과 맞는가?", "내가 이렇게 의문을 갖는 것은 어떤 의미가 있는가?" 생각이 혼란스러운 경우에는 정좌명상을 하여 마음챙김의 역량을 강화한다.

임상 장면에서 인지치료의 역량을 키우는 것은 한의학 상담에서도 매우 중요한 과제이다. 마음챙김 훈련과 함께 인지치료 자체의 방법을 숙지하도록 한다.

7) 7회기: 어떻게 하면 나 자신을 잘 돌볼 수 있을까

(1) 목표

마음챙김명상에서는 우울증이 위협할 때 할 수 있는 방안을 제시한다. 잠시 호흡을 하고, 그 다음에 무엇을 할지 결정을 한다. 수용하되, 해결을 위해 전념한다. 사람마다 각자 우울증이 몰려오는 경고 신호를 찾고, 그에 해당하는 방법을 찾아가는 것을 목표로 상담을 진행한다. 이 기법은 특히 우울증의 재발 방지용으로 특화되어 개발되었기 때문에 재발의 초기 신호를 어떻게 알아차리는지를 가르치는 것이 중요하며, 그 다음에 기분이 점점 더 나빠지는 것을 피하는 행동을 하도록 하는 것으로 마음챙김과 인지치료를 융합하여 치료 효율을 극대화한다.

(2) 방법:

재발 징후를 알아내고, 그러한 상황에서 어떤 행동을 취할지를 결정하고, 실제 행동으로 옮기도록 한다.

① 우울증의 징후 확인하기: 사람들이 우울한 경험을 반복하면 그 과정은 점점 더 자동적으로 일어나게 된다. 우울증이 재발하는 경우 몸과 마음의 신호와 변화를 빠른 시간에 확인하는 것이 중요하다. 잠을 못자거나 식욕이 떨어지거나 쉽게 지치는 등의 신체적 변화가 일어날 수도 있고, 또 운동을 하지 않거나 일을 미루거나 쉽게 짜증을 내는 등의 행동 변화를 관찰할 수 있다. 이러한 징후를 확인하면서 신체 증상이나 활동이 기분과 매우 밀접하게 연관됨을 확인하고, 기분으로 이행되기 전에 활동 전략을 수립해야 한다. 우울증 극복에는 행동이 무척 중요하며, 행동 변화가 우울증 극복의 시점이자 종착점이 된다.

② 우울증 극복을 위한 행동 취하기: 첫 번째는 호흡을 하는 것으로 우선 자신의 리듬에 맞춰 놓는다. 두 번째는 과거에 가장 유용하게 수행했었던 연습 중의 하나를 선택한다. 먹기명상이나 걷기명상과 같이 일상에서 할 수 있는 것과 함께 작정을 하고 정좌명상을 하면서 징후를 확인하고 행동 전략을 수립한다. 세 번째는 과거 경험 속에서 특별한 즐거움이나 숙달감을 주었던 어떤 행동을 직접 한다. 맛있는 음식을 먹기로 작정하고 맛집을 찾아가거나, 땀을 흘리기 위해 조금 힘들더라도 활동량을 늘리는 등의 행동을 한다.

(3) 질문

"우울한 기분은 언제 몰려오나요? 혹시 우울한 기분 이전에 미리 알 수 있나요? 어떤 행동이 있거나, 때로는 증상이 나타나지는 않나요? 예를 들어 신경질이 늘었거나 밥맛이 없어지는 것 같은 거요."

"평소에 잘하는 명상법 가운데 어떤 것이 있나요? 먹기명상이 잘 되나요?"

"최근 가장 좋았던 일은 무엇이었나요? 조금 오래된 일도 괜찮습니다. 우선 그 일을 할 수 있을까요?"

(4) 과제 및 한의학 임상에서의 활용

우울증 극복을 위한 인지행동치료에서 가장 중요한 것은 행동으로 옮기는 것이다. 호흡을 하면서 어떤 것이 자신에 맞게 즐거움을 줄지, 어떻게 할지, 언제할지에 대하여 마음챙김을 한 후 실행에 옮긴다. 그리고 행동을 한 후에 행동의 결과를 기억해 두는 것이다. 과거에 좋은 기억이 있다면 이를 끌어내어 더욱 효과적으로 행동을 취할 수 있다.

한의학 임상에서는 우울증이 심해졌을 때 나타나는 자신의 취약성과 이를 극복하는 방법들의 개별성을 확인하고 학습한다. 또한 체질적인 특성에 대한 이해가 필요하다.

태음인은 주로 신체적으로 무겁다는 것을 느낄 것이고, 소음인은 탈진한 후 비관적인 생각에 빠져서 헤어 나오지 못하며, 소양인은 자신이 이제껏 경험해보지 못했던 상황에 노출된 것 때문에 좌절한다. 체질적 접근을 하면 우울증의 징후 관찰이 쉽고 극복 전략도 개인의 특성에 맞춰 수립할 수 있다.

8) 8회기: 배운 것을 활용해서 향후 기분 대처하기

(1) 목표

마음챙김 훈련이 추구하는 궁극적인 목표는 규칙적인 마음챙김 연습을 통해 삶의 균형을 유지하는 것이다. 특히 자신의 의도를 긍정적인 동기와 연결시키는 것으로, 의도와 동기를 충실히 유지할 때 우울증의 재발을 막을 수 있다. 마음챙김에 기반한 우울증 치료의 종결 회기에는 자신에게 가장 맞는 방법을 선택하는 것이 포함된다. 재발과 관련된 자동적 사고가 일어날 때 능숙하게 반응하는 것이다. 상담을 진행하면서 이제껏 연습한 여러 명상법 가운데 어떤 것을 어떤 상황에서 선택할지 경험을 검토하고 계획을 수립한다.

(2) 방법

① 뒤돌아보기: 지금까지 배운 것을 돌아보는 시간을 갖는다. 만일 집단이 함께한 프로그램이었다면 다른 사람들의 경험을 공유하는 것도 도움이 된다. 바디스캔이나 정좌명상처럼 시간을 내어 작정하고 실행하는 명상법과 걷기명상이나 먹기명상처럼 일상에서 실행하는 명상법을 비교해보고 이런 방법을 수행했을 때 어떤 변화가 있었는지를 검토하여 자신에게 효과적이고 적합한 방법을 찾아본다. 과거의 경험을 다시 점검하는 것은 그 방법의 효능을 증진하는 데 도움이 되고, 또 이를 반복적으로 연습함으로써 새롭게 다가오는 스트레스 상황에 빠른 대처 방식을 결정하는 데 도움을 준다.

② 재발 방지 행동 계획: 재발 방지를 위해 단순하게 매일 즐길 수 있는 것이 무엇인지 정리하고, 숙달감과 만족감이나 성취감 또는 통제감을 주는 활동이 무엇인지도 정리한다. 그리고 스트레스 상황이 벌어졌을 때의 단계적 전략도 미리 수립한다. 이런 계획의 기본에는 자신에게 맞는 명상법을 꾸준하게 수행하는 것인데 이런 연습을 계속 유지할 방법 역시 수립해야 한다.

③ 일상생활에 적용하기 위한 동기 확보: 세운 계획을 꾸준히 실천하기 위해서는,

그리고 우울증상이 어느 정도 극복이 되었다고 하더라도 재발 방지를 위해 동기와 의미를 명확히 할 필요가 있다. 스스로를 돌보는 힘은 바로 이 동기에서 나온다.

(3) 질문

"이제까지 연습했던 명상법 가운데 어떤 것이 가장 쉽게 할 수 있었나요? 시간이 날 때 틈틈이 할 수 있는 것이 무엇이죠?"

"일상에서 매일 반복되지만 즐길 수 있는 것이 무엇이죠? 낮잠 자는 것, 산책하는 것, 맛집 찾아가서 먹는 것 등 사소할 것 같지만, 우울증 재발을 위해서 꼭 리스트를 작성해 두어야 합니다."

"시간적 여유를 두고 작정하고 할 수 있는 것이 있나요? 일주일에 한 번 오후 늦은 시간 30분 정도의 시간을 내어 정좌명상이나 보디스캔 같은 것을 해 보는 것은 명상을 자신의 삶 속에 두는데 매우 좋은 방법입니다."

(4) 과제 및 한의학 임상에서의 활용

자신에게 맞는 방법들을 찾아서 상황이 벌어질 때는 넘어가고, 자신의 역량을 키우기 위한 노력을 지속한다. 이렇게 문제를 해결하는 능력을 가지고, 또 경험을 하다 보면 같은 상황이 벌어지더라도 쉽게 극복을 할 수 있다. 즉시 할 수 있는 것, 꾸준히 해야 하는 것, 힘들 때 작정하고 해야 할 것 등을 구분하여 목록화 해두고 실행에 옮기도록 한다.

한의학 임상현장에서 명상을 통한 이완을 만들고 이를 일상생활에 적용하는데, 특히 기를 활용할 수 있다면 보다 역동적인 작업을 할 수 있다. 기의 흐름을 느끼고, 자신의 기감을 만들고, 또 활용하는 것도 가능하게 된다.

더 읽을거리

[책] 마음챙김에 근거한 심리치료. Ruth A. Baer 저. 안희영 역. 학지사. 2009.

동양의 지혜와 서양의 과학 정신 간의 창조적 통섭을 한 책이다. 동양 명상 전통에서 시작된 마음챙김에 근거를 둔 치료법들은 최근 몇 십 년 동안 변화 중심의 서양 치료법에 대응하는 수용 중심 치료의 핵심 기법으로 서양 문화에서 널리 환영받고 있는데, 마음 챙김에 근거를 둔 치료법 속에는 오랜 생명력을 지닌 동양의 지혜와 이를 근거 중심 의학으로 적용하려는 서양의 과학정신 간의 창조적 통섭을 위한 노력이 스며들어 있다. 이 책에서는 다양한 질병 군에 해당되는 적용 방법이 소개되어 있다. 그 대표적인 것으로 '우울증 재발 방지를 위한 마음챙김에 근거한 인지치료', '범불안장애 치료에서 마음챙김과 수용에 근거한 통합적 전략', '섭식장애에 대한 마음챙김에 근거한 접근(MB-EAT)' 등이 있다.

[책] 마음챙김 명상에 기초한 인지치료. Z.V. Segal, J.M.G. Williams, J.D. Teasdale 저. 이우경 역. 학지사. 2006.

서양의 인지치료법에 불교수행법을 접목시켜 우울증 환자의 치료와 재발을 방지하는 방법을 소개한 책으로, 기존 우울증 치료에 가장 효과적으로 알려진 인지행동치료에 마음챙김명상을 결합하여 새롭게 시도되는 방법이다.

위에서 설명한 8회기 작업은 이 책에서 제시되어 있는 방법을 기초로 한의학 임상에서 활용할 수 있는 방안으로 각색한 것이다. 인지치료에 대한 이해와 함께 마음챙김 명상을 익히면 한의학 임상에서 활용할 수 있는 방법들이 소개되어 있다.

- 위 두 권의 책은 모두 새로운 트렌드의 심리치료로 그 기원이 동양의 전통에서 비롯되었고 한의학의 기본 원리를 담고 있어 한의사가 적용하는 데 거부감 없이 비교적 친근하게 접근할 수 있다.

상담을 하는 한의사는 의료 담당을 하면서 자연을 담은 소우주, 즉 인간을 만납니다. 매우 소중한 만남이며, 이 만남에서 '상담'이 이뤄지게 됩니다. 한의학 상담을 진행할 때 당부드리고 싶은 메시지를 몇 자 적어 봅니다.

○ 한의학 상담의 목적을 분명하게 하여야 합니다.

- 상담의 대상, 목적, 방법에 따라 상담자의 기능과 상담의 방법이 달라집니다.
- 환자가 동반자로서 진료에 참여하도록 하는 것이 가장 중요합니다.
- 한의사는 의료상담을 기본으로 하나, 정신상담이 자연스럽게 추가됩니다.
- 상담은 문제 해결과 교정, 예방, 발전과 촉진을 목표로 진행하지만, 한의학의 양생법을 적용할 때는 예방과 교육에 초점을 맞춥니다.
- 상담의 방법은 대면을 통한 직접적인 접근이지만, 환자 스스로의 훈련과 객관적 평가가 따릅니다.

○ 문제 해결을 위한 단계적 노력이 요망됩니다.

- 상담의 과정은 환자의 변화를 유도하는 과정입니다. 그러므로 변화량을 너무 크게 설정하거나, 지나치게 이상적인 인간상을 제시함으로써 실행으로 옮겨질 수 없다면, 상담은 중도에서 끝나버립니다.
- 양생의 방법을 교육하는 경우에도 환자가 실천할 수 있는 내용으로 step by step으로 진행해야 합니다.
- 환자에게 제시되는 방법들은 환자의 종교나 환경, 그리고 가치와 이상 등을 고려하여 환자가 실행할 수 있는 것을 선택해야 합니다.

ㅇ한의사 상담의 기본 이론 정립이 필요합니다.

- 기존 한의학에서는 정신적인 문제를 다루는 데 매우 제한적이었습니다. 정신적인 문제는 도리어 동양학과 인문학적 입장에서 다루기 때문에 이에 대한 학습이 필요합니다.
- 동양학에서 다루는 '인간관'에 대해 의료적인 입장에서 종합적인 검토가 요망되며, 그러한 인간관이 상담의 주제가 됩니다.
- 정신치료의 예로서 불교에서의 인간 성장의 과정인 '십우도'와 같은 것이 기본 이론이 될 수 있으며, 한의사는 이를 환자에게 적용하는 것입니다.

ㅇ한의학 상담의 장점을 충분히 활용합니다.

- 상담의 새로운 추세인 수용적 상담의 방법은 한의학의 기본 이론과도 맥을 같이 합니다. 자신의 고통을 받아들이는 개인의 역량을 키우고, 자기 치유력을 극대화하는 상담을 활용합니다.
- 체질의학은 한의학적 관점에서 심리적 유형을 검토하는 유용한 방법입니다. 체질의학의 특성을 활용한 상담은 환자와 질병에 대한 이해의 폭을 넓힐 수 있습니다.
- 양생법은 한의학에서 제공되는 예방 및 관리의 기술입니다. 이 방법을 상담 장면에서도 적극적으로 활용합니다.

ㅇ한의학의 여러 치료 기술을 충분히 활용합니다.

- 한의학의 여러 치료 기술은 환자의 고통을 중심으로 구성되어 있습니다. 그렇기 때문에 환자의 치료에 대한 반응은 상담을 통해서 확인할 수 있으며, 환자는 치료에 대한 반응과 함께 스스로에 대한 관심을 높일 수 있습니다.
- 침은 환자에게 이완을 줍니다. 침 치료를 받는 동안 환자에게 명상이 주는 경험을 제공할 수 있습니다.
- 침과 약물은 사람의 기를 변화시킵니다. 변화하는 기에 대한 느낌을 상담의 주제로 삼을 수 있습니다.
- 한의학의 여러 치료는 서로 상승작용을 할 수 있습니다. 이 상승작용을 위해 상담을 적극적으로 활용합니다.

ㅇ한의사 개인의 인격 수양이 필요합니다.

- 한의학 상담은 인간 중심 치료의 접근이므로 상담자는 치료의 기본 철학을 철저히

이해하고 생활화하며 스스로도 수양을 해야 합니다.

• 상담하는 가운데 자신의 경험적 양생법을 환자에게 적용하는 경우가 많습니다. 그렇기 때문에 한의사도 자신의 사고와 행동에 대한 점검이 필요합니다.

○ 한의원, 한방병원을 환자의 안식처로 만들어야 합니다.

• 상담을 받는 곳은 환자가 언제든지 찾아올 수 있는 공간이어야 합니다. 고통이 있을 때 자신의 이야기를 마음 편하게 할 수 있는 장소로 만들어야 합니다.
• 의료기관이 안식처가 되기 위해서는 기관의 환경뿐 아니라, 한의사도 따뜻한 자애의 마음을 가져야 합니다.
• 환자가 한의원, 한방병원을 방문하고 나서 고통에서 벗어날 수 있을 뿐 아니라 성장에 이르도록 도와주어야 합니다.

찾아보기

더 알아보기

더 읽을거리